北京名医许铣临证经验录

BEIJING MINGYI XUXIAN LINZHENG JINGYANLU

主　编	杨　佼	丁　旭	吴小红
副主编	曾　雪	孔　倩	郭双子
编　者	丁　旭	刘　俐	张肖雅
	张　硕	沈　冬	吴小红
	杨　柳	宋奥林	曾　雪
	郭子健	万祖霖	毕嘉宁
	李一平	张洪雨	魏荣萱
	杨　佼	曲圣元	郭双子
	樊　竹	臧　瑞	孔　倩
	王雪敏	宋　坪	赵月纯
	范　瑛		

河南科学技术出版社

· 郑州 ·

内容提要

本书在许铣教授指导下集体编写。根据许铣教授的临床经验,结合广安皮肤流派皮损辨证理论及中西医并举的临证思想,对皮肤科常见病、多发病进行系统的整理,同时介绍了许铣治疗皮肤科少见病、罕见病的中西医治疗经验。全书共分为八章,第一章为许铣从医治学之路介绍;第二章为许铣中西医汇融的临证思想探析;第三章为许铣顽固性皮肤病心身同治思想探析;第四章为许铣临证经验,主要介绍了银屑病、痤疮、湿疹皮炎、白癜风、病毒疣等,同时介绍了部分许铣治疗皮肤病的经验个案;第五章为许铣经验方,包括口服及外用方;第六章为临证病例;第七章为回忆恩师;第八章为医论医话、杂谈。

图书在版编目（CIP）数据

北京名医许铣临证经验录 / 杨佼，丁旭，吴小红主编. --郑州 ：河南科学技术出版社，2025. 7. --ISBN 978 - 7 - 5725 - 2042 - 6

Ⅰ. R275

中国国家版本馆 CIP 数据核字第 2025UF3729 号

出版发行： 河南科学技术出版社
地址：郑州市郑东新区祥盛街 27 号　　邮编：450016
电话：(0371) 65788613　65788629
网址：www.hnstp.cn
策划编辑： 焦万田
责任编辑： 焦万田　郭春喜
责任校对： 龚利霞
封面设计： 中通世奥
版式设计： 崔刚工作室
责任印制： 程晋荣
印　　刷： 河南省环发印务有限公司
经　　销： 全国新华书店、医学书店、网店
开　　本： 850 mm×1168 mm　1/32　　**印张：** 8.75　　**字数：** 175 千字
版　　次： 2025 年 7 月第 1 版　　2025 年 7 月第 1 次印刷
定　　价： 58.00 元

全书摘要——许铣书籍

许铣，中央军委保健委员会会诊专家，中国中医科学院专家委员会委员，广安门医院皮肤科主任医师，于1958年毕业于北京医学院（现北京大学医学部）。在中医、中西医结合治疗皮肤病、性病、麻风、艾滋病方面有着丰富阅历和突出贡献。

本书主要记载了许铣多年以来积累的临证经验、经验方、临证病例等内容，旨在供广大中医临床工作者、中医院校师生和中医爱好者学习参考，在借鉴和探索的道路上寻求创新与发展，探求更好的治疗方法。芒格曾说："获取普世的智慧，相应地调整你的行为。"中医学是一门通过不断学习知识经验，应用临床，获得感悟，从而形成自己独特治疗方式的学科。而通过阅读本书，中医学习者能够初步了解银屑病、痤疮及玫瑰痤疮、湿疹皮炎、荨麻疹、白癜风、病毒疣等常见病及疑难杂症的中西医治疗方式，学习许铣"先中后西，中西结合"的独特治疗经验以及经过临床治疗检验的有效经验方。

本书全部内容经由许铣教授本人亲自审阅、修稿，一一审定，力求实事求是地反映许铣的学术风貌，使读者学而能用。

作　者

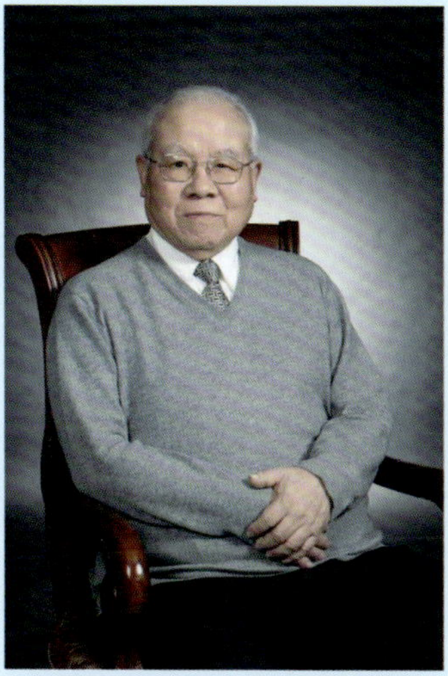

图 1　许铣教授形象照

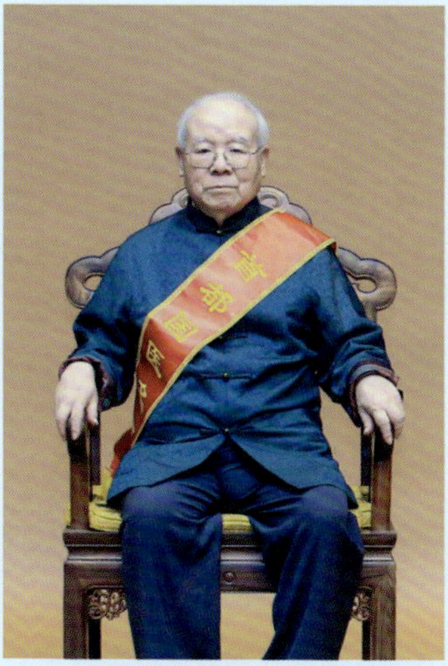

图 2　许铣教授首都国医名师留念

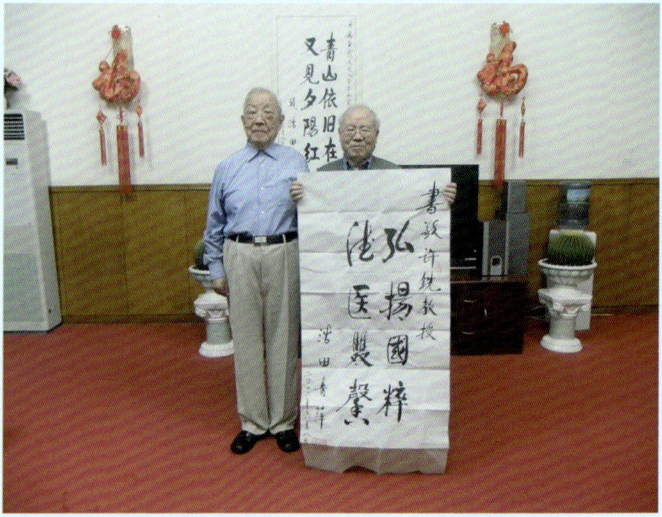

图 3　国家领导人（迟浩田）为许铣教授题词

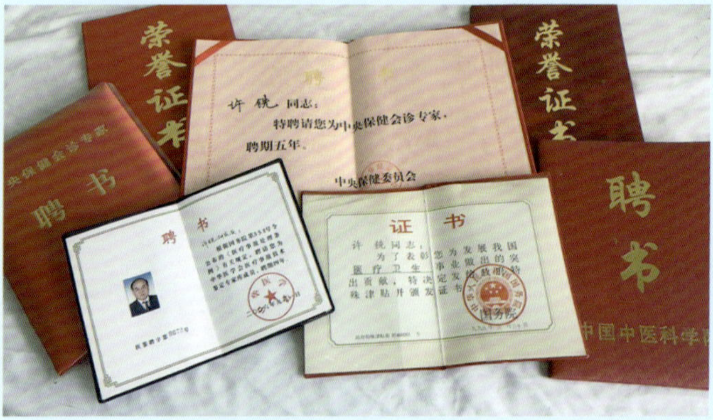

图 4　许铣教授获奖证书及聘书

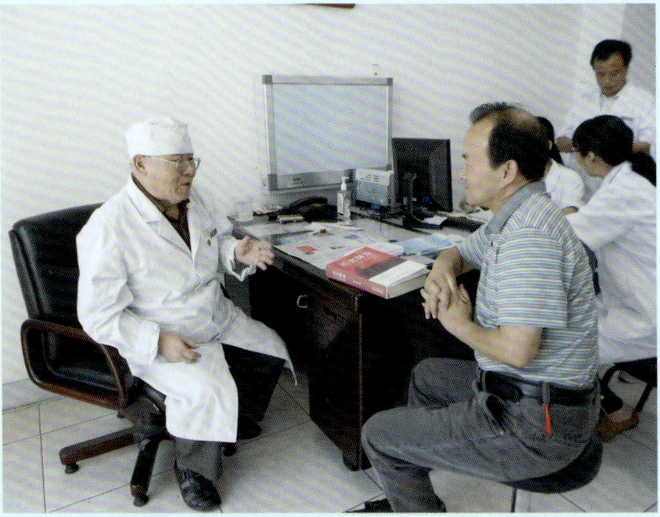

图 5　许铣教授为患者解释病情

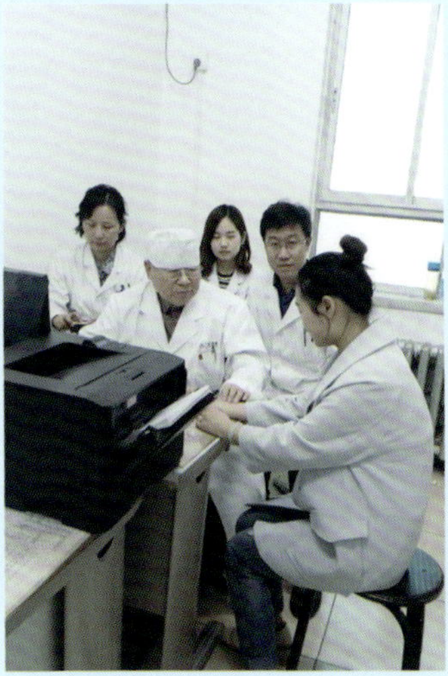

图 6　许铣教授为患者脉诊。图中，吴小红(左 1)、丁旭(右 2)为许铣教授全国第五批师带徒传承人

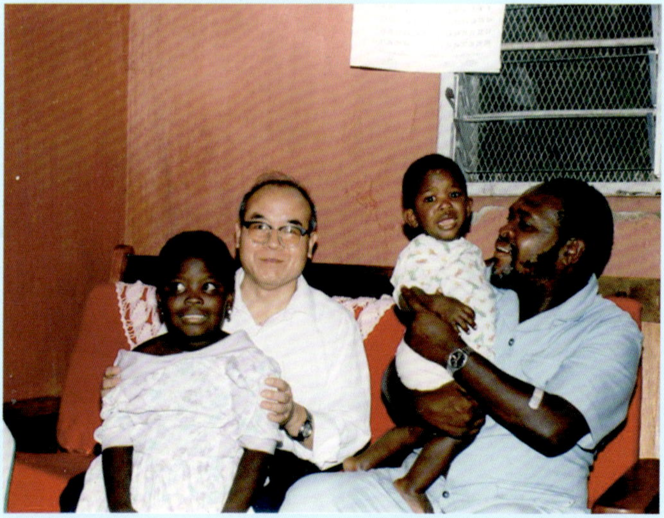

图 7　许铣教授援助坦桑尼亚期间与当地专家及其家人合影

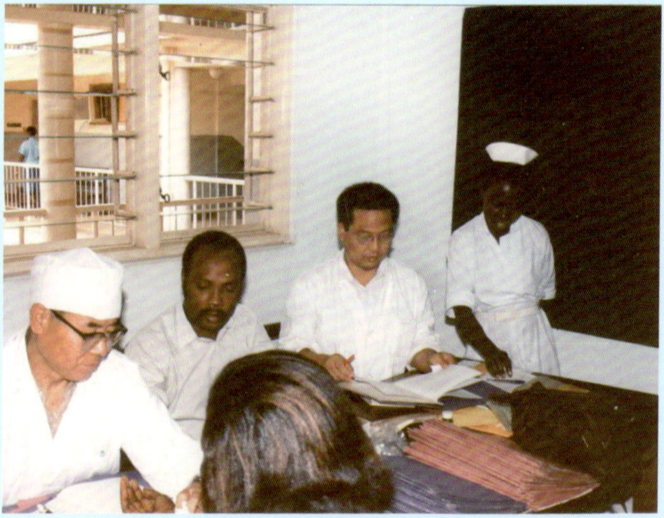

图 8　许铣教授在坦桑尼亚首都穆希比利医院诊治艾滋病患者

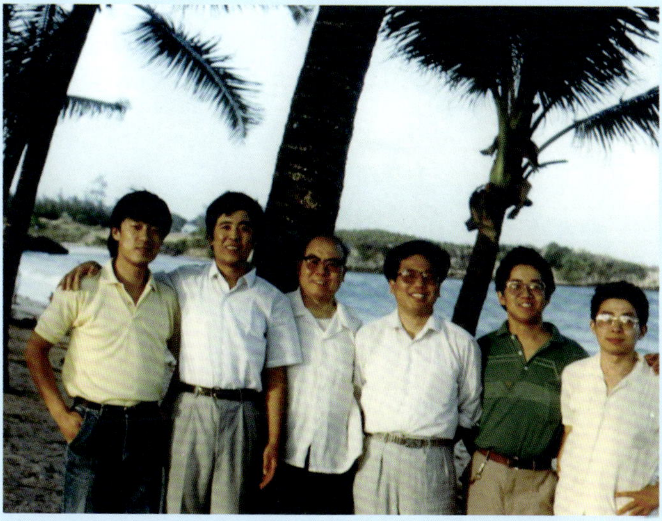

图 9　许铣教授援助坦桑尼亚期间担任中国中医研究院艾滋病中医药治疗研究专家组组长

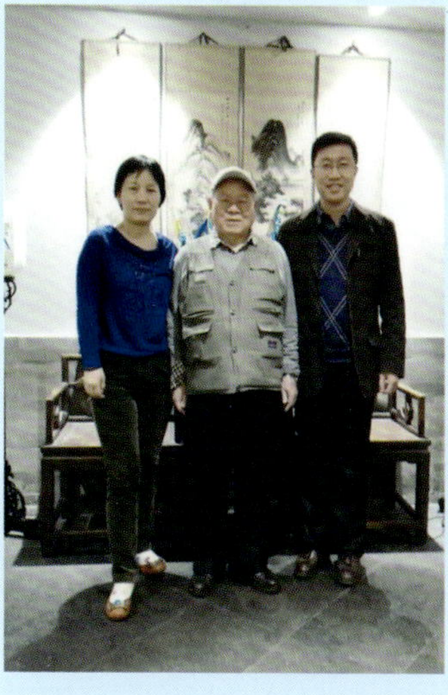

图 10　许铣教授与学生吴小红（左）、丁旭（右）合影

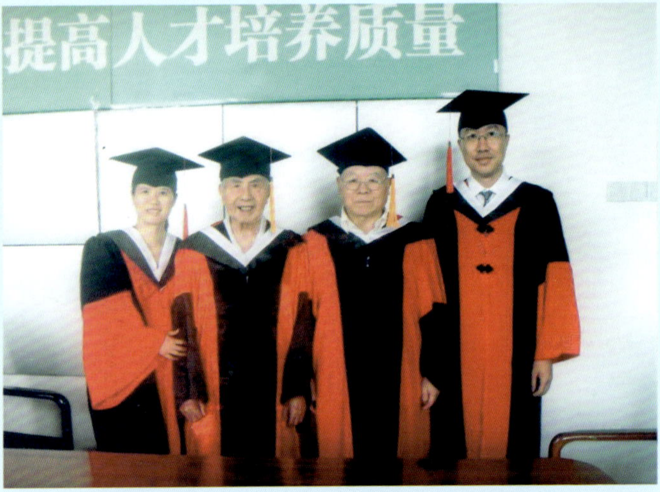

图 11　许铣教授带教师承博士毕业合影。图中左起：颜志芳（庄国康带教师承博士），庄国康，许铣，丁旭（许铣带教师承博士）

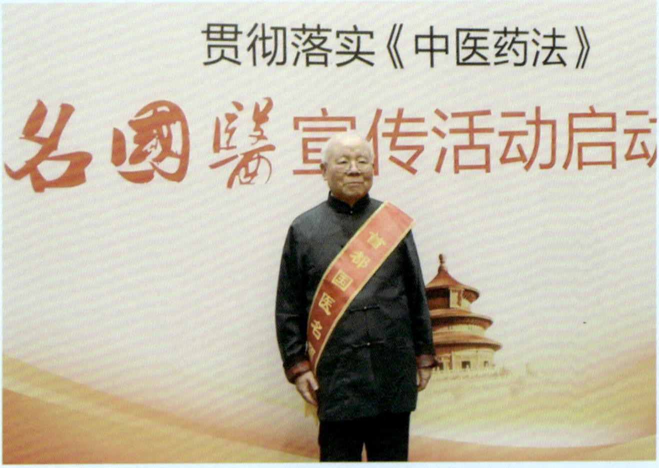

图 12　首都国医名师许铣教授参加贯彻落实《中医药法》百名国医宣传活动

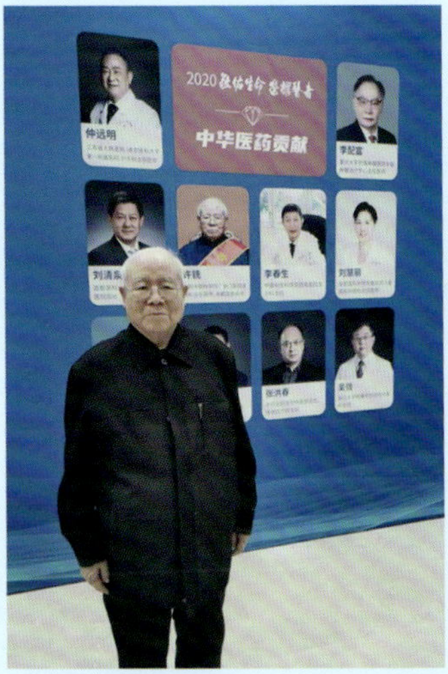

图 13　许铣教授获得 2020 年“中华医药贡献”奖留念

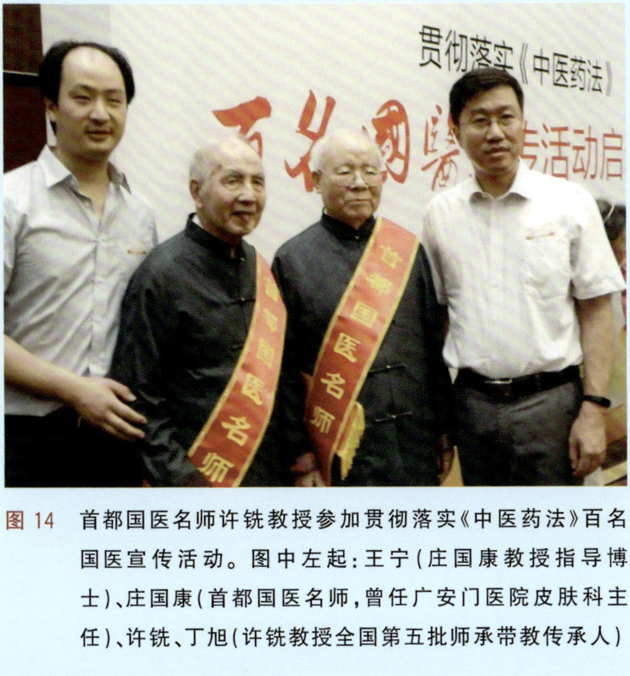

图 14　首都国医名师许铣教授参加贯彻落实《中医药法》百名国医宣传活动。图中左起：王宁（庄国康教授指导博士）、庄国康（首都国医名师，曾任广安门医院皮肤科主任）、许铣、丁旭（许铣教授全国第五批师承带教传承人）

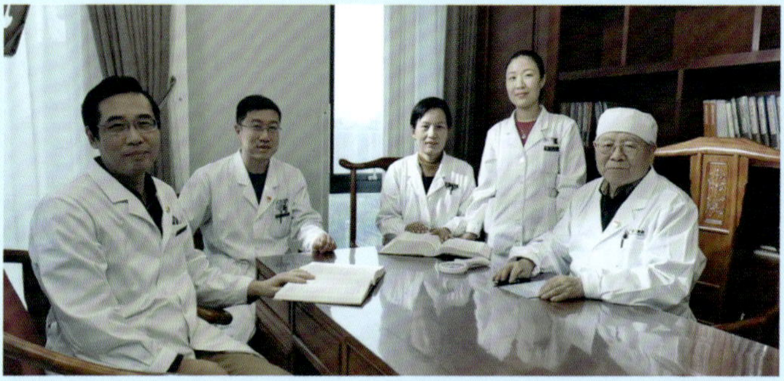

图 15　许铣教授与学生进行学术讨论。图中左起：崔炳南、丁旭、吴小红、杨佼、许铣

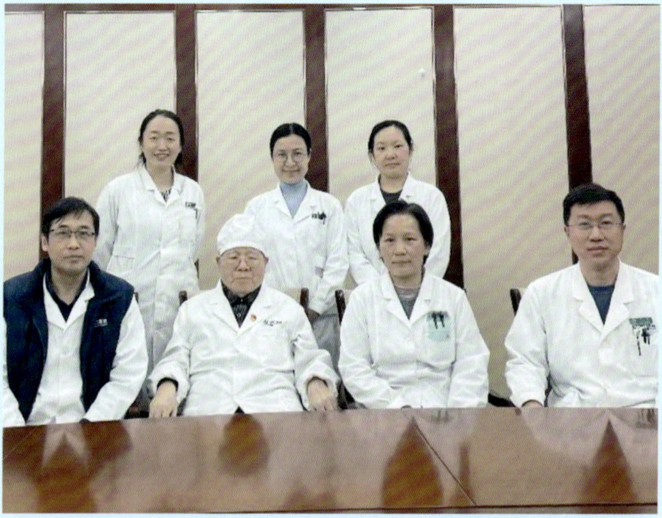

图 16　许铣教授与传承人合影。图中第一排左起：崔炳南、许铣、吴小红、丁旭。第二排左起：孔倩、曾雪、郭双子

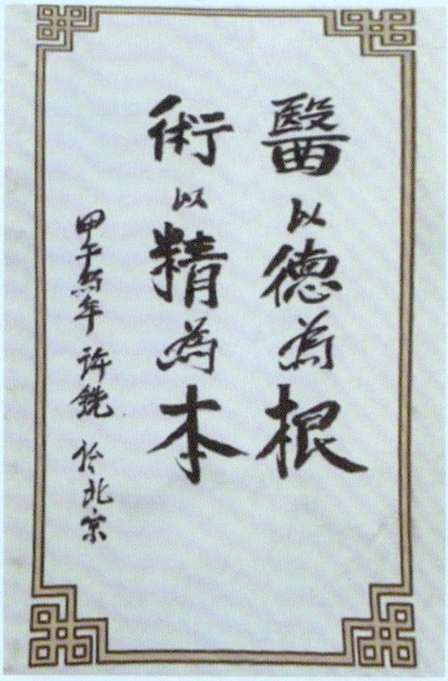
醫以德為根
術以精為本
甲午年 許銑 於北京

图 17　许铣教授题词

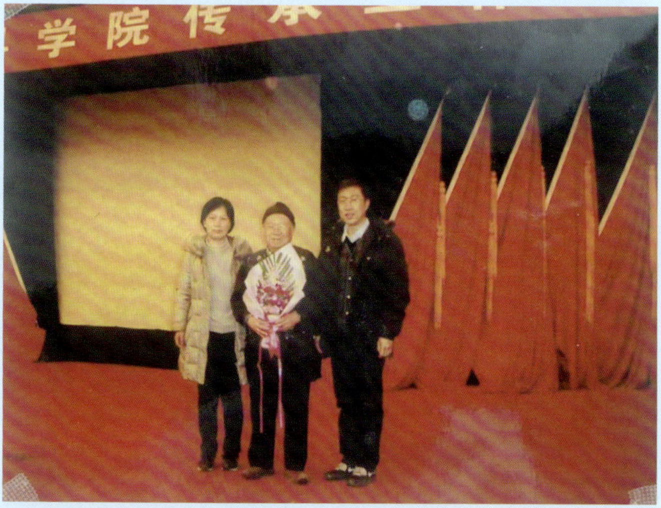
学院传承

图 18　许铣教授与全国名老中医学术经验第五批传承人吴小红(左)、丁旭(右)合影

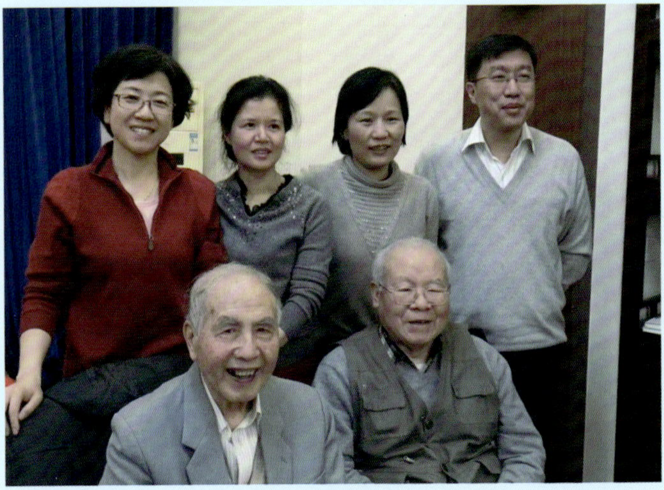

图 19　许铣教授(第一排右)、庄国康教授(第一排左)与传承人员合影。
庄国康教授传承人:张晓红(第二排左 1)、颜志芳(第二排左 2)
许铣教授传承人:吴小红(第二排右 2)、丁旭(第二排右 1)

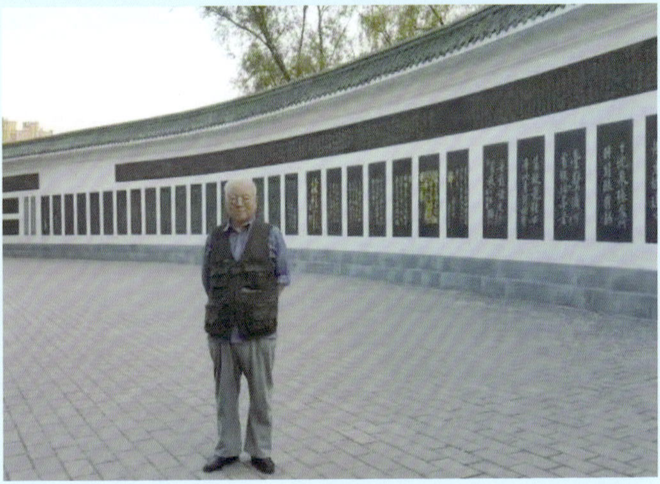

图 20　许铣教授生活照

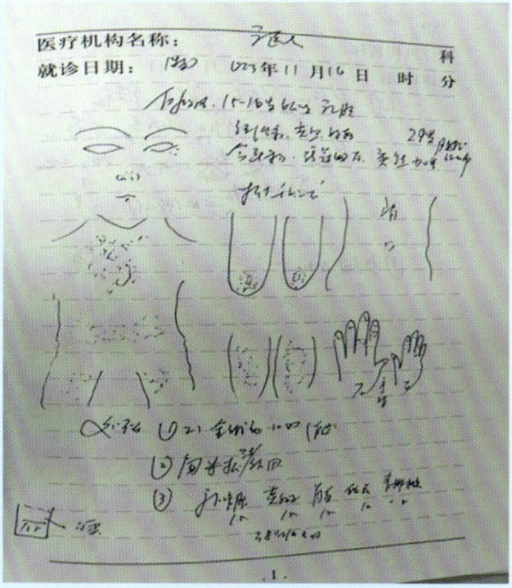

图 21　许铣教授手写病历 1

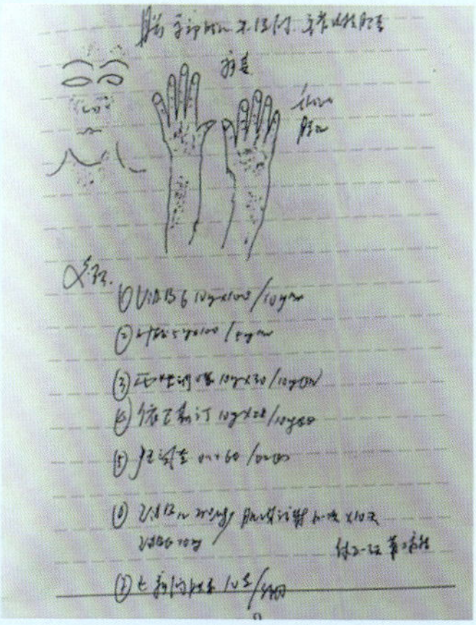

图 22　许铣教授手写病历 2

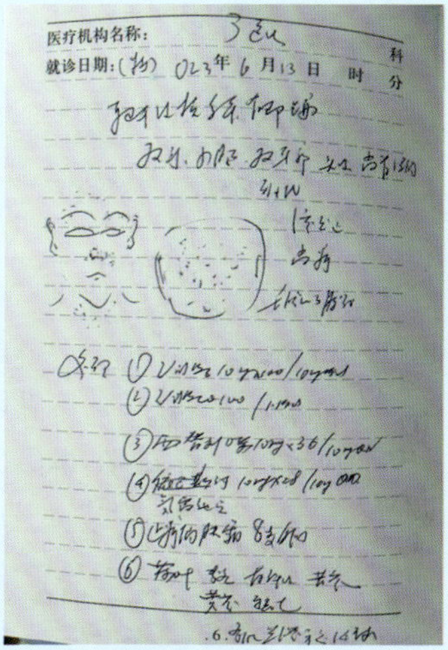

图 23　许铣教授手写病历 3

湿疹、痤疮，清热祛湿

受访专家：首都国医名师、中国中医科学院广安门医院皮肤科主任医师 许铣

本报特约记者 杨侒 丁旭

湿疹、痤疮是皮肤科门诊常见病，发病人群广泛，部分患者反复发作，身心俱疲。90岁的首都国医名师、中国中医科学院广安门医院皮肤科主任医师许铣教授表示，针对难治性皮肤病，治疗上应中西医并重，既强调中医辨证论治的重要性，同时综合考虑皮损的多重致病原因，给予相应的西医治疗。此外，关注患者心理调护，身心同治才能起到佳效。

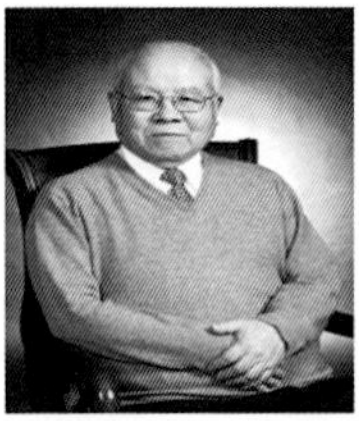

对于湿疹患者，许铣常从宏观和微观两个角度进行辨证。宏观角度，一方面是皮损辨证：表现为小水疱、丘疱疹、渗出，是"湿邪"浸润的表现；基底潮红，是"热邪"壅于皮表的表现；浸润、肥厚的皮损常是"气滞""血瘀"的表现；干燥、鳞屑是"伤阴"的表现；瘙痒、抓痕是外感风邪的表现。另一方面是四诊合参：对于湿疹患者，饮食、二便、睡眠、情绪、女性月经是许铣每每必问的要点，尤其是大便偏干还是黏腻不爽、小便是否溺黄灼热、情绪波动对皮损和瘙痒程度的影响以及是否影响到睡眠，都对辨证和治疗有重要参考价值。微观角度，许铣将西医组织病理学表现与中医辨证有机结合起来。湿疹的组织病理主要表现在：1.细胞间及细胞内的水肿。许铣将其作为中医"湿"证的物质基础，认为是水湿泛溢肌腠（皮肤肌肉）的表现。2.真皮浅层毛细血管扩张，血管周围炎性细胞浸润。许铣认为这是"益以火力、亢阳鼓荡、血脉贲张"所致，辨证为"热"证。3.慢性期棘层增厚，可伴有角化过度和角化不全。其有形可征，甲错增厚，正是"瘀"证的表现。因此，许铣临床上十分强调"湿""热""瘀"三个基本证素在辨证中的作用。他提出，急性湿疹以"清热祛湿"为基本法则，慢性湿疹在此基础上还需"化瘀"。

> 祖国医学，博大精深，
> 现代西医，学无止境，
> 相互借鉴，造福人类。
> 许铣
> 2022.11月

无论哪种类型的湿疹皮炎，瘙痒是给患者带来最大痛苦的症状。因此，许铣常常中西医并用，强调使用中药的同时，早期施以抗组胺药物。一方面快速止痒，减少对皮损的进一步刺激；另一方面，抗组胺药物可阻断变态反应的发生途径，防止疾病进一步加重。同时，对于慢性湿疹皮损干燥、肥厚呈苔藓样变患者，许铣常同时嘱患者每日晨起用硅霜外涂患处，增强皮肤的滋润程度，避免过度干燥加重瘙痒，帮助皮肤恢复屏障功能。

中药治疗方面，许铣强调标本缓急，分步分层治疗。第一步"急则治标"，表现为急躁、易怒、焦虑，脉弦数等肝阳上亢证患者，采用重镇安神法，常用药物有生龙骨、生牡蛎、磁石、珍珠母等。表现为情绪抑郁、低落、腹胀、食欲不振、便溏等肝气郁结证或肝郁脾虚证患者，采用疏肝解郁健脾法，常用药物有柴胡、郁金、白芍、茯苓、炒白术、枳壳等。进一步"缓则治本"，许铣结合皮损及四诊辨证，在"清热祛湿"基础上，根据"湿、热、瘀"的程度不同，随证加减。

治疗湿疹，最大的难点在于其反复发作。许多患者随情绪、季节病情反复，严重影响生活。西医激素软膏长期外用易产生耐药性，系统用药禁忌诸多，且有反弹风险，不能解决复发难题。此时单纯止痒、抗过敏治疗难以取得满意疗效。在疾病缓解期，许铣强调了"身心调护"对于预防疾病复发的重要性。他给出了以下几点建议：保持规律作息、调畅情志、注重保湿。

痤疮是皮肤科最常见的损容性皮肤病，患者常合并粉刺、丘疹、脓疱、结节、囊肿等多种皮损形态，有的还同时合并有脂溢性皮炎、面部皮炎等。此病单纯用中医或西医治疗都较难取得满意效果，结合临床经验，许铣总结出一套安全、有效且患者易于配合的中西医结合治疗痤疮的用药方案。

许铣认为，各类痤疮形成的基本原因是体内雌雄激素水平比例失衡，雄性激素水平比例偏高，男性患者可表现为浓密毛发、出汗多；女性患者多有月经不规律的表现，但临床检查激素水平多在正常范围。皮脂腺分泌受控于激素刺激，激素水平失衡，雄性激素比例偏高，导致皮脂腺分泌油脂旺盛，患者多为油性或混合型皮肤，而这样的皮肤环境为各种细菌真菌提供了繁殖环境，使得患者易感性更强。

"从中医角度看，痤疮的基本病因病机是脾胃湿热。脾胃运化不当，内生湿成痰，升清降浊失司（失去职能），痰湿之邪上蒸头面，表现为皮肤油脂分泌旺盛，以脓肿、囊肿类皮损为主。"许铣表示，现代人工作节奏快，压力大，许多患者情绪紧张急躁，且作息不规律，年轻人熬夜现象普遍。故痤疮患者兼有肝气不舒、气滞血瘀之象，表现为情绪急躁、说话语速快，女性可有月经量少、色暗、有血块等表现。许铣提出，治疗痤疮的基本法则是清热祛湿，同时强调"以通为用"，注重调节患者的大便及月经情况。用药方面，许铣常用的基本药物是益母草、丹参、白花蛇舌草，并随证加减。外用药物以首乌、柿蒂、黄芩、马齿苋为伍，外敷患处皮损。西药方面，针对患者皮脂腺分泌旺盛，使用异维A酸软胶囊来控制油脂分泌。针对细菌感染，采用抗菌药物联合应用，常用药物为甲硝唑联合青霉素类药物。

另外，许铣十分注重和患者的沟通和心理治疗。"尤其是中重度、囊肿型痤疮患者，疾病有一定损容性，且患者多为年轻人，对外貌要求较高，心理负担较大，容易自卑。"许铣面诊时，会交待患者把治疗痤疮当成"持久战"，分疗程治疗，"0—4—8—12"周见疗效，不必急于求成。▲

图24　许铣教授湿疹、痤疮治疗经验（《生命时报》2022年第1661期）

目　录

第1章

习医治学路

许铣，男，研究员，主任医师，博士生导师，中共党员。第五批和第七批全国名老中医药专家学术经验继承指导老师，第三届首都国医名师，享受国务院政府特殊津贴。中国中医科学院专家委员会委员，原艾滋病专家委员会委员。现任中央保健委员会会诊专家，中央军委保健委员会会诊专家。《中国中西医结合皮肤性病学杂志》名誉编委。

许铣教授1932年出生于河北省良乡(现为北京市)，自幼学习成绩优异，尤其在数学、化学及生物等方面表现突出。考大学时因对生物、医学方面感兴趣，选择了医学院校。1953年考入北京医学院(在当年是我国最高医学学府)，在西医皮肤性病学科方面，曾接受老一代著名医学家胡传揆、王光超、陈集舟、王双元等教授学术上的指导。

1958年大学毕业后留任北京第三附属医院(北医三院)皮肤性病教研组及皮肤科，从事西医临床与教学工作。工作期间，曾遇到几例西医十分棘手的病例，请当时的名中医赵炳南、朱仁康等会诊，予中药治疗后病情好转或治愈。这些事实触动着年轻的许铣医师，那时他胸中就萌动着要掌握中西两种医学技能的决心。20世纪50年代伟人毛泽东指出："中国医药学是一个伟大宝库，应当努力发掘，加以提高"，并号召"团结新老中西各部分医药卫生人员，组成巩固的统一战线……创造我国新医药学派"等，毛主席的话语使许铣教授深受启发，为他之后走向中西医并举之路奠定了基础。

1969年，许铣教授响应毛主席号召前往甘肃省平凉地区麻风病院，从事麻风病的防治工作，亲身接触很多麻风患者，大大丰富了麻风病的相关知识。

20世纪70年代初期，许铣教授在兰州脱产参加甘肃省《西医离职学习中医班》学习，深入透彻地领悟了中医理论，因学习成绩突出，被誉为班上学习成绩最好的“五朵金花”之一。许铣教授重视中医经典学习，中医学术方面曾受国家级名老中医张汉祥、于己柏、尚坦芝等名家的指导。此外，许铣教授长期工作在西北地区，十分重视原生态中草药疗法的学习与研究，由于当时西北地区缺医少药，而民间流传着很多简便有效的疗法及药物，许铣教授细心收集这些药物及疗法，并将其应用于临床。例如，应用当地特产的中药材——杠柳治疗寻常疣，白蒺藜治疗剥脱性角质松解症等，临床疗效甚佳。这些当地传统疗法经过许铣教授不断实践与总结，成为临床上治病除疾的有力武器并沿用至今。许铣教授还指导研究生完成杠柳制剂治疗尖锐湿疣的临床研究，进一步验证了其临床的有效性。

1979年，许铣教授由甘肃省调回北京，此后三十余年一直在中国中医研究院（现中国中医科学院）从事中医、中西医结合之医疗、教学及科研工作，他始终坚信中西医汇通是中国临床医学的必由之路，也是中国历史上学术发展的必然。中医对疾病的证候认识宏宽，强调辨证施治，在解除“证”的前提下治病。西医对疾病的病因病机认识深入，治疗疾病重点是对病因的解除。如果两者相协同，可以求得治病的最佳效果。许铣教授在医疗工作中，本着治疗“先中后西，能中不西，中西并重，治疗以求其精”的原则，在长期的临床实践中形成“病证结合、中西医并举”的观念。凡病以人为本，首先明确诊断，同时辨明症、证的特点，继而指导用药，药到病除。许铣教授通过多年临证体会及无数验案证实两种理念共同运用的疗效是优于单纯西医药疗法与单纯中医药疗法的。

许铣教授行医至今 60 余载，中医工作 40 余年，行医足迹涉及我国华东、华南、华北、西南、西北、东北各个省市及农村，并于 20 世纪 90 年代初期前往非洲从事艾滋病的中医药治疗研究，并开展相关课题《中研Ⅰ号、Ⅱ号治疗 HIV/AIDS 的临床观察》（国家课题，与坦桑尼亚合作项目）。这些研究也是我国较早开展的中医药治疗艾滋病的临床研究，通过面对面地治疗艾滋病病毒感染患者，获得第一手资料，验证了中医药治疗艾滋病的临床有效性。20 世纪 90 年代末，许铣教授在英国从事过中医药治疗皮肤病的工作，并在当地获得好评。自 20 世纪末至今，许铣教授诊治过许多国家级、省部级、中央或部队领导。曾有一位中央首长患有疑难皮肤病，在国内经过多位知名西医、中医专家治疗，均未得愈，后经许铣教授以西医病因病机理念与中医审证求因的“病证结合”观念下辨证施治，以中药为主，中西医结合治疗，通过两三个月的调理，疾病得以治愈，首长予以高度评价，并题词以示赞许。

基础研究方面，早在 20 世纪 80 年代初期，许铣教授即与邹铭西、庄国康教授协同开展皮肤超微观透射电镜与扫描电镜等的应用研究，并参与课题研究，如《青蒿制剂治疗盘形红斑狼疮的临床与超微结构研究》，用以观察细胞内溶酶体的变化。其中，《扫描电镜在皮肤科临床中的应用》和《人体表皮分层剥离电子扫描术》两项超微观察技术是许铣教授与庄国康教授协同在国内的创新，并将其应用于皮肤病基础研究，用以说明有表皮变化的银屑病、盘形红斑狼疮等疾病治疗前后的皮损变化及其转归的超微结构改变。许铣教授还与关崇芬教授协作《狼疮带试验(LBT)在红斑狼疮诊断中的意义》。以上研究均居当年国内皮肤科临床基础研究的先例，获得国内同行(学术会议)好评，并斩获中国中医研究院科研方面的较高奖项(国内先进)。

许铣教授勤奋好学，孜孜不倦，诚实做事，低调做人，将理论与实践结合，古为今用，师古不泥，勇于创新，中西医结合，治学态度严谨，首重医德医风。长期以来，许铣教授从事医疗、科研工作，坚持“病证结合、中西医并举”的学术观念，治疗强调中医为主、中西并举。在中医、中西医结合治疗皮肤性病、麻风、艾滋病等方面有着丰富的经验和卓越的成就。

第 2 章

许铣中西医汇融的临证思想探析

许铣综合早年西医的临床经验，加之 20 世纪 70 年代起在甘肃省支边阶段系统学习了中医理论，以及通过与当地民间中医的深入交流，进一步吸纳了传统中医的文化理念及验方良药的具体用法。在长期的临床实践中形成了“病证结合、中西医并举”的理念，并坚持奉行“实践中医，同时不离西医”的原则。许铣遍览中、西医专著及医学杂志，不断吸取这两方面的最新进展，并融入临床实践中。在疾病诊断上，一方面强调西医诊断和鉴别诊断的准确性，另一方面从中医宏观及西医微观病理学两方面进行综合辨证；在治疗上中西医并重，既强调中医辨证论治的重要性，临床辨证施治，又重视疾病病因病机，考虑皮损的多重致病原因，给予相应的西药治疗，中西药并用，临床屡奏佳效。许铣是我国目前高龄学者中，始终坚持中西医“两条腿走路”的少数专家之一。

一、中西医对于疾病认识

由于中西医的理论基础不同，使得两者在对于同一疾病的认识方面存在差异。中医理论强调整体观念，天人相应，将人体置于自然这一大环境中，对于疾病的认识也是从宏观角度出发，认为人体的各种变化与自然界的变化均有相应的关联。如致病因素中的“六淫”就是来源于自然界的风、寒、暑、湿、燥、火。西医对于疾病的理解和认识来源于微观世界，以肉眼直接可见的“解剖学、组织学”为基础，对疾病的研究不断深入，达到了分子生物学水平，更注重基因组、蛋白质、细胞、细胞因子等改变对疾病发生发展的潜在影响，临床治疗进展上依赖于研发新的药物或者治疗手段的突破。

二、中西医在临床诊疗的优势及弊端

中医对疾病的认识着眼于患者“个体差异”，在治疗每一例患者时首先看到的是“人”，然后是“疾病”，治疗侧重于患者不同的症状体征——即中医的“证”，针对不同的证中医治法灵活，常常见到“同病异治”“异病同治”的情况，治疗方案相较西医更为细致，重在改善临床症状，但对于疾病具体的致病因素、发病机制认识相对不足。西医对疾病的认识着眼于“疾病”本身，对疾病的致病因素、发病机制研究更为深入，目前已经到达分子生物学水平。西医治疗侧重于靶向主要的致病因素（某一病毒、某种细菌等）及关键的致病环节，从而达到治疗疾病的目的。随着现代医学对疾病的发展和预后研究更为深入，并通过大量流行病学的调查，发现同一种疾病的临床表现不尽相同，致病环节复杂，往往导致治疗反应不一，影响患者预后。尤其是慢性病且受药物研发的限制，西医治疗只能解决一部分问题（如只能阻断某一条通路，或者抑制某一种作用物质），不能做到疾病的全面改善。以慢性胃炎为例，许多患者通过抗幽门螺杆菌、抑酸、保护胃黏膜、促进胃动力的治疗之后炎症可以减退但仍不能缓解胃胀、食欲不佳、不耐冷饮等症状（证候）。另外，西医治疗以手术和药物为基础，术后患者元气受损，以及术后并发症难以避免；而药物的正向作用又多伴有一定的不良反应，药物的依赖性，耐药性和一些药物长期服用的致癌性仍难以解决。

三、病证结合、中西医并举的意义

西医学强调对"疾病"的认识，对疾病的致病因素、发病机制把握精准，治疗靶向关键的致病环节，治疗快速有效。相较于西医学，中医对于疾病的认识是以临床证候，即中医的"证"，为基础，治疗目的以改善患者"最不舒服"的症状为主，治疗上不仅仅着眼于针对某一种疾病，还同时以缓解患者的不适症状、提高患者整体生活质量为目标。例如，临床上许多恶性肿瘤患者，由于疾病本身及西医的放、化疗使得患者出现诸多不适症状，生活质量大大下降。而在中医院肿瘤科，许多患者在放、化疗的基础上配合中药治疗，一方面疼痛、乏力等症状得到缓解，另一方面中药亦能辅助西药抗癌。多项研究均表明，中药亦有抗肿瘤、抗病毒、提高免疫力的作用，对于防复发亦有效。再以皮肤科常见疾病黄褐斑举例，因其致病因素多种复杂，西医仅针对皮肤色斑进行治疗，但即便最新的激光治疗技术，亦不能很好淡化色斑及解决复发的问题。同时许多女性黄褐斑患者常合并月经不调、情绪急躁、睡眠质量差等症状，会进一步加重黄褐斑。因此，临床采用激光联合中医针灸或者汤剂调理，治疗色斑的同时调畅患者情绪及内分泌水平，从内而外地延缓或控制黄褐斑的发生。

中医的另外一个优势就是"未病先防"。对于银屑病患者，因患者体质不同，疾病的复发有着明显的季节性，而西医的治疗往往在疾病发生后，以控制改善皮损为主，但对于复发的预防却没有更好的方法。中医学认为，一切疾病皆因"邪"作祟，"邪之所凑，其气必虚"，因此在疾病未到来之时，补益正气，身心同调，做到"正气存内，邪不可干"，则能有效预防疾病复发。

许铣衷中参西，通过对疾病的病因病机的深入研究，充分认识到中医对疾病症状改善的关键作用，在解除"证"的前提下治病，能够更好地发挥西医对疾病病因的解除效果。如果两者相协同，可以求得治病的最佳效果，并有效预防疾病复发。许铣在长期的临床实践中逐步形成了"病证结合、中西医并举"的理念，并沿用至今。

四、许铣中西医汇融的临证思想

许铣坚持中西医并举，一直致力于将中医、西医从诊断到治疗相结合、互为借鉴，在长期临床实践中已取得了比单纯中医或单纯西医治疗更好的临床疗效，治愈病例不胜枚举。在临床实践中，许铣的治疗原则是"先中后西，中西并举"，临床施治以中医治疗为主，西医治疗为辅，辅以最小剂量的西药达到病因治疗的目的，着重中药治疗以达到内外兼治。一方面改善患者体质达到平和状态；一方面纠正西药的一些不良反应，以做到"减毒增效"。与此同时，许铣在应用西药时也将其视为一味中药，在配伍中药时，考虑到西药这味药物的"药性"来平衡处方。如对于维A酸类药物，如痤疮患者需要服用的异维A酸，正常剂量服用后会有口干的感觉，类似于中医的"燥"，有"伤阴"的表现，许铣在配伍中药时会佐以滋阴药物,如天花粉、知母,以滋阴润燥。此外,许多慢性疾病往往只能达到临床症状消失,而不能根治,如银屑病、特应性皮炎,很容易受到情绪和季节的影响而复发,因此在患者临床治愈的同时,许铣常常利用中医“治未病”的优势,根据患者体质和患病诱因采用单纯中药疗法进行预防干预,防止复发,达到未病先防。

许铣在临床上还十分强调与患者的心理、精神上的交流,不能忽略患者的精神状态。药物只能给予患者身体上的帮助,患者和家属也十分需要精神上的支持,尤其是皮肤科的患者。皮肤科疾病以慢性疾病为主,如湿疹皮炎类、银屑病、白癜风、痤疮等,病发于外,疾病本身给患者带来巨大的心理负担,影响患者工作及社交。此外,还有一部分皮肤疾病,如慢性湿疹、神经性皮炎等往往伴随剧烈瘙痒,严重影响患者睡眠及注意力,患者情绪波动较大,急躁焦虑。医师与患者多一些交流,告知其疾病的转归预后情况,给予必要的心理安慰,一方面建立患者信心,一方面患者对医师和治疗信任度更高,提高患者治疗依从性,治病兼以调神。

五、中西医汇融是中国临床医学发展的必然

中西医体系不同,对疾病的理解各异,虽然两者不能直接结合,但仍然可以在临床实践中并存汇融。“万物并存而不相害,万道并行而不相悖”,全球范围内,现存的各种传统医学经验、各类民族医疗方法十分丰富,彼此共存,发展至今。近代西方医学发展史仅数百年,进步卓越,而我国历史悠久,中医文化得天独厚,对自然中药资源的认识挖掘可以追溯千年。漫长历史长河中,中医药法于自然,逐渐形成了

自身独特的医学理论，“天人合一”的中医思想指导着中医理论的发展，“辨证施治”为中医药疗疾愈病提供理论指导。中西医药学各有各的优势，是“平行相携”、相互补充而又不相互取代的人类两大医疗保健体系。中西医汇融是中国临床医学的必由之路，也是中国临床医学发展的必然。中医治疗疾病通过对于临床证候的全面认识，辨证施治，以求改善患者多种不适症状，恢复患者机体平衡，消除疾病；西医则通过对疾病病因病机的细微认识，治疗靶向关键病机，务求解除病因，两者相结合，方可达到最佳疗效。

许铣强调，若广大医家都能掌握西医又能深刻领会中医之优势，临床实践中自然会形成具有中国特定环境下的医学诊疗新思路，推动中西医汇融，继往开来，走出一条中国医药学新的道路，开启中国乃至全球医学崭新时代，为全人类健康服务。

第 3 章

许铣顽固性皮肤病心身同治思想探析

一、心理社会因素在顽固性皮肤病致病中起重要作用，两者互为因果

在皮肤科临床工作中常常遇到一些特殊表现的患者，如咬甲癖、拔毛癖、自身皮肤残毁症、性病疑病症或性病恐惧症等，均为心身障碍所致。另外，还有一类皮肤疾病，虽然没有明显的精神神经症状，但疾病发病确实是由精神及心理因素引起的，如神经性皮炎等。这些由于心理社会因素所导致的皮肤疾病被归为“心身疾病”。

心身疾病是指心理-社会因素在疾病的发生、发展、预防、治疗及转归等过程中起主导作用的一类躯体疾病，皮肤疾病位列其中。最初被提出的心身性皮肤疾病是神经性皮炎，随着研究的不断深入，心身性皮肤疾病范围不断扩大，除神经性皮炎外，尚有皮肤瘙痒症、银屑病、痤疮、酒渣鼻、脂溢性皮炎、扁平苔藓、湿疹、多汗症、痒疹、慢性荨麻疹、系统性红斑狼疮、白癜风、斑秃等多种皮肤病。例如，银屑病，越来越多的研究表明，紧张压力事件可以影响神经-体液-免疫调节网络的稳态，诱导免疫调节异常，诱发或加重银屑病病情。此外，精神及心理因素也在斑秃、白癜风的发生、发展中起着重要的作用，患者往往随着特殊生活事件的消失，精神心理状态的改善，病情逐渐恢复。

皮肤病患者可能引起的心理问题大致有如下几个方面:①对所患疾病缺乏了解从而引起恐惧心理;②所患疾病对美观有影响从而产生自卑心理;③得了传染性皮肤病影响家人从而产生自责心理。与精神因素有关的皮肤病很多,依据临床症状和发病过程来分析,推测相关发病机制可能是机体在应激状态下引起神经-内分泌系统功能紊乱,进而引起免疫系统紊乱,导致各种免疫性皮肤病。早在1986年美国学者就提出了银屑病的发病与神经和精神因素有密切关系,既往研究也证实银屑病患者皮损中神经生长因子的活性高于非皮损和正常人皮肤。我国学者还发现,银屑病患者交感神经的兴奋性和副交感神经的张力均低于正常人。应用放射免疫法测定,发现银屑病患者相较健康人群血清中神经免疫蛋白含量较高,皮损处可检测出高表达的神经生长因子及其受体,高表达的神经免疫蛋白能影响正常小鼠的淋巴细胞分化。此外,银屑病患者皮损中缺乏发挥应激作用的热休克蛋白20和70。以上研究结果均表明,银屑病的发病与神经和精神因素有密切关系,是典型的心身性皮肤病。

二、心身疾病的中医认识

心身医学虽形成于近代,但中医学早就有完整的心身统一观,并有较为完善的情志致病学说。我国经典医著《黄帝内经》关于“形神合一”的记载和论述,表明古人对于心理因素与疾病之间关系的重视。《内经》云:“悲哀忧愁则心动,心动则五脏六腑皆摇”“法于阴阳,和于术数,食欲有节,起居有常,不妄作劳,故能形与神俱,而尽终其天年,度百岁乃去。”上述条文指出，情绪因素和不健康的行为可以致病，并且影响疾病进程和预后。《素问·四气调神大论》记载“形盛则神旺，形衰则神惫”“形伤神，神伤形”，认为人的生理活动与心理活动是相互作用的。情志是人体对客观事物的不同反应，在正常情况下不会致病，只有突然、强烈或长期持久的情志刺激，超过了人体本身的正常生理活动范围，影响了人气血周流，气机紊乱，脏腑阴阳失调，才会导致疾病的发生。

三、情志致病，形神俱损

中医情志致病发病机制大抵如下3点：①情志致病先伤气机，继伤脏腑。如《素问·举痛论》曰：“怒则气上、喜则气缓、悲则气消、思则气结、恐则气下、惊则气乱。”情志因素可导致机体气机紊乱，气为血帅，气机紊乱可影响血液运转，从而变生他证，如气滞而血瘀，气郁而化火，气逆而血妄行溢于脉外，气聚生痰流溢肌肤脏腑，气衰而血虚，气停而水停，凡此种种衍生的病理变化，最终导致脏腑的功能失调。②情志致病亦可直接损伤脏腑。如《素问·阴阳应象大论》曰：“怒伤肝、喜伤心、悲伤肺、恐伤肾、思伤脾。”情志损伤，或致精血亏损，或生痰成瘀，终致人体病变产生。③情志致病每多先伤于心而后损及五脏六腑。心主神明，为五脏六腑之大主，情志虽分属五脏，统归心神统摄。神舍于心，情志损伤，心先受之，若心神不能驭气行血，血液输布异常，可引起全身脏腑的功能失调，并加重心神失养，情志因素先伤气机继伤脏腑最为多见，这种由气机紊乱为中介将心理（精神）变化与生理变化联系在一起，从而导致心身疾病发生的情志致病理论，经现代医学的研究也得到了证实。

四、辨证施治，不忘调理心身

许铣擅长调理心身，重视调整患者情绪，即调心、神，并在调理心、神的基础上辨证治疗。《黄帝内经》记载“悲哀忧愁则心动，心动则五脏六腑皆摇”“法于阴阳，和于术数，食欲有节，起居有常，不妄作劳，故能形与神俱，而尽终其天年，度百岁乃去”。情绪往往是心身疾病重要的病因，其基本病机是以气滞、气逆为主的气机失调，由此而产生的瘀血、痰湿、寒凝、热结，杂而为病，最终形成心身疾病。因而心身疾病是一种病机复杂、本虚标实、寒热错杂、气机失调的疾病，常累及多个脏腑功能失调。调理心、神是治疗一切心身性皮肤病的基础。早在汉代，先人张仲景《伤寒论》中载有四逆散用于肝气郁结、阳邪内郁证，在此基础上宋代《太平惠民和剂局方》化裁而为逍遥散，成为治疗血虚肝郁证的名方，明代薛己在逍遥散的基础上加以牡丹皮、山栀子，称为加味逍遥散、八味逍遥散、丹栀逍遥散，用于肝脾不调、血虚发热之证。在临床上，根据中医的异病同治原则，丹栀逍遥散广泛用于治疗各种杂病，如胃炎、胃溃疡、失眠、抑郁症、更年期综合征、月经疾病、乳腺疾病、黄褐斑、荨麻疹、疱疹等，药证合拍即可见效。现代药理研究显示，丹栀逍遥散的成分提取物具有抗抑郁、抗焦虑作用，可以有效地改善心理应激变化。许铣临床亦常以此方调理伴有情绪障碍的皮肤病患者。

许铣还十分重视调整患者睡眠。皮肤病患者很多存在睡眠障碍。失眠中医称“不寐”“不得眠”“目不瞑”等。发病机制有三:①肝血亏虚。失眠多为久病体虚、情志所伤、劳逸失度、饮食不节等导致,其病位虽在心,但与肝脏关系最为密切。肝藏血、藏魂,心主血、藏神,魂和神都以血为主要物质基础,故肝血虚则魂梦颠倒,肝血充足则魂安而不惊。②情志伤肝。情志失调,每致肝气郁滞,肝失条达,疏泄失职,又易郁而化火,进而上灼心阴,下伤肾水,致心肾不交。③肝旺脾虚。若肝气亢盛,木横侮土,脾胃受损,化生不足,而成心脾两虚,均可致心神不安,而致"不寐"。因此,调肝亦可调心而达于五脏。失眠患者以女性居多,古有"女子以肝为先天"之说。因此,治疗失眠的关键在于使肝气条达升发,疏泄之机恢复,即"木郁达之",因此选用逍遥散加酸枣仁、柏子仁、夜交藤为主方进行随证加减。另外,许铣还常用远志、龙骨、牡蛎、磁石、栀子、豆豉、百合、生地黄以安神清心。一些顽固性皮肤病,如银屑病、白癜风、斑秃以及黄褐斑等疾病经过养心安神、疏肝解郁等调理,都能达到满意的疗效。

此外,许铣注重与患者面对面交流,许铣常说医师的语言和态度对患者的情绪是很有影响的,医师主动请患者坐下,耐心听取患者叙述病情,这首先就拉近了医师和患者之间的距离;然后耐心帮助患者分析病情,进行正确诊断;在做出诊断后,一定要消除患者对所患疾病的误解,在治疗上给予正确引导。尤其是银屑病和白癜风,千万不要在确诊之后给患者心理增加更大的压力。当然有些患者的陈述杂乱无章,医师可予以适当引导。因此,许铣诊治后的患者往往心理负担容易放下,有些患者甚至看完病,病情就"缓解一半",一些需要长期服药的患者依从性也较高,能坚持服药治疗。

五、典型病例

病例1：白癜风患者，女，27岁，因头面及双上肢大面积白斑5～6年，于2012年9月27日初诊。患者于5～6年前因惊吓后面部出现白斑，并逐渐扩大至全脸，双上肢也出现白斑，无自觉症状，多方求治，具体用药不详，无明显效果。情绪不佳，抑郁，少言寡语，饮食可，睡眠多梦，月经量较少。舌尖红、苔白，脉细弦。查体：一般情况好。皮肤科情况：头面部、双上肢泛发大面积白斑，境界清楚，如地图状。既往史：体健。已婚已育，育有1女，体健。否认家族类似病史。否认药物及食物过敏。中医诊断：白驳风（肾虚肝郁）。西医诊断：白癜风。治则：滋肾疏肝，活血祛风。处方：①丹栀逍遥散＋何首乌、补骨脂、桑葚、菟丝子、桃红、白蒺藜、茯苓、生甘草等。28剂，水煎服。②白驳酊、卤米松交替外用。③泼尼松5 mg/d，口服。并嘱咐患者舒畅情志，避免劳累。1个月后复诊，患者面部及双上肢白斑稳定，无新出皮疹，面部额头及两耳前皮肤出现色素岛，时有怕冷，手足冷，饮食、睡眠及二便正常。舌尖红、苔白，脉细弦。丹栀逍遥散＋生地黄、熟地黄各15g，山药15g，枸杞子10 g，附子片3g，细辛3 g，山茱萸10 g，淫羊藿10 g，仙茅10 g，生麻黄10 g等。28剂，水煎服；补骨脂、何首乌、白蒺藜、白及、红花、青核桃皮各15 g，浸酒外搽皮损处。余治疗不变。再1个月后复诊，面部皮疹继续好转，额头及耳前色素岛扩大，双手臂亦有色素岛形成。饮食睡眠及二便正常，无不适。舌尖红、苔白，脉细弦。继续滋肾调肝，调整方药为六味地黄丸＋枸杞子

10 g，何首乌 10 g，补骨脂 10 g，桑葚 10 g，菟丝子 10 g，黄精 10 g，白蒺藜 10 g，白芷 10 g，升麻 10 g，柴胡 10 g，炙甘草 6g 等。28 剂，水煎服。继续调整半年左右，2013 年 5 月 2 日六诊，面部皮疹基本消退，双耳前少量白斑，周围色较深。双手臂大片色素岛继续扩大，双手颜色较深。饮食睡眠及二便正常，无不适。舌尖红、苔白，脉细弦。中药方加黄精 10g，28 剂，水煎服，继续巩固治疗。

体会：本病患者病史 5～6 年，属于顽固难治性皮肤病，此为肝肾不足，兼有肝气郁滞，整体治疗过程以滋补肝肾为主，佐以疏肝解郁，活血祛风，经许铣补肝肾，调理心身半年余，症状消退，临床治愈。

病例 2：神经性皮炎患者，女，52 岁，因双肘部、腰及阴部红斑丘疹，肥厚苔藓化伴抓痕、血痂、剧烈瘙痒 2 年，于 2012 年 5 月 10 日初诊。患者 2 年前自觉无明显诱因双肘部出现红斑丘疹，瘙痒剧烈，每情绪波动及睡眠不好时瘙痒加重，在北京多家大医院就诊，考虑为“神经性皮炎”，给予内服外用中西药物治疗，具体不详，皮疹未见好转，反复发作，腰部、外阴亦出现类似皮疹，反复搔抓，皮疹肥厚苔藓化，影响生活、工作及休息。就诊时双肘、腰部、外阴泛发红斑丘疹，肥厚苔藓化，伴有抓痕血痂，瘙痒剧烈，口干口苦，心烦急躁，饮食可，小便黄，大便偏干，睡眠差，多梦易于惊醒。舌嫩红、苔薄少，脉细弦。已绝经。查体：一般情况好。皮科情况：双肘部、腰及外阴部对称分布红斑丘疹，中度肥厚苔藓化，表面抓痕血痂。既往史：既往体健。已婚已育。否认药、食物过敏史。否认家族遗传病史。中医诊断：牛皮癣（肝胆湿热，血虚风燥）。西医诊断：神经性皮炎。治则：清利肝胆湿热，镇心养血止痒。处方：①牡丹皮 10g，栀子 6g，柴胡 10g，黄芩 10g，龙胆草 10g，茯苓 10g，白术 10g，当归 10g，赤芍 10g，苦参 10g，白鲜皮 15g，六一散 10g，生龙牡 15g，煅磁石 10g，生地黄 15g，泽泻 10g 等。14 剂，水煎服。②荷叶、麦冬、马齿苋、蛇床子、白鲜皮、黄芩各 15g，共 14 剂，水煎外洗患处。③止痒润肤霜、马应龙麝香痔疮膏交替外用患处。患者因工作繁忙，间断服用上方半年，2012 年 12 月 28 日复诊，双肘及腰部皮疹基本消退，遗留暗褐色色素沉着，外阴部皮疹较前明显减轻，仍轻度肥厚苔藓化。睡眠较前好转，仍时多梦，易醒。时有瘙痒，时有自汗出，口干口苦，饮食可，二便调。舌嫩红、苔薄少，脉细弦。上方加生地黄 30g，浮小麦 30g，五味子 10g，珍珠母 10g，继续口服 14 剂，其余治疗不变。患者继续服用上方治疗半年后，2013 年 5 月 10 日复诊，外阴部皮疹消退。但每当情绪波动时，仍时有瘙痒、口干口苦、烘热汗出、情绪急躁，饮食可，二便调，睡眠欠安，时有多梦。舌嫩红、苔薄少，脉细弦。调整处方：生地黄 30g，牡丹皮 10g，栀子 6g，柴胡 10g，五味子 10g，胆草 6g，茯苓 10g，白术 10g，当归 10g，赤芍 15g，益母草 15g，甘草 6g，生龙牡各 15g，煅磁石 10g，浮小麦 30g 等。14 剂，水煎服，继续巩固治疗。

体会：神经性皮炎是一种顽固性皮肤病，以皮肤苔藓样变及剧烈瘙痒为特征，与中医学的“牛皮癣”“摄领疮”相类似。《外科正宗》说：“牛皮癣如牛颈之皮，顽硬且坚，抓之如朽木。”认为本病是由于脾蕴湿热，复感风邪，风、湿、热邪蕴阻于肌肤所致；或因郁闷不舒、情志不遂、心火上炎等原因使气血运行失调，凝滞皮肤日久伤阴耗血，血虚化燥生风，肌肤失于濡养而发病。因此，许铣认为调整患者焦虑情绪，即调理身心，对神经性皮炎有治疗作用。本病辨证从肝胆经湿热着手，清利肝胆经湿热，进而疏肝解郁降火，并配合生龙牡、磁石等重镇安神药镇心安神止痒，后期配合浮小麦、五味子补益心脾，敛汗。整体治疗环环相扣，步步深入，使患者长达2年的顽疾一举治愈，效果显著。

病例3：汗疱疹患者，女，25岁，因双手足多汗、丘疱疹伴瘙痒1年于2013年8月8日初诊。患者1年来无明显诱因双手足多汗，并出现丘疱疹，伴有瘙痒，每遇情绪波动时手足皮疹加重，汗出明显，瘙痒，与冷热无明显关系，在当地多家医院诊治，均无明显疗效。饮食、睡眠及二便均可。月经正常。舌尖红、苔白，脉细弦。查体：一般情况好。皮肤科情况：双手足弥漫性针尖大小的丘疹、丘疱疹，境界不清，手足明显多汗。既往史：体健。否认药、食物过敏史。否认家族遗传病史。未婚。中医诊断：湿疮（脾虚肝郁）。西医诊断：汗疱疹。治则：疏肝解郁，除湿敛汗。处方：①丹栀逍遥散＋五味子10g，白鲜皮15g，白茅根15g，茯苓10g，甘草6g，生龙牡各15g等。水煎服，28剂。②皂角刺15g，明矾6g，黄柏15g，生地榆15g，白蒺藜15g，五倍子6g，苍术15g等。共14剂，水煎温热外洗或外敷，2次/日。2013年9月5日复诊，患者服上方1个月后，手足皮疹消退，无汗出，无瘙痒。饮食、二便及睡眠好，月经正常。舌红、苔薄白，脉弦。病情痊愈。又上方加生地黄15g继续服用28剂，外洗方加马齿苋15g善后。另外，硅霜外搽双手护肤。

体会：汗疱疹亦称“发汗不良”，是一种好发于手掌、足跖、指（趾）侧缘的非炎症性水疱病，伴灼热、瘙痒等症状，春末夏初始发,夏季加重,临床十分常见,令患者非常烦恼。西医认为,汗疱疹系一种非特异性皮肤湿疹样反应,局部过敏或刺激、过敏性体质及自主神经功能紊乱均可能与本病发生有关,但病因尚不完全清楚,疗效不甚理想,治愈率低,复发率较高。许铣采用内外治结合,调肝健脾,调理身心,使患者肝气条达,脾胃升降运化自然顺畅,经较短时间治愈临床较顽固型皮肤病。

参考文献

[1] 舒友廉,赵志付.皮肤科心身疾病及其治疗[J].中医药学刊,2003(11):1934-1935.

[2] 杨雪琴.心身性皮肤病概述[J].临床皮肤科杂志,2004(3):190-192.

[3] 项祖闯.心身疾病发病学机制——"循环叠加机制"及中医治疗对策[J].中华中医药学刊,2013(8):1730-1731.

[4] 徐志伟,王文竹,苏俊芳,等.丹栀逍遥散四种提取物抗抑郁、焦虑作用的实验研究[J].中华中医药杂志,2006(5):302-303.

第 4 章

临证经验

一、银屑病

银屑病是一种由多基因遗传决定的、多环境因素刺激诱导的免疫异常性慢性增生性皮肤病。典型临床表现为鳞屑性红斑或斑块，境界清楚，上覆厚层银白色鳞屑，局限或广泛分布。

根据其临床特点，中医学称银屑病为“白疕”或“松皮癣”“干癣”。

(一)疾病认识

银屑病是一种由免疫介导的多基因调控的慢性炎症性疾病。目前已在遗传、免疫等领域对银屑病的发病机制进行了大量深入的研究，其发生发展可能涉及 T 细胞分化、炎症细胞浸润、角质形成细胞增殖等，但其发病机制尚未完全阐明。现代研究认为，银屑病的发病机制是在遗传倾向的背景下，损伤的角质形成细胞和活化淋巴细胞通过释放各种细胞因子之间的相互作用。在银屑病中，Th 细胞(主要是 Th1、Th17、Th22 细胞因子)介导的免疫反应是银屑病发病机制的核心，在 $CD8^{+}$ 杀伤性 T 细胞等共同参与下，刺激诱导角质形成细胞增殖。另外，调节性 T 细胞(Treg)对于保持免疫稳态和防止免疫反应的病理化至关重要，在银屑病患者中，Treg 在抑制 T 细胞活化的能力上存在缺陷，亦是导致银屑病的重要因素。

西医研究目前认为，银屑病的发病机制与免疫炎症反应有关，许铣常辨病辨证相结合，认为“免疫炎症反应”于人体多为“血热”的表现，并且在中药的治疗上，清热药有对抗免疫炎症反应的作用，故许铣认为“血热”为银屑病的核心病机，根据临床上不同情况，具体有血热、血瘀、血虚之分。

中医学认为，本病的发生发展包括外因和内因两方面。本病外因为风寒湿热燥毒之邪，伤于肌腠；内因可归纳为血热、血燥、血虚、血瘀等致病。目前对银屑病的辨证论治仍是以“从血分论治”为主导，这一理论也从较多的临床、基础研究中得到了证实。许铣在病因上较关注患者复发前是否有咽炎、咽部不适及上呼吸道感染等银屑病易感因素，在饮食上许铣认为羊肉性温热，银屑病患者过食羊肉易动血而发，亦有较多患者食羊肉后加重，故许铣常嘱银屑病患者忌食羊肉。许铣认为，银屑病与血脂相关性较大，控制血脂有助于控制银屑病，现代医学研究也证明了这一点。

（二）辨证论治

银屑病的临床过程在皮肤科传统认识上通常被分为三期：进行期、静止期、消退期。而许铣认为，从临床实际出发分为两大阶段（急性期、慢性期）对于防治更具指导意义。首先，急性期的治疗相对容易，而慢性期（多为斑块型）的治疗多较困难且容易波动，对患者心理影响较大，医师与患者都需要更多耐心、坚持治疗；其次，多数患者存在秋冬季病情加重的特点，应在发病季节重点防治，长期监控，力争使患者病情逐年下台阶；第三，针对慢性期患者应加强宣教，使其接受慢病概念，有利于患者更好地调整心态、配合治疗。

在中医辨证方面，许铣认为“血热”是银屑病急性期的主要病因与病机，根据患病的不同阶段会有血热、血虚、血瘀三大证型，在血热期常见血热挟湿的证候。在具体遣方用药方面，清热凉血的理念贯穿始终，但根据患者的体质及患病时间长短不同在治疗法则上各有侧重，急性期治疗突出清热解毒兼以化湿，慢性期治疗强调活血搜风，体虚者重视补虚扶正。

1. 血热证

(1)血热风盛证（图 4-1）：本证型见于银屑病急性期。初起多发于外感之后，皮疹发展迅速，颜色鲜红或淡红，粟米至黄豆大小，鳞屑不多，易于剥离，可见点状出血，多伴发热口渴，咽干咽痛，瘙痒心烦，便秘溲赤。舌质红，苔薄白或薄黄，脉弦数或浮数。治宜清热解毒，凉血祛风。方选急银

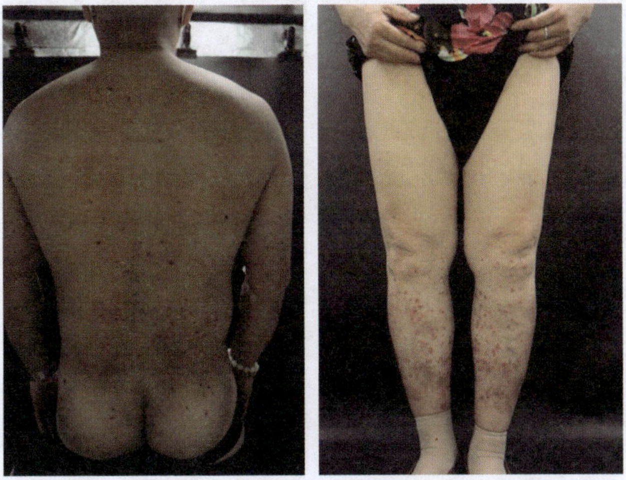

图 4-1 银屑病 血热风盛证

方或以克银1方化裁。药用：土茯苓30g，草河车15g，白花蛇舌草20g，白鲜皮15g，紫草10g，金银花10g，连翘10g，板蓝根15g，生地黄15g，牡丹皮15g，茯苓10g，甘草6g。水煎服。

(2)血热挟湿证(图4-2)：本证型见于银屑病急性期。皮疹多见于四肢屈侧或腋窝、胯间等处，除点滴状红斑疹外，部分融合成斑片状，略肿胀，搔之浸淫黄水，或见糜烂。舌质红、苔薄黄或黄腻，脉濡滑。治宜清热解毒，凉血除湿。方选急银2方化裁。药用：土茯苓30g，草河车15g，白花蛇舌草20g，白鲜皮30g，射干10g，金银花10g，连翘10g，板蓝根15g，生地黄30g，牡丹皮15g，赤白芍各15g，郁金10g，萆薢15g，茯苓10g，甘草6g，紫草10g，白茅根15g。水煎服。

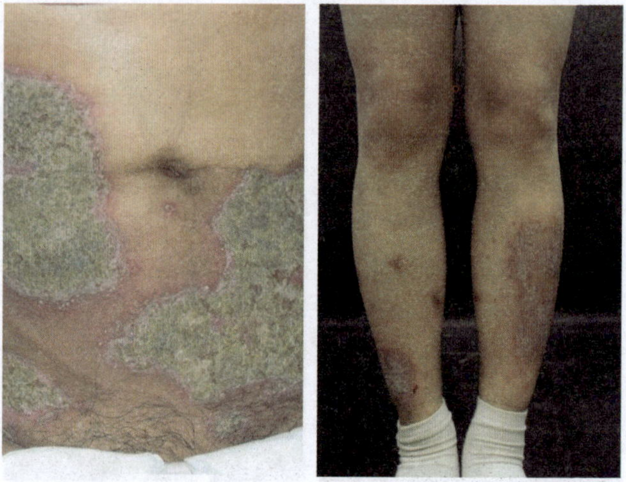

图4-2 银屑病 血热挟湿证

2. 血虚证(血虚风燥证) 本证型见于银屑病慢性期。表现为皮损干燥,皮色淡红或暗褐色,鳞屑细碎,不易剥离,瘙痒剧烈,大便秘结。舌淡、苔薄白,或舌红苔净,脉弦或弦细。治宜养血凉血,活血息风。此型多与血瘀风燥证合并出现,理当共同调治。

3. 血瘀证

(1)血瘀风燥证(图 4-3):本证型见于银屑病慢性期。表现为患病日久,皮损紫黯,角化浸润,鳞屑堆叠,附着难去。舌质紫暗或有瘀斑,脉涩或脉弦。治宜活血清热,解毒搜风。方用丹蛇解毒方化裁。药用:丹参 30g,乌蛇 10g,赤白芍各 15g,苍术 10g,石斛 15g,郁金 10g,草河车 15g,白花蛇舌草 15g,茯苓 10g,甘草 6g。水煎服。皮肤浸润性肥厚、

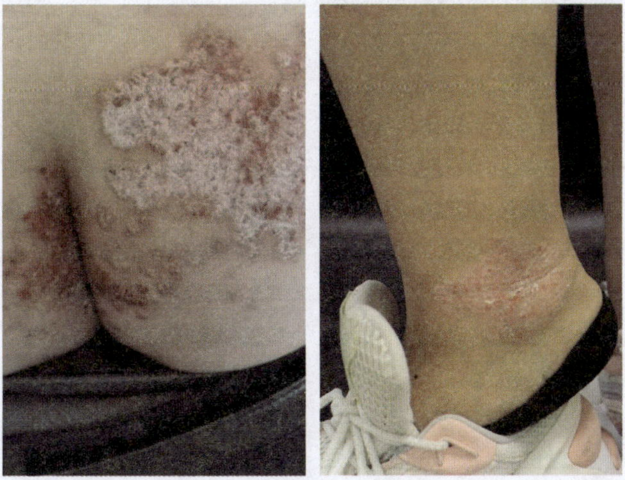

图 4-3 银屑病 血瘀风燥证

色紫黯，久不愈者，加三棱、莪术；鳞屑较厚者，加当归、鸡血藤；皮损干燥伤阴甚者，加玉竹、沙参。慢性期皮损边缘又出现红肿，有扩大趋势者，去乌蛇，加土茯苓、萆薢（丹蛇解毒2方）。

（2）血瘀气陷证（图4-4）：本证型见于银屑病慢性期。皮损紫黯，境界清楚，表面不高，但嵌入皮内，长期不消退，鳞屑不多，干燥无汗，甚者畏寒肢冷，少气懒言。舌质暗红，舌边或有齿痕、苔薄白，脉沉弱或沉细。治宜活血解毒，益气养阴。方选丹蛇解毒方加减。药用：丹参30g，乌蛇10g，赤白芍各15g，苍术10g，石斛15g，郁金10g，草河车15g，白花蛇舌草15g，桂枝6g，鳖甲10g，降香10g，黄芪15g，麦冬10g，山药15g。水煎服。

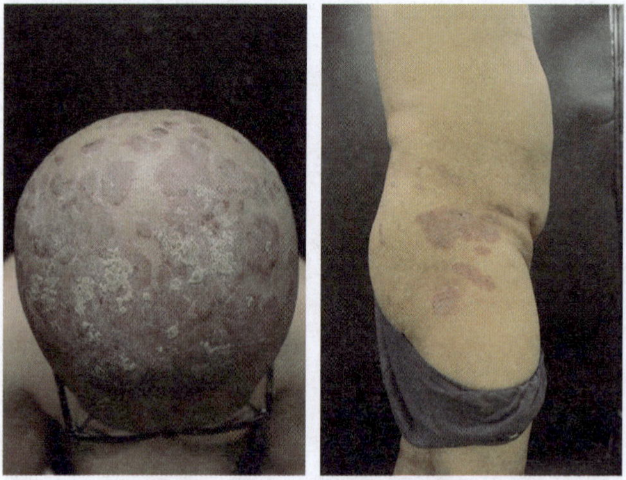

图4-4　银屑病　血瘀气陷证

(三)治疗经验

银屑病的临床表现以皮肤为主,但其证却在气血脏腑。许铣认为,银屑病的发病机制及其诱发因素是极为复杂的,涉及个体在同样环境下,不同的季节,患者不同的心态,病情都会有所变化。中医视角诊治银屑病,大多仅及于银屑病之“标”,未能触及该病真正之本。因此,研究银屑病必须中西医两种科学观念相结合。以现代西医的微观观念探寻本病之根源,以中医脏腑、气血之辨证理解本病不同阶段、不同表象之证候,分别又协同施以中西药物或其他科学治法(如光疗、药浴等),始能取得最圆满的疗效。

1. 中西药联合,力求增效减毒　许铣通过长期临床观察与探索,认为中西药联合应用能够充分发挥中、西医两种优势,从而达到最佳疗效,此法优于单纯中医或单纯西医治疗方法。西药应用以选择西医现阶段最前沿用药但低于西医通用剂量为宜。常用治疗方案如下。

(1)维A酸:目前西医临床上常使用阿维A治疗脓疱型、红皮病型及斑块型银屑病。中医治疗银屑病在辨证施治的同时,加用小剂量的阿维A口服,可以明显提高疗效,而且能有效避免或减少大剂量阿维A带来的不良反应。

(2)维生素B:中国人普遍存在叶酸缺乏现象,尤其在肉食偏少的人群中更为明显,银屑病患者皮肤脱屑多也会造成叶酸的丢失;维生素B_6对缓解皮肤炎症有重要作用。因此,适量补充叶酸、维生素B_6应作为银屑病治疗的辅助用药。

(3)抗组胺药:银屑病患者经常伴随不同程度的瘙痒,或出现烦躁、焦虑、睡眠障碍等表现,口服抗组胺药可有效缓解上述症状，如西替利嗪等；另据文献报道，组胺作为免疫-炎症网络中的重要递质可能在银屑病的发病中起着重要作用，故许铣常常应用抗组胺药作为银屑病的辅助治疗。

2. 内外兼治，攻克难治皮损　许铣认为，银屑病的治疗应内外兼顾，泛发型以内治法为主，局限型以外治法为主，尤其在人体某些特殊部位容易形成顽固性皮损，更应加强外治法的应用，具体疗法包括中药泡浴（熏洗法）、软膏（贴敷法）及西药外用等。

（1）中药泡浴：具有清热解毒、活血润燥、薄肤止痒等功效。常用药物有土大黄、土茯苓、白鲜皮、黄芩、马齿苋、大青叶、侧柏叶、生何首乌、苦参、五倍子、艾叶等。

（2）中药软膏：常用湿毒软膏、加味五石膏清热除湿止痒；复方五倍子膏薄肤止痒；止痒润肤霜、硅霜润燥止痒护肤。

（3）西药外用：卡泊三醇软膏用于斑块型皮损；他卡西醇软膏用于面部或皮肤薄嫩处皮损；吡硫翁锌气雾剂用于头部皮损。

银屑病损害可以发生于人体各个部位，许铣十分重视特殊部位银屑病的观察与治疗。首先，根据皮损累及的部位不同可以判断银屑病患者的病情轻重，一般病情由轻到重依次为躯干、头皮、指（趾）甲、面部；其次，特殊部位的皮损往往难以消退，包括头皮、肘部、胫骨前、掌跖、耳郭、脐部、面部等，需要重点攻克、坚持治疗从而使患者真正实现临床治愈。

3. 全面调护预防，争取逐年减轻　银屑病患者随着患病时间的延长，由于治疗不系统或自身调护不佳，往往出现长期不愈，甚至逐年加重的现象。针对此类患者，许铣认为，应在常规治疗的基础上全面调护及预防，分清主次按步骤解决，争取使患者病情达到逐年减轻，最终临床治愈。主要应关注以下四个方面。①防治上呼吸道感染：重点预防咽炎、扁桃体炎及感冒等；②秋冬季防复发：起居有常，尽量保证充足的睡眠，避免过度劳累；③防治高血脂及代谢异常：饮食清淡，控制动物性脂肪的摄入，积极防治高血脂及脂肪肝；④心身调整：通过各种手段调整患者心理状态，尽量做到心态平衡、乐观向上，树立战胜疾病的信心。

(四)典型病例

病例 1：刘某，男，22 岁，2014 年 5 月 6 日初诊。10 年前患感冒后出现双下肢红色斑疹伴脱屑，瘙痒，在当地医院按“银屑病”外用药治疗好转。此后病情时有反复，多冬重夏轻。2 个月前开始病情逐渐加重，遂来求治。查体：躯干及四肢散在暗红色斑块，双下肢为重，大小不等，部分融合成大片，境界清楚，表面覆有片状银白色鳞屑，不易剥脱，无明显点状出血现象，周身未见脓疱及关节改变。西医诊断：寻常型银屑病；中医诊断：白疕，证属血瘀风燥。治宜活血清热，搜风解毒。予丹蛇解毒方加生地黄 30g，牡丹皮 15g，川牛膝 10g，白英 15g。30 剂，水煎服。二诊：2014 年 6 月 10 日。皮损明显减轻，较前变薄，鳞屑减少，无明显瘙痒，时有自汗。丹蛇解毒方加生地黄 30g，牡丹皮 15g，浮小麦 30g，五味子 10g，白英 15g，白茅根 10g，北豆根 10g。35 剂，水煎服。2014 年 7 月 15 日复诊：皮损消退变平，双下肢遗留色素沉着斑。

病例2:潘某,男,37岁,2013年1月10日初诊。患者患银屑病9年余,初发于下肢、头皮损害6年,外耳道内有病变2年。每于秋冬季加重,夏天缓解。曾用过迪银片、阿维A、中药汤剂等治疗。家族中无同样病患者。目前皮损累及头皮、躯干、四肢,下肢较严重呈斑块状,干燥脱屑,瘙痒。舌淡红、苔白微腻,脉弦。西医诊断:银屑病;中医诊断:白疕,证属血热兼血瘀证。治法以清热解毒,凉血活血为主。方用:急银2方改生地黄30g,加白英15g,白茅根15g。水煎服,每日1剂。口服阿维A胶囊每次10mg,隔日1次;盐酸西替利嗪每晚10mg,维生素B_6每日30mg,叶酸片每日15mg。外用:土大黄、土茯苓、草河车、白鲜皮、马齿苋、黄芩各30g,水煎泡浴,每日1剂;硅霜外涂皮损每日1次;止痒润肤霜外涂皮损每晚1次。2月28日二诊:皮损逐渐变薄,胸背、上肢者多呈环状,干燥、脱屑,小腿及上肢仍有斑块。舌暗红、苔白,脉弦,辨证以血瘀风燥为主。治以活血搜风法。方用:丹蛇解毒方加生地黄30g,牡丹皮15g,鳖甲10g,降香10g,桂枝6g,赤白芍各15g。水煎服。外用吡硫翁锌气雾剂喷头部皮损;湿毒软膏、复方五倍子软膏混合用于小腿及上肢斑块。6月6日三诊:头皮、躯干、上肢皮损基本消退,双小腿尚有暗红色斑片,干燥、脱屑。舌暗红、苔白,脉弦。内服方:生地黄30g,牡丹皮15g,丹参30g,萆薢15g,川牛膝10g,土茯苓30g,草河车15g,白鲜皮15g,白茅根15g,白英15g,生山楂15g,茯苓10g,石斛15g,甘草6g,水煎服。7月18日四诊:患者下肢、背部有残余斑片,淡红色,轻度脱屑,可见个别新发皮疹。大便偏干,2~3日1次。舌暗红、苔白,脉弦。内服方:丹蛇解毒方加生地黄30g,牡丹皮15g,

土茯苓 30g，鳖甲 10g，降香 10g，肉苁蓉 10g，玄参 10g，麦冬 10g。水煎服。10 月 22 日五诊：患者四肢、背部尚有陈旧的暗红色斑片，较前变薄，脱屑。视物模糊，大便秘。舌暗红、苔白，脉弦。内服方：丹蛇解毒方加生地黄 30g，牡丹皮 15g，玉竹 10g，川牛膝 10g，枸杞子 10g，菊花 10g，玄参 10g，麦冬 10g，肉苁蓉 10g，大青叶 10g。水煎服。余治疗同前。

体会：本例患者属典型斑块状银屑病，病史较长，许铣治疗在初期侧重清热凉血，很快就转为活血搜风法为主。同时本患者的特点在于：①皮损表现干燥、脱屑多、瘙痒，许铣认为属阴血不足生风，采用鳖甲滋阴潜阳息风，又能软坚散结，配合方中其他养血活血药物，能更好地消除银屑病斑块并润燥止痒；②治疗后期，皮损虽逐渐缓解，但患者表现出大便干、大便秘、视物模糊等肝肾阴虚之象，故方中加入养阴润肠通便及补肝肾明目之品。患者未到 40 岁，年纪尚轻，提示我们在银屑病诊疗过程中也应重视久病多虚的问题。而中医认为，阴血同源，以往对于慢性银屑病多只强调血虚而容易忽略肝肾阴虚的问题，应引起足够重视。

(五)鉴别诊断

头皮部位的银屑病应与脂溢性皮炎、头癣等疾病鉴别。脂溢性皮炎也可能在头皮上出现界限清楚的鳞状红斑。然而，脂溢性皮炎的鳞屑通常是油腻的，并且累及其他皮肤部位，如鼻唇沟、耳、眉毛和胸部。此外，非炎症性头癣通常表现为纤维性鳞屑和卵圆形脱发斑。区分银屑病和脂溢性皮炎有时非常困难，特别是当头皮是唯一的表现部位时，二者的临床和组织病理学表现出相当大的重叠。皮肤镜检查在鉴别诊断中非常有意义：头皮银屑病可发现红色点状和小球状血管、环状血管、发夹样血管，脂溢性皮炎中则发现分支状和不典型血管。当在组织病理学检查中发现以下特征时，应怀疑银屑病：银屑病样表皮增生伴乳头上层变薄，基底层有丝分裂增多，海绵状脓疱，以及在角化不全病灶内形成微脓疡。脂溢性皮炎通常表现为不均匀的表皮增生、更明显的海绵状增生、毛囊堵塞和显著的淋巴细胞胞吐作用。头癣可通过真菌培养和高碘酸-希夫染色进行组织学检查排除且不显示皮脂腺发育不良。

除此之外，皱襞部、胫前及手掌部位的银屑病还应与湿疹鉴别。皱襞部银屑病可有湿疹样改变，但在其他部位可有银屑病的皮损且不如湿疹痒剧；如为银屑病，可呈现典型的银屑病皮损改变。胫前的慢性湿疹有时和此处银屑病损害相似，但后者界清、干燥，无湿润期病史，Auspitz 征阴性，必要时可做活检以区别之。手掌部角化过度性湿疹应和银屑病相区别，前者腕部损害周围可有丘疱疹、水疱或湿润史；后者身体其他部位可有典型银屑病损害，干燥，界清。

(六)银屑病治疗的意义和社会价值

银屑病是一种慢性、免疫介导的炎症性疾病，目前已发现银屑病与心血管疾病、代谢性疾病、肿瘤、其他自身免疫病及精神情绪障碍之间有明确联系。研究显示，全球银屑病总发病率在 0.09%～5.10%，相关的共病和功能损害严重影响患者的生活质量，对生活质量的影响类似于恶性肿瘤、糖尿病和抑郁症。高达 80%的银屑病患者病情严重程度为中度至重度，约 5%的体表面积会受到皮损影响。此外，银屑病病程慢性，病情易反复，可给患者造成较大的经济和心理负担。头皮是银屑病患者最常受影响的部位，4/5

的银屑病患者会累及头皮。由于部位的可视性及治疗相对困难，会使患者陷入严重的社交尴尬，甚者可导致严重的社会心理障碍。

(七)丹蛇解毒方相关研究成果

葛艳杰对110例斑块型银屑病患者进行了丹蛇解毒方的临床疗效评价。采用随机、阳性药物对照的方法客观评价疗效及安全性，采用DME方法，参照GCP临床研究规范进行中医药临床疗效评价和临床试验的方法学探讨。将110例斑块型银屑病患者随机分配至治疗组55例，对照组55例，治疗组采用阿维A胶囊联合丹蛇解毒方口服，对照组予以阿维A胶囊联合卡泊三醇软膏外用，疗程8周。治疗组痊愈37例(67.27%)，好转15例，总有效率94.54%；对照组痊愈20例(36.36%)，好转25例，总有效率81.8%。两组总有效率差异显著($P<0.05$)。结果证明丹蛇解毒方是治疗斑块型银屑病的有效方剂，值得临床推广应用。

(张肖雅　丁　旭)

参考文献

[1]　葛艳杰.中西医结合治疗斑块型银屑病临床观察[J].现代中西医结合杂志,2014,23(6):612-613.

二、痤疮

痤疮(图4-5)是累及毛囊、皮脂腺的慢性炎症性皮肤病，以青春期多发，主要在颜面、颈胸、背等皮脂溢出的部位出现白头或黑头粉刺、丘疹、脓疱、结节、囊肿及瘢痕等皮损。

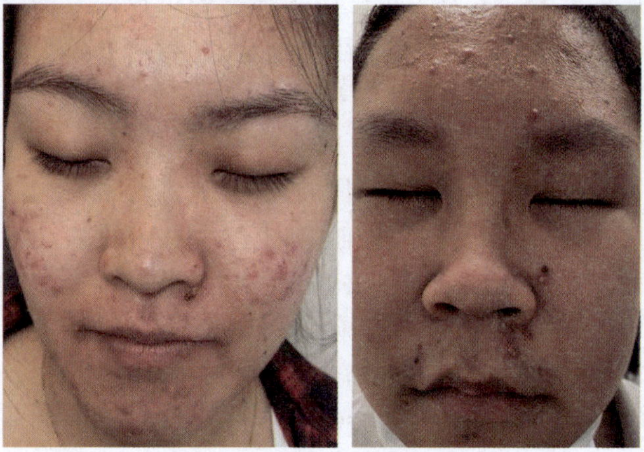

图 4-5　痤疮

根据本病临床特点，属于中医文献中“粉刺”“面疱”“粉花疮”“肺风粉刺”等范畴。

(一)疾病认识

寻常痤疮是一种多因素发病的慢性炎症性疾病，其发病机制尚未完全阐明。目前认为，遗传背景下激素诱导的皮脂腺过度分泌脂质、毛囊皮脂腺导管角化异常、痤疮丙酸杆菌等毛囊微生物增殖及炎症和免疫反应等与之相关。痤疮丙酸杆菌等毛囊微生物通过天然免疫和获得性免疫参与了痤疮的发生发展，毛囊皮脂腺导管角化异常、炎症与免疫反应是痤疮的主要特征且炎症反应贯穿了疾病的全过程。

许铣认为，各种类型痤疮形成的基本原因是体内雌雄激素水平比例的失衡，雄性激素水平比例偏高，男性患者可表现为浓密毛发、出汗多；女性患者多有月经不规律的表现。但患者临床检查激素水平多在正常范围。皮脂腺的分泌受控于激素的刺激，激素水平的失衡，雄性激素比例偏高，导致皮脂腺分泌油脂旺盛，患者多为油性或混合型皮肤，而这样的皮肤环境为各种细菌真菌提供了繁殖的环境，使得患者易感性更强。例如，痤疮丙酸杆菌，一直被认为是痤疮的主要致病菌，与痤疮的发病及严重程度有着重要关系，也常见痤疮丙酸杆菌与金葡菌的混合感染，因此也需要针对炎症情况给予相应处理。

中医学认为，本病发生多由血热偏盛、肺胃积热、气血凝塞、气瘀痰结、冲任失调所致，病因病机与湿、热、瘀相关。许铣认为，本病基本病因病机是脾胃湿热，脾胃运化不当，内生湿成痰，升清降浊失司，痰湿之邪上蒸头面，皮肤油脂分泌旺盛，皮损表现以丘疹、粉刺、结节、脓肿、囊肿为主。

（二）辨证思路

1. *寻常痤疮*　许铣认为，其基本病因病机是脾胃湿热。脾胃运化不当，内生湿成痰，升清降浊失司，痰湿之邪上蒸头面，表现以皮肤油脂分泌旺盛，脓肿、囊肿类皮损为主。同时，考虑到现代社会工作节奏快，压力大，许多患者情绪紧张急躁且作息不规律，年轻人熬夜现象普遍。因此，许多患者还兼有肝气不舒，气滞血瘀之象，表现为情绪急躁，说话语速快，急于求成，女性可有月经后期，量少色暗，或有血块，脉弦等。

2. *囊肿性痤疮*　许铣认为，囊肿性痤疮主要以痰瘀为主。囊肿型痤疮患者大多病程较长且湿热体质较多，湿热酿痰，或因病久脾失健运，水湿停聚为痰；或因肺胃积热，久蕴不解，酿湿成痰；患者病情反复发作，迁延不愈，久病多瘀。痰与血搏结，痰瘀互结积于面则形成各种难治性痤疮，预后较差。患者常见皮损色暗红、肿痛，反复发作，经久难愈，往往伴面色晦暗，纳呆，腹胀或腹部包块，女性可见月经量少色暗，或有血块，舌质暗或有瘀点、瘀斑，苔白或腻，脉涩或滑。中医辨证多为痰瘀交阻证，治宜化痰祛瘀，软坚散结。临床时需要结合兼夹皮损证候，加减治法。如表现为色红为兼有血热，治宜凉血；表现为肿痛辨为热盛或邪毒，治宜清热解毒；表现为抓痕，瘙痒，辨为风邪，治宜疏风止痒等。

（三）治疗经验

在治疗方面，许铣一直强调中西医结合的治疗方案，一方面使用西药可以直接针对痤疮致病因素进行治疗，达到控油、杀菌的治疗目的；一方面使用中药，改善患者机体内环境，同时可以起到调节激素水平的比例，调节皮脂腺的分泌，改善患者肤质的作用。另外，除了系统内服药物，许铣还给患者开具中药外用处方，配合中药外洗、外敷皮损患处，直接作用局部，达到控油、杀菌、减少渗出的作用。

1. 中医治疗

（1）内服方

①寻常痤疮：中医方面，基于脾胃湿热的基本病机，许铣确立的治疗基本法则是清热凉血活血，祛湿散结解毒。临床常用复方蛇草汤。复方蛇草汤源于经验方“益痤丹”，是积本科前辈数十年的经验而成，经历了大量的临床验证和多次的演变、发展而成。组方如下：生地黄 20g，丹参 30g，白花蛇舌草 30g，黄芩 10g，连翘 10g，生石膏 30g，益母草 15g，夏枯草 15g，苍术 10g，白蒺藜 15g。具有清热凉血活血，祛湿散结解毒之功效，是许铣临床治疗寻常痤疮的效验

方。方中君药丹参、白花蛇舌草清热解毒、活血消痈，为痤痱痈疡的要药。黄芩、连翘为臣药，一方面助君药清热解毒，另一方面可清肺胃湿热，消痈散结；益母草、生地黄和白蒺藜，清利肝胆肺胃湿热、软坚散结、疏肝、活血凉血共为佐使。诸药协同治疗寻常痤疮湿热痰瘀互结证疗效甚佳。同时，许铣强调“以通为用”的原则，临床上注重调节患者排便及月经的通畅。

②囊肿型痤疮：在痰瘀交阻证为主的辨证基础上，许铣以古方“消瘰丸”（玄参，生牡蛎，浙贝母）合以活血化瘀之品衍生出“丹参散结方”，用以治疗以囊肿、结节为主要表现，症见颜面丘疹，小结节，囊肿，皮损部位深，部分合并头颈部、腋下毛囊炎临床分期为3～4期的囊肿型痤疮。丹参散结方组方如下：丹参15g，益母草15g，玄参10g，生牡蛎15g，浙贝母10g，夏枯草15g，连翘10g，赤白芍各10g，苍术10g，茯苓10g，甘草6g。功能：凉血活血，化瘀散结。方中丹参、益母草共为君药。丹参活血、凉血、散瘀，《本经》言其“（除）寒热积聚；破癥除瘕”；益母草活血祛瘀，利水，《本经》：“主瘾疹痒”。《本草求原》：“清热，凉血，解毒”，二味合用，共奏凉血活血之功效。玄参清热凉血，泻火解毒，滋阴；生牡蛎、浙贝母软坚散结，三味合而消瘰，共为臣药。夏枯草清热泻火，散结消肿，赤白芍共用以柔肝理气，凉血养血，三药均入肝，共为佐药，此也体现了许铣调情志，从“肝”论治皮肤病的思想。苍术、茯苓以健脾燥湿，甘草为使药，调和诸药。

③随证加减：皮损较红，以丘疹、丘疱疹为主的患者兼有喜冷饮，舌红，脉滑、数等症，予金银花、连翘、紫花地丁、蒲公英以清热解毒，清上焦热；皮损以囊肿、结节为主，色红

或色暗红,可见有痤疮瘢痕,皮损较深,损伤达到真皮层,舌暗红,患者工作压力大,情绪急躁,脉弦或弦数,可予夏枯草、玄参、浙贝母、赤白芍,清肝泄热,软坚散结。伴有颜面潮红,鼻尖、鼻周皮损严重,舌红者,予枇杷叶、生石膏、知母、黄芩清肺胃之热。伴有月经不调,性急,胸胁胀痛,痛经者,予柴胡、香附、红花、桃仁疏肝理气化瘀。瘙痒为甚,加生龙牡、磁石、徐长卿等;痰湿内阻者,加半夏、陈皮、生薏苡仁、苍术等;囊肿较深者,加生薏苡仁、附子、败酱草等;心情烦躁、易怒者,加柴胡、香附、夏枯草、龙胆草等;眠差者,加珍珠母、磁石、酸枣仁、远志、茯神等。

(2)外用方:根据痤疮病因病机,许铣配制外用方时,常选择具有清热、燥湿、解毒之药效及抑菌、控脂之药理作用的中药,并随皮损特点调整配伍。核心处方:黄芩 15g,马齿苋 15g,何首乌 15g,柿蒂 15g。以上四味中药材,恰于一年中春、夏、秋、冬四季所采,故许铣将此方命名为“四季汤”。将药材浸泡后煎煮 0.5h,倒出药液凉至温偏凉,晚间用清洁的纱布或毛巾蘸取药液湿敷皮损 20min,重复 3~4 次。

2. 西医治疗的联合　针对患者皮脂腺分泌旺盛,使用异维 A 酸软胶囊来控制油脂分泌。针对细菌感染,采用抗菌药物联合应用,常用药物为甲硝唑联合青霉素类药物。但西药常规剂量对患者造成的不良反应较大。多数患者服用异维 A 酸类药物后口干症状明显且痤疮患者多为年轻人,许多患者担心此类药物对生育的不良反应。针对这一情况,许铣的原则是小剂量服用,配合中药内服及外用,坚持治疗即可奏效。

(四)典型病例

雷某,男,24 岁。2016 年 7 月 7 日初诊,头皮反复发作囊肿结节脓疱3年余。患者头部、项部多发囊肿，囊性脓疱，结节，部分新发皮损疼痛，曾于外院手术治疗，反复发作。无明显全身症状。青春期时曾患痤疮。皮科查体：舌暗红、苔黄，脉滑。西医诊断：脓肿性穿掘性头部毛囊周围炎，中医诊断：粉刺，痰瘀内结。内治以化瘀散结，清热解毒为法。方选丹参散结汤加蒲公英15g，紫花地丁15g，三颗针15g，生黄芪30g，桔梗6g，桃仁10g，百部10g。30剂，水煎服，每日1剂。外治以清热解毒控油为主。方药：生何首乌15g，柿蒂15g，黄芩15g，马齿苋15g，白鲜皮15g，黄柏15g。水煎洗头，每日1次。同时予抗生素及小剂量泰尔丝10mg，隔日1粒，口服。2016年9月29日复诊：囊肿、结节较前减小，无新发皮损。治法继以化瘀散结为法。方选丹参散结方加白鲜皮15g，黄芪30g，桔梗6g，桃仁10g。30剂，水煎服，每日1剂。外用药及口服西药同前。2016年11月24日复诊，头部囊肿、脓疱改善，无囊性脓疱，仅余部分硬结及暗红色色素沉着，近4个月无新发皮损。治疗继以活血化瘀散结为法，在前方基础上加三棱6g，莪术6g，萆薢15g。继服30剂以巩固疗效。

(五)鉴别：糠秕孢子菌性毛囊炎

糠秕孢子菌为人体皮肤上寄生的正常菌群，主要分布于头皮、胸背部等皮脂腺丰富的部位，为嗜脂性的条件致病菌，在高温潮湿多汗、皮肤油腻或长期使用激素等情况下，糠秕孢子菌过度繁殖可导致糠秕孢子菌性毛囊炎。该病好发于胸背、面颈等皮脂腺分泌旺盛的部位，与痤疮好发部位一致，需要与痤疮相鉴别。糠秕孢子菌性毛囊炎临床表现为半球形针尖至绿豆大小的毛囊性丘疹，可伴有不同程度的瘙痒，好发于多汗的青壮年人群。糠秕孢子菌性毛囊炎也可与痤疮相伴发病，痤疮患者皮脂分泌增多可使糠秕孢子菌过度繁殖而发病，同时糠秕孢子菌的增多会加重毛囊部位的炎性反应，导致痤疮病情加重；部分痤疮患者失治误治，长期使用抗生素或者自行使用糖皮质激素，可导致糠秕孢子菌大量繁殖而发展成为糠秕孢子菌性毛囊炎。

(六)痤疮治疗的意义和社会价值

寻常痤疮是最常见的炎症性皮肤病之一，既往研究显示，痤疮为全球流行疾病的第8位，我国人口基数大，痤疮患者众多，随着中国社会各方面飞速发展，而痤疮发病率亦明显上升。流行病学资料显示，80%～90%以上的青少年患有寻常性痤疮。痤疮皮损主要发生于颜面及胸背部，预后遗留瘢痕及色素沉着斑。尽管痤疮很少危及患者生命，但作为损容性皮肤病，痤疮给患者带来心理压力，对患者的情绪及人际关系都有着重要影响。痤疮的高发病率给患者和社会带来了不同程度的经济负担。

(七)蛇丹合剂相关研究成果

1. 作用机制研究

(1)沈冬等对复方蛇草汤（该方前身）进行体外抑制痤疮丙酸杆菌的试验。结果显示，痤疮棒状杆菌对100%复方蛇草汤煎液高度敏感，对75%、50%煎液中度敏感。研究还发现，复方蛇草汤可有效升高男性患者血清中降低的雌二醇水平($P<0.05$)，对女性患者血清中升高的睾酮水平降低不明显($P<0.05$)。

(2)吴小红等对蛇丹合剂治疗痤疮的临床疗效及其对

外周血 IgG、IL-2 水平的影响进行了研究。对 61 例Ⅰ～Ⅲ度寻常性痤疮患者口服蛇丹合剂治疗 8 周，评价其临床疗效并观察蛇丹合剂治疗前后患者外周血中免疫指标的变化。以 24 例健康志愿者为对照。患者组脱落 11 例(18.0%)，临床痊愈 7 例(11.5%)，显效 33 例(54.01%)，有效率为 83.6%，无严重不良反应。40 例痊愈和显效患者治疗前后外周血中 IgG、IL-2 水平有显著性变化($P<0.01$ 和 $P<0.05$)。结果显示，蛇丹合剂治疗寻常痤疮具有较好的临床效果，且对细胞和体液免疫有调节作用。

(3)舒涛等观察了 37 例寻常痤疮患者服用蛇丹合剂前后的性激素水平变化。治疗前近半数(45.95%)患者血清游离睾酮水平高于正常值，35.14%患者硫酸脱氢表雄酮水平高于正常值。对偏离正常值的患者治疗前、后激素水平采用非参数检验，结果表明，对硫酸脱氢表雄酮高于正常水平患者治疗前后激素水平有显著性差异($P=0.009$)，游离睾酮高于正常水平患者治疗前后激素水平有显著性差异($P=0.007$)，提示蛇丹合剂能降低痤疮患者升高的游离睾酮、硫酸脱氢表雄酮水平。激素水平在正常值范围的患者采用非参数分析秩和检验结果表明，游离睾酮、硫酸脱氢表雄酮水平治疗前后的变化无统计学意义(分别 $P=0.305$，$P=0.689$)。37 例患者服用蛇丹合剂治疗 8 周后，血清游离睾酮、硫酸脱氢表雄酮水平明显降低($P=0.026$，$P=0.033$)。雌二醇水平有升高趋势，但无统计学意义($P=0.126$)。结果说明蛇丹合剂对异常的激素水平有调节作用，但对正常范围的激素水平作用不明显。因此，可以推测蛇丹合剂对激素调节的最终结果可能是使激素水平达到一个最适状态，而对体内正常的激素水平没有显著影响。这与临床使用蛇丹合剂治疗痤疮并不引起激素性不良反应相吻合。因此调节性激素尤其是雄激素水平可能是蛇丹合剂治疗痤疮的作用机制之一。

2. 临床研究　舒涛等对184例寻常痤疮患者进行了蛇丹合剂对临床疗效评价。采用随机、阳性药物对照，按盲法操作的方法客观评价疗效及安全性，采用DME方法，参照GCP临床研究规范进行中医药临床疗效评价和临床试验的方法学探讨。将184例寻常痤疮患者随机分配至治疗组92例，对照组92例，治疗组采用蛇丹合剂，对照组口服清热暗疮片，疗程8周。治疗组痊愈5例(5.43%)，显效5例，有效62例，总有效率78.26%；对照组痊愈1例，显效1例，有效41例，总有效率46.74%。两组总有效率差异显著($P=0.005$)。治疗组1例发生不良事件且与治疗药物无关，对照组7例发生不良事件($P<0.05$)。治疗组40例患者治疗前后进行安全性检测，结果表明，采用蛇丹合剂治疗8周，对血、尿常规、肝肾功能没有明显影响，安全性较好。结果证明，蛇丹合剂是治疗湿热蕴结型痤疮的安全有效的方剂，值得临床推广应用。

(八)零金碎玉

许铣经常强调，中西医并举，中西医诊断、治疗相结合，相借鉴，是每一个现代中医临床医师应当具备的基本技能，并通过其自身长期的临床疗效得到了证实。中医治疗安全、有效，从“治病求本”的角度出发，辨证准确，可从根本上减轻复发程度，治病兼治“心”，使患者长期受益。痤疮作为损容性疾病，影响了大量青少年群体，给患者带来了较大的心理负担。患者多有自卑情绪且有些患者病情日久，反复就医，对治疗信心不大。许铣在初诊时，会交代患者把痤疮的治疗作为“持久战”，分疗程治疗，在第 2、4、8 周评价疗效，不必急于求成。多数患者在 2～4 周复诊时初见成效，第 4 周许铣会继续鼓励治疗，帮助患者重建信心，治疗 8 周时稳定疗效。

（杨　佼　曲圣元）

参 考 文 献

[1]　沈冬，许铣. 复方蛇草汤治疗寻常痤疮的临床与实验研究[J]. 临床皮肤科杂志，2000，29(4)：201-203.

[2]　吴小红，刘瓦利. 蛇丹合剂治疗痤疮的临床观察及其对外周血 IgG、IL-2 水平的影响[J]. 中国皮肤性病学杂志，2006(1)：23-25.

[3]　舒涛，刘瓦利. 蛇丹合剂对痤疮患者性激素水平的影响[J]. 中国麻风皮肤病杂志，2007(12)：1093-1094.

[4]　舒涛，刘瓦利. 蛇丹合剂治疗寻常痤疮临床疗效评价[J]. 辽宁中医杂志，2007(5)：587-589.

三、玫瑰痤疮

玫瑰痤疮（图 4-6）是发生于鼻、面部中央以红斑和毛细血管扩张为特点的慢性炎症性疾病。临床特点为鼻及颜面中央部持续性红斑和毛细血管扩张，伴丘疹、脓疱、鼻赘。

根据本病临床特点，属于中医文献中“酒皶”“皶鼻疮”“赤鼻”等范畴。

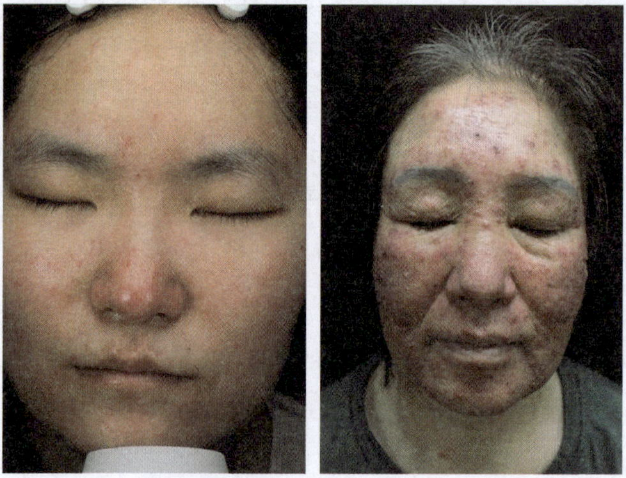

图 4-6 玫瑰痤疮

(一)疾病认识

玫瑰痤疮的发病机制尚未阐明,目前认为可能是在一定遗传背景基础上、多因素诱导的以皮肤免疫和血管舒缩功能异常为主导的慢性炎症性皮肤病。本病与血管高反应性相关,局部血管舒缩功能失调,导致毛细血管长期扩张。局部的固有免疫及 Th1、Th17 为主的适应性免疫过度激活可能参与了玫瑰痤疮的发病。皮肤屏障的破坏也可能导致玫瑰痤疮的发生和加重。毛囊蠕形螨、金黄色葡萄球菌、链球菌等微生物过度增殖于面部也被认为是本病的原因之一。近年来,研究发现幽门螺杆菌与本病发生也存在一定关系。同时,食用辛辣食物、饮酒、冷热刺激、精神紧张等刺激末梢神经,使其释放大量神经递质,进而维持血管舒张及血管高反应性,也是本病诱发和加重的重要因素。许铣认为,玫瑰痤疮为血管舒缩功能异常,导致毛细血管持续性扩张,同时,多数玫瑰痤疮患者皮脂腺分泌旺盛,导致了细菌寄生于皮脂腺,反复感染,感染、冷热刺激、情绪紧张等因素会导致皮损复发加重。

中医学认为,本病发生多为热毒蕴积于上所致,病位在鼻,内关肺胃,过食辛辣、外邪侵袭常加重病情。许铣认为,本病多为脾胃湿热,热毒邪气上蒸于鼻面部,表现为面中部对称性红斑,毛细血管扩张、丘疹脓疱等。玫瑰痤疮的分型包括红斑与毛细血管扩张型、丘疹脓疱型、鼻赘型及眼型,许铣认为,中医在治疗红斑与毛细血管扩张及丘疹脓疱型的优势明显,疗效显著,临床要根据患者的皮损表现进行对症治疗。

(二)辨证思路

1. 红斑与毛细血管扩张型　许铣认为,玫瑰痤疮的红斑与毛细血管扩张期的基本病因病机为肝失疏泄,郁而化热。此类患者女性多见,可能面部有激素或不明成分化妆品外用史,停药之后出现或加重,伴有焦虑、抑郁等情志异常。女性以肝为先天,素体阴虚,常有气血失调。若肝郁不舒日久郁而化热,上蒸于面部,皮损表现为面中部红斑,毛细血管扩张,在情绪激动、进食辛辣刺激、温度骤变等条件下病情加重,久之表现为鼻面部持久性红斑。治宜凉血疏肝兼以养阴清热。

2. 丘疹脓疱型　许铣认为,丘疹脓疱期主要以脾胃运化失司、脾胃湿热为主。此类患者多为嗜酒或嗜食肥甘厚腻食物之人,素体脾胃湿热,湿热之邪上蒸头面,加上病程长久,热邪蕴久化毒,皮疹除了红斑和毛细血管扩张外,还可见炎症性丘疹、脓疱和囊肿。治宜清热祛湿、凉血解毒。女性患者还可能伴有情绪急躁、月经失调、胁肋胀痛等。临床需根据患者的临床表现及伴随症状加减用药。

(三)治疗经验

许铣强调中西医结合治疗玫瑰痤疮的方案,中药内服加湿敷,合并系统应用西药,可以提高疗效,改善患者的体质,调节内分泌失调,达到控油、消炎、杀菌、修复皮肤屏障的作用。同时让患者注意避免疾病加重因素,保持生活规律和良好的心态。

1. 中医治疗

(1)内服方

①红斑与毛细血管扩张型:根据基本病机,许铣确立的基本治法为凉血疏肝兼以养阴清热。常用方药:生地黄30g,牡丹皮10g,赤芍15g,白芍15g,白鲜皮15g,小通草6g,银柴胡10g,石斛15g,苍术10g,茯苓15g,甘草6g。方中生地黄、牡丹皮、赤芍为清热凉血的要药,为君药。白芍、石斛、银柴胡为臣药,其中白芍、石斛有滋阴清热之效,银柴胡能够退虚热,也有清热凉血的作用,牡丹皮、白芍、银柴胡配伍使用有疏肝养血之效。白鲜皮清热解毒燥湿,苍术、茯苓、通草健脾燥湿利水,共为佐药。甘草调和诸药,为使药。全方共奏凉血疏肝、养阴清热之效。

②丘疹脓疱型:针对湿热之邪上蒸于头面的核心病机,许铣确立的治法为清热燥湿、解毒散结。常用方药:蒲公英15g,苦地丁15g,夏枯草15g,白花蛇舌草15g,淡竹叶10g,白鲜皮15g,苍术10g,地黄30g,三颗针15g,牡丹皮15g,丹参15g,益母草15g,茯苓10g,生甘草6g。方中蒲公英、苦地

丁、白花蛇舌草、白鲜皮、三颗针清热解毒，地黄、牡丹皮、丹参清热凉血；淡竹叶、白鲜皮、茯苓利湿清热；夏枯草散结消肿；甘草调和诸药。诸药共奏清热燥湿、解毒散结之效。

③随证加减：许铣根据皮损表现和全身症状随证加减。若皮损以丘疹、脓疱为主的，予金银花、连翘、苦地丁、紫花地丁、蒲公英以清热解毒；皮损以囊肿、结节为主，色红或色暗红，或可见有皮赘，皮损较深，损伤达到真皮层，可予夏枯草、玄参、浙贝母、赤白芍，清肝泄热，软坚散结；若皮损以毛细血管扩张为主，予生地黄、牡丹皮、赤芍等清热凉血。伴有月经不调，性急，胸胁胀痛，痛经者，予柴胡、香附、红花、桃仁疏肝理气化瘀。瘙痒为甚者，加生龙骨、生牡蛎、煅磁石重镇止痒；心情烦躁、易怒者，加柴胡、香附、夏枯草、龙胆草等；眠差者，加珍珠母、磁石、酸枣仁、远志、茯神等。

(2)外用方：根据病因病机，许铣常选择具有清热凉血、燥湿、解毒之药效及抑菌、控脂之药理作用的中药，并随皮损特点调整配伍。常用药物：黄芩 15g，马齿苋 15g，何首乌 15g，柿蒂 15g，白鲜皮 15g，荷叶 15g。将药材浸泡后煎煮 0.5h，倒出药液凉至温偏凉，晚间用清洁的纱布或毛巾蘸取药液湿敷皮损 20min，重复 3 次或 4 次。

2. 西医治疗的联合　针对患者皮脂腺分泌旺盛，皮疹表现为丘疹、脓疱者，许铣常使用异维 A 酸软胶囊来控制油脂分泌。针对毛囊蠕形螨、金黄色葡萄球菌、链球菌、幽门螺杆菌感染，许铣常采用抗菌药物联合应用，常用药物为替硝唑联合青霉素类药物。伴有瘙痒者常合并西替利嗪等抗组胺药物使用。但西药常规剂量对患者造成的不良反应较大。许铣的原则是小剂量服用，配合中药内服及外用，坚持治疗即可奏效。同时，许铣常使用复合维生素B，能够缓解口服抗菌药物出现的胃肠道反应，同时考虑到维生素 B_6 能够调节脂质的代谢，抑制油脂分泌，保护皮肤屏障。

（四）典型病例

杨某，女，36岁，2022年12月23日初诊，面部潮红斑片反复半年余。患者面颊、鼻翼潮红斑片丘疹，可见毛细血管扩张，可见散在粟粒大小丘疹，皮疹每于情绪激动、饮食后加重，自诉冷敷后缓解，偶有瘙痒，心烦，眠差，二便调。舌红、苔薄黄，脉细滑。西医诊断：玫瑰痤疮，中医诊断：酒渣鼻。辨证：肝郁血热、虚火上炎。内治以凉血疏肝、滋阴清热为主，方药：生地黄30g，牡丹皮15g，赤芍15g，白芍15g，白英15g，白茅根15g，银柴胡10g，荆芥10g，五味子10g，白鲜皮15g，生龙骨（先下）15g，生牡蛎（先下）15g，煅磁石（先下）15g，茯苓10g，生甘草6g，30剂，水煎服，每日1剂。外治以清热凉血祛湿为主。方药：荷叶15g，麦冬15g，白鲜皮15g，苦参15g，黄芩15g，马齿苋15g。水煎外洗，每日1次。同时予盐酸西替利嗪片每晚10mg，口服；复合维生素每次1片，每日3次，口服。2023年1月20日复诊：面颊部潮红斑片、丘疹较前缓解，无新发丘疹，仍有毛细血管扩张，心烦、睡眠较前好转。上方加石斛15g，玉竹10g，青蒿10g，紫草10g。30剂，水煎服，每日1剂。外用药及口服西药同前。2023年2月24日复诊：面部无丘疹，红斑较前转淡，继续服用30剂巩固疗效。

（五）鉴别：脂溢性皮炎

脂溢性皮炎是一种慢性丘疹鳞屑性、浅表炎症性皮肤病，好发于头面、躯干等皮脂溢出部位，可伴不同程度的瘙痒，多见于成人和新生儿。脂溢性皮炎皮损常对称分布，可见油腻性鳞屑性斑片，基底潮红，毛孔粗大，伴不同程度瘙痒，局部刺激后会出现暂时性充血性红斑，但不见毛细血管扩张及丘疹脓疱，可伴有不同程度瘙痒。多对刺激敏感，日晒、高温及过度的局部治疗可能加重皮损。脂溢性皮炎和玫瑰痤疮皮损部位有区别，脂溢性皮炎多在前额、眉弓、鼻唇沟等处，玫瑰痤疮多在面颊部、鼻翼及口周；脂溢性皮炎可见油腻性鳞屑，玫瑰痤疮多表现潮红和毛细血管扩张。

(六)玫瑰痤疮治疗的意义和社会价值

玫瑰痤疮是一种损容性皮肤病，全球发病率约 5.5%，好发于 20—50 岁的人群，我国玫瑰痤疮的发病率为 3.48%。玫瑰痤疮的临床表现多样，包括阵发性潮红、持续性红斑、毛细血管扩张、丘疹及脓疱，也有患者表现为眼部症状。本病病程长久且容易反复发作，皮疹主要集中于面部区域，患者容易产生自卑等心理问题，进一步导致患者产生焦虑、抑郁等情绪障碍，对患者的生活质量和心理健康都造成巨大影响。

(七)零金碎玉

许铣认为，治疗玫瑰痤疮应重视对皮肤屏障的保护，叮嘱患者调整饮食习惯，少食油腻、辛辣刺激食物，中药内服、外洗联合使用，同时配合口服复合维生素 B。同时，许铣认为，本病的发病与精神及心理因素相关，患者往往随着精神心理状态的改善，病情逐渐恢复。玫瑰痤疮是一种损容性皮肤病，也给患者带来了巨大的精神负担。治疗方面，许铣重视调整睡眠与情绪，即调心、神，同时对于患者予以适当的引导，降低患者的心理负担。

（杨　佼　曲圣元）

参 考 文 献

[1] Aksoy B, Ekiz Ö, Unal E, et al. Systemic comorbidities associated with rosacea: a multicentric retrospective observational study[J]. Int J Dermatol, 2019, 58(6): 722-728.

[2] 吴小红，丁旭. 许铣调理心身治疗顽固性皮肤病经验[J]. 中国中西医结合皮肤性病学杂志，2014，13(6)：376-379.

四、湿疹皮炎类

（一）急性湿疹

急性湿疹（图 4-7）是由多种内外因素引起的一种具有明显渗出倾向的炎症性皮肤病。皮损表现为红斑、丘疹、丘疱疹、水疱，密集成片，有渗出倾向，糜烂渗出结痂同时存

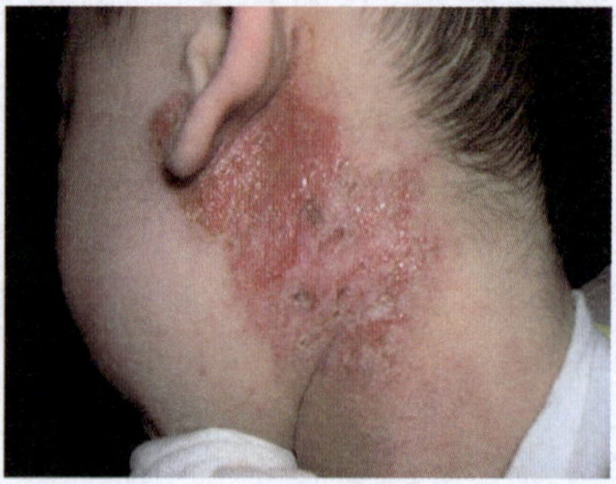

图 4-7　急性湿疹

在。本病可以发生在身体任何部位，多对称分布。根据临床特点，属于中医文献中的“湿疮”“浸淫疮”等范畴。

1. 疾病认识　湿疹的发病机制尚未阐明，病因复杂，由多种内在因素、外界因素相互作用而致。外界因素，如生活环境、气候条件等，内在因素，包括感染、情绪变化、消化功能障碍等，机体嗜碱性粒细胞和肥大细胞等脱颗粒后产生血管活性物质，导致血管通透性增加，真皮浅层、表皮水肿和炎症。湿疹主要是由复杂的内外激发因子引起的一种迟发变态反应。患者一般都有易过敏的体质，也与遗传因素相关。

中医学认为，本病的病因主要为湿、热、风。湿偏盛者，皮损以渗液、糜烂为主；热偏盛者，皮损以潮红为主；风偏盛者，则瘙痒难忍。许铣认为，湿、热、风是湿疹辨证的几大要点，通过四诊资料可以判断几种症候的轻重程度。

2. 辨证思路　许铣认为，急性湿疹可以从宏观和微观两个角度进行中医辨证。宏观角度，一方面是皮损辨证：表现为小水疱，丘疱疹，渗出。是“湿邪”浸淫的表现，基底潮红，是“热邪”壅于皮表的表现；瘙痒，抓痕，或有外感“风邪”，或为“肝风”内动。另一方面四诊合参：对于湿疹患者，饮食、大小便、睡眠、情绪、女性月经是每每必问的要点，尤其是大便是偏干还是黏腻不爽；小便是否溺黄、灼热；情绪波动对皮损和瘙痒程度的影响及是否影响到睡眠，都对辨证和治疗有着重要参考价值。微观角度，许铣将西医组织病理学表现与中医辨证有机结合起来。湿疹的组织病理主要表现在：①细胞间及细胞内的水肿。许铣将其作为中医“湿”证的物质基础，认为是水湿泛溢肌腠的表现；②真皮浅层毛细血管扩张，血管周围炎性细胞浸润。许铣认为这是“益以火力，亢阳鼓荡，血脉偾张”所致，辨证为“热”证。因此，湿疹微观皮肤病理表现是宏观中医辨证论治的物质基础，也同时引申出了急性湿疹的治疗以“清热祛湿”为基本法则。

3. 治疗经验　许铣经常强调，中西医并举，中西医诊断、治疗相结合、相借鉴，是每一个现代中医临床医师应当具备的基本技能，并通过其自身长期的临床实践得到证实。

(1)中医治疗

①标本缓急论治：许铣强调标本缓急，分步分层治疗。第一步“急则治标”，表现为急躁、易怒、焦虑，脉弦数等肝阳上亢证患者，采用重镇安神法，常用药物有生龙骨、生牡蛎、磁石、珍珠母等。表现为情绪抑郁、低落、腹胀、食纳不佳、便溏等肝气郁结证或肝郁脾虚证患者，采用疏肝解郁健脾法，常用药物有柴胡、郁金、白芍、茯苓、炒白术、枳壳等。进一步“缓则治本”，许铣结合皮损及四诊辨证，在“清热祛湿”的基本法则基础上，根据“湿、热、瘀”的程度不同，随证加减。这里，在“热”证的辨证上，许铣特别注重“实热”和“虚热”的区别。除了皮损潮红的程度，许铣依据是否有皮温升高，来判断“热”的程度。还有一部分患者，描述自己常常有一种全身“热乎乎”的感觉，不同于大热汗出的实热，却类似于更年期妇女“烘热”的感受。许铣将此类患者辨证为“虚热”，认为是阴不敛阳，虚阳外越所致，常采用银柴胡、地骨皮、五味子等药，滋阴清虚热，疗效颇佳。

②核心处方：许铣总结多年临床经验，确立湿疹急性期“清热祛湿”的基本治法，并自拟“龙芩除湿方”为基本方化

裁，用于湿疹急性期发作。此期患者湿热并重，皮肤潮红，水疱多，瘙痒明显，心烦急躁，口苦，大便偏干或便溏，小便色黄。舌红、苔黄厚或黄腻，脉弦滑，治疗以泄热除湿止痒为法。方药组成：龙胆草10g，黄芩10g，茯苓10g，泽泻10g，车前草10g，苦参10g，白鲜皮15g，滑石15g，甘草6g，藿香10g。方中君药龙胆草，味苦性寒，清热燥湿，并有息风止痒之效。臣药黄芩、苦参、白鲜皮，苦寒清热燥湿，可增强龙胆草清热除湿之功。其中苦参、白鲜皮主治疮毒疥癣，皮肤痒疹且均有祛风之功，为许铣治疗因"湿"所致瘙痒性皮肤病常用药。《药性论》记载苦参可"治热毒风，皮肤烦躁生疮"，白鲜皮可"治一切热毒风，风疮，疥癣赤烂"。二者合用，亦可增强龙胆草泻肝经湿热之功效。佐药茯苓增强脾的运化功能以除湿；滑石、泽泻、车前草清热利湿，使湿邪从小便而出；藿香芳香化湿，除肌表腠理之湿，亦可增强茯苓健脾功效。甘草补脾同时调和诸药，为全方使药。此方是在"龙胆泻肝汤"基础上加减化裁而来，增强了化湿之效，同时，急性湿疹患者瘙痒剧烈，心烦急躁，龙胆草、苦参、白鲜皮共用可增强清肝泄热之效，助患者情绪平稳。另方中祛湿诸法共用，苦寒燥湿，淡渗利湿，健脾除湿，芳香化湿并用，使"湿邪"从不同途径"代谢"出去。

③随症加减：对于渗出明显患者，予白茅根、生薏苡仁、赤小豆增强祛湿之力；瘙痒难忍者，予生龙骨、生牡蛎、灵磁石重镇止痒；皮损干燥，皲裂者，予石斛、玉竹、麦冬、玄参；发于下肢者，予牛膝、萆薢、黄柏引药下行；发于面部者，予升麻、连翘、荆芥引药上行头面。

(2)西医治疗的联合：许铣认为，无论哪种类型的湿疹皮炎，瘙痒是给患者带来最大痛苦的症状，直接影响患者的生活质量。瘙痒剧烈影响睡眠，导致患者情绪失调，引起肝阳上亢或肝气郁结。瘙痒患者不断搔抓，进一步加重皮损，甚至出现全身变态反应或继发感染，使单纯湿疹演变成为自身过敏性皮炎或传染性湿疹样皮炎，加重病情。亦有患者情绪波动，长期反复搔抓，皮损肥厚浸润，出现神经性皮炎样改变。因此，许铣常常中西医药并用，强调使用中药的同时，早期施以抗组胺药物。一方面快速止痒，减少对皮损的进一步刺激；另一方面，抗组胺药物可以阻断变态反应的发生途径，防止疾病进一步加重。

4. 典型病例　胡某，女，38岁。2023年4月4日初诊，周身红斑瘙痒渗出2周。患者四肢、躯干泛发红斑、渗出2周，瘙痒明显。查体：舌红、苔黄，脉弦。西医诊断：急性湿疹。中医诊断：湿疮，湿热证。内治以清热祛湿为法，方药龙胆草10g，白鲜皮15g，磁石10g，牡丹皮15g，黄芩10g，滑石15g，苍术10g，茯苓10g，泽泻10g，甘草6g，白茅根15g，车前草10g，龙骨15g。14剂，水煎服，每日1剂。外用予荷叶10g，麦冬15g，苦参15g，白鲜皮15g，黄柏15g，地榆15g，山楂15g，马齿苋15g，水煎外洗，每日1次。曲安奈德益康唑乳膏每日1次，同时口服西替利嗪片10mg/晚。2023年5月11日复诊：渗出减少，瘙痒缓解，无新发皮损，内治方加生地黄30g，石斛15g，玉竹10g。继服14剂巩固疗效，外用同前。

5. 鉴别：自身敏感性湿疹　自身敏感性湿疹是由于患者对自身内部或者皮肤组织产生的某些物质过敏而引起。发病之前，在皮肤某部常有湿疹皮损，面积大小不定，多见为钱币状湿疹或小腿湿疹。由于过度搔抓、外用药物的刺激，或者并发感染后使湿疹恶化，局部红肿、糜烂、渗出明显增加，加之处理不当，致使组织分解物和细菌产物等形成了一种特殊的自身抗原，被吸收而发生致敏作用，结果在其附近及全身泛发。从原发皮损至发生全身泛发一般需经 7～10 天。皮损常突然发生多数散在丘疹、丘疱疹及小水疱，可互相融合，常泛发或对称分布，并可见沿搔抓部呈线状皮疹，自觉瘙痒剧烈。在原发病灶好转后，继发病灶也自然减轻或消退，治疗时应予抗组胺药物口服，必要时两种抗组胺药物配合使用或交替使用，中药治疗加强清热解毒药物的使用，外用疗法配合 3%过氧化氢溶液等杀菌药物局部外用，可根据病史、皮损形态及病程进行鉴别。

6. 急性湿疹治疗的意义和社会价值　湿疹在我国发病率约为 7.5%且发病率有逐年增加趋势。急性湿疹开始表现为红斑、丘疹、水疱等，严重者可以出现大量渗出和糜烂，常伴有剧烈瘙痒。急性湿疹的一般治疗为控制症状、减少复发，以外用治疗为主要手段。若失治误治，可发展为慢性湿疹，对患者的身心健康和生活质量造成严重影响。

7. 零金碎玉　许铣提出，中医治疗安全有效，从“治病求本”的角度出发，辨证准确，可从根本上减轻复发程度。本病对患者的生活质量和身心健康影响较大，此时单纯止痒，抗过敏治疗难以取得满意疗效。在临床中，医者还需对患者进行生活调护指导，以及心理上的疏导，更助于疾病恢复。

湿疹临床上常常合并毛囊炎、苔藓样改变，或因不同的致病原因发生自身过敏性皮炎、特应性皮炎、传染性湿疹样皮炎、接触性皮炎等，也可能伴有多形性日光疹、脂溢性皮炎、淤滞性皮炎等。患者的临床表现除瘙痒之外，还可有发热，皮肤肿胀、干燥，静脉曲张，脱屑等不同症状。因此，许铣在解决患者主要湿疹症状的基础上，强调抓住病因、“治病求本”。例如，针对传染性湿疹样皮炎需进行抗感染治疗；脂溢性皮炎补充B族维生素；淤滞性皮炎需改善下肢静脉曲张；多形日光疹给予硫酸羟氯喹口服抗光敏，并嘱患者避光防晒等；特应性皮炎多有遗传因素，平素为过敏体质，中医考虑为先天不足，可加强健脾益气，滋补肝肾方法治疗。上述方法因为简单，往往被临床忽略，许铣却不厌其烦，反复强调。许铣擅长以最普通的西药来配合中医药治疗，往往收到意想不到的疗效。

（杨　佼　曲圣元）

参考文献

[1]　杨佼，丁旭，吴小红，等. 许铣教授治疗湿疹经验[J]. 环球中医药，2015，8(1)：66-68.

（二）结节性痒疹、神经性皮炎

心身疾病是指心理-社会因素在疾病的发生、发展、预防、治疗及转归等过程中起主导作用的一类躯体疾病。结节性痒疹与神经性皮炎均是顽固的心身性皮肤病。

神经性皮炎是一种常见的以阵发性剧痒和皮肤苔藓样变为特征的慢性炎症性皮肤神经功能障碍性皮肤病。属于中医学“摄领疮”“顽癣”“纽扣风”“牛皮癣”等范畴。

结节性痒疹（图 4-8）是以瘙痒剧烈和结节损害为特征的慢性炎症性皮肤病，好发于四肢伸侧或躯干，尤其是双小腿，表现为黄豆至蚕豆大小的半球状结节，外观成疣状，顶端角化明显，具有病程长、难治愈、复发率高等特点。属于中医学“马疥”“粟疮”等范畴。

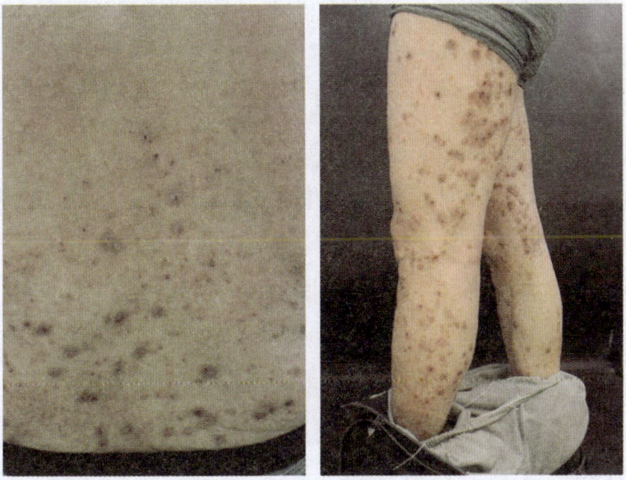

图 4-8　结节性痒疹

1. 疾病认识　神经性皮炎是最初被提出的心身性皮肤病，病因尚不清楚。现代医学一般认为，神经性皮炎与神经功能障碍、大脑皮质兴奋和抑制功能失调密切相关。可能与神经精神因素（如过度紧张、劳累、失眠等）、胃肠功能障碍、内分泌失调、饮食（如饮酒、进食辛辣刺激等）、局部刺激（如搔抓、硬质衣领、汗水浸渍、化学物质刺激等）等诸多内外因素相关。搔抓及慢性摩擦可能是主要的诱因或加重因素，病程中形成的“瘙痒→搔抓→瘙痒”恶性循环可造成本病发展并导致皮肤苔藓样变。

结节性痒疹同样是一种神经精神障碍性皮肤病。其病因及发病机制尚未完全阐明，但是目前研究认为本病与负面的心理情绪、昆虫叮咬，免疫学异常、汗腺/导管功能障碍、炎性反应和创伤性的神经敏化等均密切相关。此外，系统性疾病（例如肿瘤、慢性肾衰竭、肝衰竭、HIV 感染）都影响着结节性痒疹的发生与发展。

许铣认为，精神及心理因素在神经性皮炎和结节性痒疹的发生和发展中都起着重要作用，患者往往随着特殊生活事件的平稳，精神心理状态的改善，病情逐渐改善、恢复。此外，皮肤病本身又加重了患者的心理压力：一是源于对所患疾病缺乏了解而产生的恐惧心理；二是来自皮肤病对外观及社交造成负面影响引起的自卑心理；三是瘙痒难忍致寐不能安，无法集中精力，严重影响工作和生活，给患者造成较大的心理压力。因此，需通过综合的手段调整患者的身心状态。

中医学认为，神经性皮炎初起多由风湿热邪郁滞皮肤引起，日久耗伤阴血，血虚生风化燥所致；结节性痒疹多由湿热蕴毒、风湿结毒、血虚风燥引起。两者的病因病机均与风、湿、热、血虚、血燥有关。

许铣则认为，两者基本病因病机是肝气郁而化热，热伏血分，日久血行不畅，进而使得津液运行受阻，最终导致血热、血瘀与水湿交阻，表现为皮肤苔藓样变或结节状损害。少部分结节性痒疹患者确有明确的昆虫叮咬诱因，急性发作，病程较短，则基本病机应为痰湿热毒，素体湿热内蕴，毒邪侵入，与气血相搏，热毒顽湿交结，炼而为痰。另外，部分患者因瘙痒剧烈以致情绪烦乱，甚至难以入眠，一方面源于肝木不舒，另一方面还与心神上扰有关。《医宗金鉴》云："心静则藏神，若七情所伤，则心不得静，而神躁不宁也。"剧烈瘙痒带来的精神情志刺激使心不藏神，上扰清窍，因此应注重安神止痒。

2. *辨证思路* 许铣认为，神经性皮炎与结节性痒疹共同的基本病机是肝郁血热，湿瘀交结。情志失调使得肝气郁结不舒，郁而化热，伏于血分且气机郁滞日久则血行结滞不畅，血热与血瘀搏结，在神经性皮炎表现为皮损色红肥厚，纹理粗重，呈苔藓样变。津血同源，气血同病，血赖气行，津赖气布，因此气血阻滞可导致水湿停聚。再者，肝木乘脾土，导致脾虚不能运化水湿，湿性黏腻。因此，这两种病均起病隐缓，病程较长，反复发作，缠绵难愈。但两者的病机也各有侧重：部分神经性皮炎患者情绪波动时自觉皮损处瘙痒加剧，相较而言，神经性皮炎之肝郁更为显著，湿瘀交阻不至过重，因此治法上重在疏肝凉血、安神止痒，兼以活血化湿。而结节性痒疹的湿邪常常较神经性皮炎更重，结节性痒疹的皮损多发生于身体下部，体现出湿性重着趋下的特点且搔抓后多有滋水，更说明湿邪留滞。湿受热日久而炼为痰，痰为湿之渐，湿性黏质，痰邪则更为胶结难去，痰瘀血热交结，在结节性痒疹表现为半球状、坚实不移的结节状损害，色红或暗红，因此结节性痒疹的治法重在凉血活血、化痰散结，兼以疏肝安神。

3. *治疗经验* 许铣强调抗组胺药与重镇止痒药结合运用阻断患者瘙痒症状，一方面可以切断"瘙痒→搔抓→瘙痒”恶性循环，防止皮损进一步苔藓样变，另一方面迅速缓解患者最为痛苦的主观症状，以缓和焦虑抑郁情绪，并且树立治愈信心，为病情好转带来正面效应。在此基础上，运用中医辨证开具中药内服处方，并配合中药外洗，直接作用局部。

(1)中医治疗

①内服方

•神经性皮炎：中医方面，基于肝郁血热，湿瘀交结的基本病机，许铣确立的治疗基本法则是疏肝凉血、安神止痒、活血化湿。临床常用丹栀逍遥散加减。组方：牡丹皮15g，栀子6g，柴胡10g，白芍10g，当归10g，生地黄30g，赤芍15g，茯苓10g，白术10g，生甘草6g，丹参15g，白鲜皮15g。药味不多，但已涵盖疏肝、凉血、活血、利湿、燥湿五法。方中君药柴胡入肝经，条达肝木，舒畅周身气机，为调节身心皮肤病的主法。白芍与当归同用，养血柔肝缓急，二者再与柴胡同用，可补肝体而助肝用。白芍与甘草共用，为酸甘化阴之品，亦善柔肝；“见肝之病，知肝传脾”，以白术、茯苓健脾祛湿；生地黄、牡丹皮、赤芍清营凉血；丹参凉血活血；以上诸药共为臣药。栀子的取用，源于《伤寒论》中栀子豉汤治“虚烦不得眠”之意，含有于凉血清热基础上又能透发郁热的巧思；白鲜皮“以皮治皮”，利湿止痒，上两味同为佐药。

•结节性痒疹：基本病机同样是肝郁血热，湿瘀交结，但湿邪更为顽固而凝炼成痰。故在丹栀逍遥散基础上合用清医程钟龄创之“消瘰丸”。治疗基本法则：凉血活血、化痰散结、疏肝安神。组方：牡丹皮15g，栀子6g，柴胡10g，白芍10g，当归10g，生地黄30g，赤芍15g，茯苓10g，白术10g，生甘草6g，玄参10g，生牡蛎15g，浙贝母10g，夏枯草15g，丹参15g，白鲜皮15g。此方在神经性皮炎经验方上加上了玄参、生牡蛎、浙贝母、夏枯草四味药，前三味为消瘰丸原方，功在化痰散结，其中，玄参苦咸性微寒质润，软坚润燥，泻火养阴；生牡蛎咸寒质重，其味咸能软坚散结，其质重则能镇心安神。张锡纯先生言牡蛎“咸寒属水，以水滋木，则肝胆自得其养”。“胆得其助而惊恐自除”。“肝得其平而恚怒自息”。浙贝母苦寒，功在散结除热。而夏枯草苦辛性寒，《本经》言其“主寒热、瘰疬、鼠瘘、头疮，破癥，散瘿结气，脚肿湿痹”，与消瘰丸合用，加强散结之功。

有部分患者为昆虫叮咬引起，急性发作，瘙痒剧烈。以痰湿热毒为基本病机。组方：白花蛇舌草15g，白鲜皮15g，夏枯草15g，玄参10g，生牡蛎15g，浙贝母10g，生地黄30g，牡丹皮15g，赤芍15g。白花蛇舌草苦甘寒，白鲜皮苦咸寒，两药合用有清热利湿解毒之功，同为君药。夏枯草、玄参、生牡蛎、浙贝母化痰散结，生地黄、牡丹皮、赤芍清热凉血，上七味药共为臣药，共奏清热解毒、化痰燥湿、软坚散结之功。

•随证加减：瘙痒难忍，夜寐不安者，可予龙骨、磁石、珍珠母重镇安神止痒。心悸易惊，烦躁怔忡，心绪不宁，神疲倦怠，此为心肝血虚，可予酸枣仁、当归、远志养血补肝，宁心安神。年老体弱，胃肠不适，平素易疲劳，舌淡胖苔少等，此为脾肾两虚之证，可予党参、山药、熟地黄、淫羊藿、女贞子、仙茅、枸杞子。便溏，皮损滋水较多，舌苔厚腻，为加强燥湿利湿化浊之功，可选用苍术、绵萆薢、菝葜、滑石。皮损色黯，舌黯有瘀斑，舌下络脉迂曲，为加强活血之功，可选用郁金、益母草。皮损局部或皮肤干燥，予石斛、麦冬养阴润燥。

②外用方：为阻断"瘙痒→搔抓→瘙痒"恶性循环，许铣配制外用方时，常选用止痒作用较强的中药，并配合皮损特点调整配伍。核心处方：白鲜皮 15g，苦参 15g，马齿苋 15g，艾叶 30g。将药材浸泡后煎煮 0.5h，倒出药液凉至温偏凉，晚间用清洁的纱布或毛巾蘸取药液湿敷皮损 20min。若皮损色红，为加强清热凉血作用，可选用荷叶 15g，土大黄 30g，柿蒂 15g，何首乌 15g，清热凉血。若皮损色黯，加透骨草 15g，活血祛风除湿止痒。若皮损干燥脱屑，加麦冬 15g。神经性皮炎皮损肥厚且较局限，故可选取青鹏软膏、龙珠软膏外用以清热解毒止痒，皮损处涂药后外贴麝香壮骨膏，不仅利于药物吸收，而且可以阻止搔抓，同时取麝香壮骨膏活血化瘀、通经走络的作用，直接作用于皮损处，以通络散结。结节性痒疹皮疹常泛发，可联合运用皮肤康洗液外洗清热解毒，凉血除湿，杀虫止痒。

(2)西医治疗的联合：针对神经性皮炎和结节性痒疹瘙痒者，可选用二代抗组胺药减缓瘙痒症状，如盐酸西替利嗪片或依巴斯汀片口服。若夜间瘙痒明显，二代抗组胺药改善不佳，甚则严重影响睡眠者，许铣常予患者夜间口服一代抗组胺药，如赛庚啶或氯苯那敏口服，加强镇静安眠作用。同时，皮损处可联合糖皮质激素软膏(如派瑞松)外用。

此外，由于神经性皮炎和结节性痒疹发病可能与免疫功能的紊乱相关，因此许铣对于瘙痒剧烈且常规治疗效果不佳者，在中药口服的同时，予联合运用小剂量雷公藤多苷以调节免疫止痒。小剂量应用雷公藤多苷，可以减轻其不良反应，与中药联合使用常可取得较好疗效。

4. 神经性皮炎典型病例　患者女，52岁，因双肘部、腰及阴部红斑丘疹、肥厚苔藓化伴抓痕、血痂、剧烈瘙痒2年，于2012年5月10日初诊。患者2年前自觉无明显诱因双肘部出现红斑丘疹，瘙痒剧烈，每情绪波动及睡眠不好时瘙痒加重，在北京多家大医院就诊，考虑为“神经性皮炎”，给予内服外用中西药物治疗（具体不详），皮疹未见好转，反复发作，腰部、外阴亦出现类似皮疹，反复搔抓，皮疹肥厚苔藓化，影响生活、工作及休息。就诊时双肘、腰部、外阴泛发红斑丘疹，肥厚苔藓化，伴有抓痕血痂，瘙痒剧烈，口干口苦，心烦急躁，饮食可，小便黄，大便偏干，睡眠差，多梦易于惊醒。已绝经。查体：一般情况好。皮科情况：双肘部、腰及外阴部对称分布红斑、丘疹，中度肥厚苔藓化，表面抓痕血痂。舌嫩红、苔薄少，脉细弦。既往史：既往体健。已婚已育。否认药、食物过敏史。否认家族遗传病史。中医诊断：牛皮癣（肝郁血热，湿瘀胶结）。西医诊断：神经性皮炎。治则：疏肝解郁，清热利湿，凉血活血，兼镇心安神止痒。处方：牡丹皮10g，栀子6g，柴胡10g，黄芩10g，龙胆草10g，茯苓10g，白术10g，当归10g，赤芍10g，苦参10g，白鲜皮15g，六一散10g，生龙牡各15g，煅磁石10g，生地黄15g，泽泻10g等。14剂，水煎服。荷叶、麦冬、马齿苋、蛇床子、白鲜皮、黄芩各15g，共14剂，水煎，外洗患处。止痒润肤霜、马应龙麝香痔疮膏交替外用患处。患者因工作繁忙，间断服用上方半年，2012年12月28日复诊：双肘及腰部皮疹基本消退，遗留暗褐色色素沉着，阴部皮疹较前明显减轻，仍轻度肥厚苔藓化。睡眠较前好转，仍时多梦，易醒。时有瘙痒，时有自汗出，口干口苦，饮食可，二便调。舌嫩红、苔薄少，脉细弦。上方加生地黄30g,浮小麦30g,五味子10g,珍珠母10g,继续口服14剂,其余治疗不变。患者继续服用上方治疗半年后,2013年5月10日复诊:阴部皮疹消退,但每当情绪波动时,仍时有瘙痒,口干口苦,烘热汗出,情绪急躁,饮食可,二便调,睡眠欠安,时有多梦。舌嫩红、苔薄少,脉细弦。调整处方:生地黄30g,牡丹皮10g,栀子6g,柴胡10g,五味子10g,龙胆草6g,茯苓10g,白术10g,当归10g,赤芍15g,益母草15g,甘草6g,生龙牡各15g,煅磁石10g,浮小麦30g等。14剂,水煎服,继续巩固治疗。

5. 鉴别

(1)神经性皮炎与原发性皮肤淀粉样变鉴别:原发性皮肤淀粉样变是指淀粉样蛋白沉积于正常皮肤而不累及其他器官的一种慢性疾病。其病因不明,细胞和组织合成或衍化为淀粉样蛋白沉积于真皮乳头后致病。该病可根据临床特点分为多种类型,其中最为常见的苔藓状淀粉样变需与神经性皮炎鉴别。典型皮损好发于双侧胫前,也可发生于臂外侧和腰背部。早期皮损为针尖大小褐色斑点,后逐渐增大形成半球形、圆锥形或多角形丘疹,直径约2mm,质硬,正常皮色、淡红色或褐色,表面多光滑发亮,有时可见少许鳞屑、角化过度或粗糙。早期散在分布,后期密集成片但不融合,边缘仍可见散在丘疹。小腿和上背的皮疹沿皮纹呈念珠状排列,具特性。自觉瘙痒或剧痒。神经性皮炎与原发性皮肤淀粉样变的好发部位略有不同,好发于颈部、双肘伸侧、腰骶部、股内侧、女阴、阴囊和肛周区等,早期多角形扁平丘疹散在分布,久之可融合成片。

(2)结节性痒疹与结节性类天疱疮鉴别:大疱性类天疱

疮(bullous pemphigoid,BP)是最常见的自身免疫性表皮下水疱性疾病。根据皮损表现BP分为很多种临床亚型,其中结节性类天疱疮(pemphigoid nodularis,PN)是一种罕见的BP的痒疹亚型。PN通常先表现为丘疹、结节,类似结节性痒疹,多数患者最终会有水疱出现,也有少数患者仅见结节。皮疹好发于躯干及四肢,黏膜受累较为罕见。临床难以分辨时,借助组织病理和免疫病理进行鉴别。

6. *治疗的意义和社会价值*　神经性皮炎和结节性痒疹均为慢性、顽固性皮肤病。神经性皮炎的发病率较高,约12%。据美国的一项研究统计,结节性痒疹的患病率为(36.7～148.3)/100 000人。两者的女性发病率均高于男性。神经性皮炎与结节性痒疹的临床表现,尤其是剧烈瘙痒的主观感受,通常会给患者带来心理负担和睡眠障碍,并严重影响患者的工作质量和生活质量。

(孔　倩)

(三)脂溢性皮炎

脂溢性皮炎(图4-9)是一种常见于头面、胸背等皮脂溢出部位的慢性、复发性、炎症性皮肤病。皮损典型表现为境

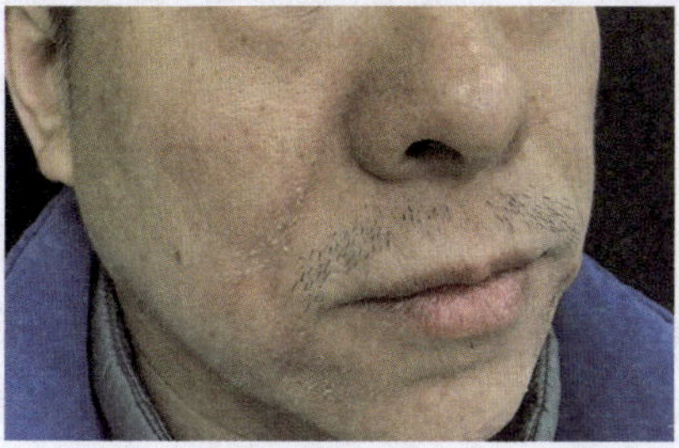

图4-9　脂溢性皮炎

界清楚的潮红斑，上覆鳞屑，多伴瘙痒，严重者还出现渗出、糜烂、脱发等症状。好发于头皮、颜面及胸背部等皮脂分布丰富区域。

根据本病临床特点，属于中医文献中“白屑风”“面游风”“头风白屑”等范畴。

1. 疾病认识 脂溢性皮炎的病因及发病机制尚不清楚，现代医学多认为其与马拉色菌的定植、脂质增多、免疫反应、皮肤屏障受损、遗传因素及某些内科疾病（如帕金森病）相关。在遗传性皮脂溢出素质基础上，马拉色菌等微生物的寄生与繁殖可水解皮脂中的三酰甘油，产生的游离脂肪酸进一步刺激皮肤产生炎症反应。

本病属于中医学“白屑风”“面游风”“头风白屑”等范畴。对于本病病因病机，古籍中亦有描述：①《外科正宗》曰：“白屑风多生于头、面、耳项、发中，初起微痒，久则渐生白屑，叠叠飞起，脱而又生。此皆起于热体当风，风热所化。”认为本病是由于素有热象，感受风热之邪，上犯头面所致。②《医宗金鉴·外科心法要诀》曰：“此证生于面上，初发面部浮肿，痒若虫行，肌肤干燥，时起白屑，次后极痒，抓破，热湿盛者流黄水；风燥胜者流血，痛楚难堪。”提出本病病位在上，发于面部，湿热内蕴则可见黄色渗出；风热耗血伤阴，血燥发于肌肤。许铣认为，脂溢性皮炎的关键在于皮脂腺分泌异常。马拉色菌是人类健康皮肤上最常见的真菌属，属于条件致病菌。皮脂腺将皮脂分泌到皮肤上，给马拉色菌定植提供了生存环境，马拉色菌分泌的多种脂酶将皮脂分解，产生的游离脂肪酸和脂质过氧化物促进菌体生长并激活炎症反应，进而破坏皮肤屏障。所以治疗脂溢性皮炎应当以调节皮脂腺分泌为主，以杀灭马拉色菌和修护受损的皮肤屏障为辅。目前的研究表明，B族维生素参与了皮脂分泌和上皮细胞生长功能的调节。另外，锌缺乏时，表皮脂质代谢也会受到影响，因此在中医辨证治疗的基础上，许铣尤其注重复合维生素B与微量元素——锌吸收障碍对本病发生发展的影响。

我科朱仁康教授根据“西医皮科皮肤损害概念”首创皮肤病皮损辨证体系，许铣平素诊疗中亦非常重视皮损辨证。《北京广安皮科流派》皮损辨证中指出：红斑多为血热之象；丘疹色红者多为血热，发痒者多为风热，渗水者多为湿热；鳞屑多属于燥证，肤底红而起屑为血热风燥，底淡红而屑多为血虚风燥。本病基本表现为丘疹、红斑、鳞屑，故许铣认为，本病主要病因病机为患者感受风热之邪，或患者素体有热，风热、血热上犯头面而发病，血热为本病的基本病因，贯穿疾病始终。结合本病皮损特点，可分为湿性型、干性型两类：湿性者临床在红斑、丘疹、鳞屑表现基础上，可见油腻痂屑，多由风热血热搏结，湿热上蒸所致；干性者可见头面斑片或红或淡红，干燥屑多，伴瘙痒，多由风热血燥，或热盛伤阴所致。

2. 辨证思路　许铣认为，本病多发于青壮年，感受外界风邪，或为平素血热之体，受到精神压力、饮食不当、作息不规律等影响，风热、血热搏结，上犯头面，表现为红色或淡红色丘疹、斑片。许多患者嗜酒或肥甘厚腻、辛辣之品使得脾胃运化失常，化湿生热，湿热蕴阻，上蒸头面，表现为皮肤油腻、油脂性鳞屑。病程日久热郁可伤阴血，阴伤血燥，因此部分患者皮肤屏障受损，表现为皮肤干燥、堆叠细碎鳞屑，部分老年患者阴血亏虚，不能濡养肌肤，临床亦可见头面红斑，多发白屑，瘙痒难耐。

3. 治疗经验　在治疗方面，许铣强调中西医结合，中药以清热凉血为基本治法。对于湿性型，兼予健脾清热除湿止痒；对于干性型患者，兼予凉血养阴润燥止痒。并予中药外敷，运用中药液体面膜直接作用于患处调节皮脂，修复受损的皮肤屏障。西药的选择方面，许铣根据患者的瘙痒情况，酌情使用抗组胺药以止痒，减少对患者生活质量的影响；同时还建议患者适当补充复合维生素 B、维生素 B_6、叶酸等微量元素，调节皮脂分泌。

(1)中医治疗

①内服方

•基础方：基于血热内蕴、湿热上蒸、伤阴化燥的基本病机，许铣确立的治疗基本法则是清热凉血、健脾化湿、养阴润燥。临床选方以犀角地黄汤去犀牛角为主方以清营凉血，加以健脾祛湿及养阴润燥之品，为许铣治疗脂溢性皮炎的效验方。组方：生地黄 30g，牡丹皮 10g，赤芍 15g，麸炒苍术 10g，茯苓 10g，淡竹叶 10g，白芍 15g，银柴胡 10g，石斛 15g，玉竹 10g，生甘草 6g。凉血化湿，养阴润燥。方中生地黄、牡丹皮、赤芍清热凉血消斑，共为君药。《医林纂要》言：银柴胡"坚肾水，平相火"。《本草纲目拾遗》认为，石斛清胃中虚热而生津，二者相配可达到培补水土两脏之阴并清虚热的效果，苍术、茯苓、淡竹叶共用健脾胃、清湿热，白芍与玉竹相伍敛养阴血而润燥，以上诸药均为臣药。甘草为使药，调和诸药。

•随证加减：临床症见皮肤油腻发亮、渗水结痂，或舌苔黄腻者，加小通草、白茅根，增强清利湿热；皮损干燥显著或少苔者，加玄参、麦冬，增强养阴润燥；鼻部油脂溢出明显，毛囊口扩大，能挤出白色脂质者，加苍耳子、辛夷，引药上达鼻窍；伴有纳差反酸，便溏乏力，脉沉细者，减量生地黄以免加重溏泻，予党参、黄芪、仙茅、酒女贞子、炙淫羊藿，补益脾肾，还可酌用焦三仙消积化滞。本病常伴有痤疮，根据具体情况，合用五味消毒饮、消瘰丸、蛇丹合剂。湿重痒甚者，予白鲜皮以加强清热燥湿、祛风止痒；若瘙痒显著、兼眠不安者，可加磁石、龙骨等以重镇止痒。

②外用方：许铣配制外用方时，擅用具有清热、解毒、燥湿作用的中药，核心处方为许铣创制的四季汤：黄芩 15g，马齿苋 15g，何首乌 15g，柿蒂 15g。组成本方的四味中药材，恰于一年中春、夏、秋、冬四季所采集，故命名为"四季汤"。黄芩，常于春季采挖，味苦，性寒，"主恶疮疽蚀火疡""疗疮红肿疼痛"，可清热燥湿、泻火解毒；现代药理研究示黄芩具有广谱的抗菌活性，对多种细菌、真菌有良好的抑制作用。马齿苋，常采收于夏季，味酸，性寒，"主诸肿瘘疣目""散血消肿，解毒"，可清热解毒、凉血消肿；现代药理研究提示马齿苋可以抑制糠秕马拉色菌增殖。何首乌，常采集于秋后茎叶枯萎时，其味苦、甘、涩，性温，其块根入药，生用可解毒、消痈，"消痈肿，疗头面风疮"；现代研究发现，能够抑制炎症反应，且对多种细菌、真菌有一定程度抑制作用，并且何首乌能够促进毛发生长，因此对于脂溢性皮炎带来的脱发也有一定的改善作用。柿蒂，采集于冬季柿子成熟时节，其味苦、涩，性平，内服可降气止呃，临床多用于治疗呃逆。现代药理研究发现，柿蒂富含鞣质，具有较强的收敛性且有

一定抑菌作用。许铣在“四季汤”中加入柿蒂，取其涩性能收能敛，其富含鞣质，可以抑菌，且能减少油脂分泌。许铣的“四季汤”选此四药合用，可清热燥湿、解毒抑菌，不但可调节油脂分泌，还能够抗炎、抑制马拉色菌增殖，从而修护皮肤屏障，标本兼治，缓解患者红斑、鳞屑、渗出等临床症状。

上四味以水煎煮 30min，倒出药液凉至温偏凉，晚间洁面后用清洁的纱布 4～6 层或毛巾蘸取药液湿敷皮损处，重复 2～3 次，合计 20min，湿敷后不清洗，形成面膜，至第二日清晨用清水清洗面部。若本病累及头皮，也可选用该药液洗头，药液浸湿头皮后留置 20min，再用清水冲洗。若皮损干燥伴脱屑多者，可加麦冬；若皮损瘙痒重者，加白鲜皮；若皮肤油腻已去者，可去柿蒂，以防外用后皮肤过分干燥不适。

(2)西医治疗的联合：针对患者瘙痒症状，可加用抗组胺药止痒；针对皮脂腺分泌旺盛，可使用异维 A 酸软胶囊来控制油脂；伴发细菌感染者，可采用抗菌药物联合应用，常用药物为甲硝唑联合青霉素类药物。常规建议患者适量补充复合维生素 B、维生素 B_6，减少皮脂分泌，调节头面部等部位皮肤屏障功能，减轻皮损局部炎症反应。

4. 典型病例　史某，女，38 岁，2022 年 5 月 18 日初诊。主诉：头面部红斑脱屑反复 10 年余，加重 3 月余。患者 10 年余前无明显诱因出现头皮、颜面部红斑脱屑，于外院口服及外用药物治疗多次，仍反复发作。3 月余前患者无明显诱因出现面部红斑脱屑加重，伴见颈部周期性发作的瘙痒性红斑，为求中医诊治，遂至我院门诊就诊。刻下症：头皮、面部红斑，伴细碎脱屑，颈部红斑伴瘙痒。口苦、大便硬。舌红、苔白腻，脉弦缓。西医诊断:脂溢性皮炎。中医诊断:白屑风,血热内蕴,湿热上蒸,伤阴化燥。内治以清热凉血、健脾化湿、养阴润燥为法。方药:生地黄30g,牡丹皮15g,赤芍15g,白芍15g,地骨皮10g,银柴胡10g,土茯苓30g,草河车15g,白鲜皮15g,石斛15g,玉竹10g,麸炒苍术10g,茯苓10g,生甘草6g。14剂,水煎服。维生素 B_6 10mg,口服,每日2次;复合维生素B片,口服,每日2次;叶酸片5mg,口服,每日1次;氯雷他定片10mg,口服,每晚1次;派瑞松,适量,外用,每日2次。2022年9月9日复诊:头面部红斑较前减轻,脱屑减少,日晒后皮疹加重,瘙痒基本缓解。舌红、苔白腻,脉弦细。患者服药后症状减轻,继续以清热凉血、健脾化湿、养阴润燥为法。予生地黄30g,牡丹皮15g,赤芍15g,白芍15g,淡竹叶10g,小通草6g,白鲜皮15g,石斛15g,青蒿10g,麸炒苍术10g,茯苓10g,白英15g,白茅根15g,生甘草6g。14剂,水煎服。余同前。

5. 鉴别:头皮银屑病　银屑病是一种遗传与环境共同作用诱发的免疫介导的慢性、复发性、炎症性、系统性疾病。头皮为银屑病的好发部位,也是很多银屑病患者的首发部位。头皮银屑病的典型皮损为丘疹、斑块伴鳞屑覆盖且与头皮脂溢性皮炎发病部位一致,故需相鉴别。头皮银屑病的损害为边界清楚的红斑、斑块,表面为大量银白色鳞屑所覆盖,可伴见束状发,一般不伴有脱发,皮疹常沿发际分布且超过发际线,身体其他部位亦可见有典型皮损;而头皮脂溢性皮炎为黄红色或淡红色的斑片,边缘不清晰,常伴有油腻性鳞屑,可伴有头发脱落,皮损一般不超过发际线。

6. 脂溢性皮炎治疗的意义和社会价值　脂溢性皮炎是一种常见的皮肤病,好发于成人和婴儿,亦可见于老年人,在普通人群中的患病率为1%～3%，年轻群体中可达3%～5%。脂溢性皮炎常伴有瘙痒，易反复发作，缠绵不愈且本病主要累及头、面部等暴露部位，对患者的外观、形象造成很大影响，尤其症状较重的头皮脂溢性皮炎可伴脱发症状，给患者带来的心理压力，易加重病情，同时也会引起焦虑、抑郁、失眠等症状。

（孔　倩）

五、荨麻疹

荨麻疹（图4-10）是由于皮肤、黏膜小血管扩张及渗透性增加所导致的局限性水肿反应。临床表现为特征性风团样皮损，伴或不伴有血管性水肿，瘙痒明显。本病的特点是骤然发生，迅速消退，消退后不留痕迹。

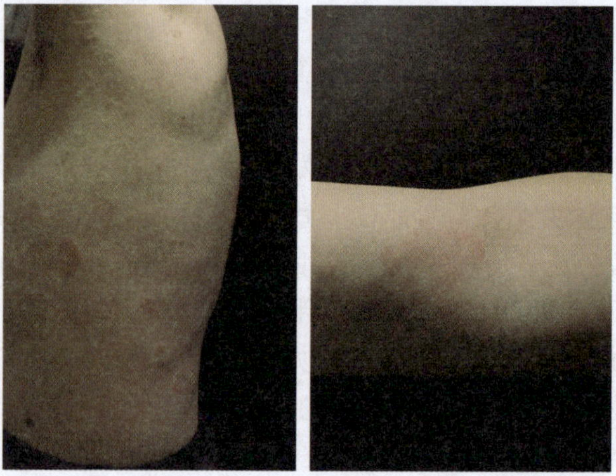

图4-10　荨麻疹

根据有无诱发因素，临床上将荨麻疹分为自发性荨麻疹和诱导性荨麻疹。前者根据病程长短又分为急性自发性荨麻疹和慢性自发性荨麻疹；后者则根据诱发因素不同又分为物理性荨麻疹和非物理性荨麻疹。

(一)疾病认识

荨麻疹的病因复杂，可大致将病因分为外源性和内源性两类。外源性因素包括物理因素、食物、吸入物、药物、植入物等；内源性因素包括感染、自身免疫反应、内分泌、精神及遗传因素等。诱导性荨麻疹相对原因确切，自发性荨麻疹病因多难以明确。

现有研究认为，肥大细胞是荨麻疹发病过程中关键的效应细胞，肥大细胞活化脱颗粒，释放组胺等炎症递质是荨麻疹发病的核心环节。目前研究认为，慢性荨麻疹患者存在许多自身免疫性抗体，可以持续活化肥大细胞，导致病情迁延不断。已有研究证实 2 种自身免疫反应参与慢性荨麻疹的发病，分别为：①Ⅰ型自身免疫反应，血清或皮肤组织中的自身抗原特异性 IgE，如抗甲状腺过氧化物酶、抗甲状腺微粒体抗原、抗双链 DNA、抗白细胞介素(IL)-24 的 IgE 等，通过与肥大细胞表面的 IgE 高亲和力受体 FcεRⅠ结合，进而活化肥大细胞；②Ⅱb 型自身免疫反应，血清中抗 IgE 的 IgG 自身抗体可以与血清中的 IgE 结合形成复合物，进一步与肥大细胞表面的受体相结合，激活肥大细胞；血清中还存在抗 FcεRⅠ的 IgG 自身抗体通过直接与肥大细胞表面的高亲和力受体 FcεRⅠ结合，激活肥大细胞。肥大细胞活化脱颗粒，释放组胺及多种炎症因子，引起毛细血管扩张，血管渗透性增加及感觉神经激活，引发风团和瘙痒等临床症状。非自身免疫介导的肥大细胞活化也参与了致病过程，包括某些物理因素、药物分子的毒性作用、神经递质等通过直接作用于肥大细胞膜，参与肥大细胞活化；此外，维生素D水平不足或缺乏、凝血系统异常激活也被认为参与肥大细胞活化，诱发荨麻疹。还有一部分慢性荨麻疹患者其发病可能不依赖于肥大细胞。

中医学将荨麻疹归为中医“瘾疹”“风疹块”“油风”“鬼风疙瘩”“赤白游风”等范畴。“瘾疹”一词最早见于《素问·四时刺逆从论》“少阴有余，病皮痹瘾疹”。后代医家对瘾疹的病因病机有了更多的描述，《医宗金鉴·外科心法要诀》云：“此证俗名鬼风疙瘩，由汗出受风，或露卧乘凉，风邪多中表虚之人。初起皮肤作痒，次发扁疙瘩，形如豆瓣，堆累成片。”《诸病源候论·风瘙身体隐疹候》言：“风入腠理，与血气相搏，结聚起，相连成隐疹。”古代医家认为，外感风邪是荨麻疹发病的核心因素，表虚外受于风，则发为瘾疹，堆累成片，皮肤作痒。

现代医家认为，荨麻疹的病因病机主要责之于外感六淫、禀赋不耐、饮食失宜及内伤情志四个方面。许铣认为，风为百病之长，荨麻疹发病总与“风”相关。从发病病机来看，急性荨麻疹多偏于标实，外因致病关乎六淫，但以风邪为关键致病因素，可单独致病，易可兼夹寒邪或热邪，卫气郁闭，营卫失调而发为瘾疹，病多属实。慢性荨麻疹多偏于本虚，或先天禀赋不足，肺脾气虚，卫外不固，腠理疏松，风邪袭表所致；或内伤七情，劳伤五脏，引起脏腑气血失调，气血不和则风淫于内，或阴虚风动，或血热生风，发为本病。慢性荨麻疹病多属虚，亦可因实致虚而致虚实夹杂，如后天饮食失宜，过食辛辣肥甘厚腻之品，胃肠郁热，肌热腠开，复受风邪而诱发本病。许铣强调，慢性荨麻疹反复发作，迁延日久不愈，多由邪气侵袭，邪盛正亏，营卫失和，表虚不固，风邪浸淫所致，治疗上需标本同治。

（二）辨证思路

1. 急性荨麻疹　病程较短，发作时间短，遇冷遇热易起。许铣认为，外感风邪是急性荨麻疹致病的关键。风为阳邪，其性开泄，易袭表位；正如《诸病源候论·小儿杂病五》所言“风入腠理，与血气相搏，结聚起相连成瘾疹，风气止在腠理浮浅，其式微，故不肿不痛，但成瘾疹瘙痒耳”。风邪可单独致病，邪客卫分，卫气郁闭，营卫失调，发为风团、瘙痒等症。风邪易可兼夹热邪、寒邪、湿邪而成风寒、风热或风湿之邪气，郁于皮毛腠理，不得宣泄，营卫失和而发病。因此，许铣主张治疗以祛风为先，并根据夹寒、夹热、夹湿之不同，分而治之。

2. 慢性荨麻疹　患者病程缠绵，症状反复难愈，临床疗效不佳。许铣审证求因，依据其临床经验，认为慢性荨麻疹主要发病病机有三：①慢性荨麻疹虽病位在表，其发病与脾、胃、肺等脏腑密切相关，若肺、脾亏虚，则气血生化乏源，不能充皮肤、肥腠理，卫外不固而易为外邪所侵。此类患者往往平素体质较弱，症状缠绵难愈，多伴乏力、身倦，动则汗出而喘。②皮肤为人身之藩篱，固护于外，卫气的盛衰和营卫的协调决定了皮肤抵御外邪的能力。卫气其性慓悍滑疾，行于脉外，主卫表而属阳；营气其性柔顺，行于脉中，主内守而属阴。营卫和谐则腠理致密，虽有大风苛毒，勿之能害是也。若营卫不和，不能御外，邪得而乘之，故症状反复，发作频频。③久病多虚,经气虚弱,阴不潜阳,虚风内动。此类患者多夜间发病,并伴有手足心热、盗汗、失眠等症状。此外,合并皮肤划痕症者,素体多阴虚血热,血热易生风,外风引动内风,常见皮肤先感灼热瘙痒,搔抓后随即掀起条痕,风团颜色鲜红,瘙痒剧烈,多伴心烦不安或胸闷急躁、大便秘结、口苦咽干诸症。

综上,针对慢性荨麻疹缠绵反复的特点,许铣在治疗上着重健脾益肺以扶正,调和营卫以固表,益阴潜阳以息风。具体辨证时,需要明辨诱因、分清虚实,紧扣病机,随症加减。

(三)治疗经验

许铣在长期临床实践中形成病症结合的诊疗观念,擅长以中医、西医两种思维方式理解和治疗疾病,遵循中西医合参的原则。常以中药为主,西药为辅,在开具中药的同时酌情联合西药抗组胺治疗。一方面,许铣以辨证论治为指导中医临床实践的核心,一证一方,运用中药汤剂,内调体质,治病求本。另一方面,许铣亦衷中参西,配合小剂量的第二代抗组胺药,如盐酸西替利嗪、依巴斯汀、咪唑斯汀等联合治疗,提高疾病治疗的有效性及患者的依从性。在抗组胺药使用上遵循早期强化、中期维持、后期减量的原则,同时叮嘱患者在症状未明显控制时足量、足疗程规律用药,而非按需用药。中药与西药联合应用,衷中参西,实现中西医优势互补,将提高远期疗效及患者的生活质量作为治疗荨麻疹的重要目标,往往取得满意疗效。

1. 中医治疗

(1)内服方

①急性荨麻疹:许铣认为,急性荨麻疹核心病机在于标

实，治疗当急以祛风散邪以治其标，根据风热或风寒为患，治以疏风清热或疏风散寒。相较于慢性荨麻疹，急性荨麻疹病程短、起病急骤，基于此特点，许铣秉承本科前辈朱仁康教授经验，以祛风为先，给外邪以出路，并根据夹寒、夹热、夹湿之不同，分而治之。对于风热客于肌表的急性荨麻疹，常用连翘、牛蒡子、蝉蜕、薄荷、桑叶、桔梗、菊花、知母、生石膏等药物疏风清热；若为风寒束表或者风湿在表的急性荨麻疹，常用麻黄、桂枝、羌活、荆芥、防风、苍术等药物祛风胜湿散寒。

②慢性荨麻疹：许铣认为，慢性荨麻疹核心病机在于本虚标实，治疗当缓治其本，不忘祛邪，在治疗上着重健脾益肺以扶正，调和营卫以固表，益阴潜阳以息风。

许铣治疗慢性荨麻疹重视补脾益肺以益气扶正，常用黄芪、白术补肺、脾之气，健脾益气，脾健则土可生金，肺气充足而卫表得固，正气得充则邪不可干；配伍防风祛风散邪，固表而不留邪。许铣临床应用此法治疗慢性荨麻疹迁延不愈，正气亏虚者，使表虚得固，正气存内而邪不可干，当效如桴鼓。

针对营卫不和，表虚受风所致的慢性荨麻疹，治疗上以调和营卫为法，常用桂枝辛温通阳、透营达卫；白芍酸寒敛阴而益营，加生姜、大枣以和中，顾护中气。正如《伤寒论本旨》所述："此方姜桂之辛，配甘枣之甘以化阳，芍药之酸，配甘枣之甘以化阴，阳走表而入胃，阴走里而入营，阳胜则阴从阳，阴盛则阳从阴，阴主收摄，阳主疏通，以其姜桂之辛多，芍药之酸少，则阳胜于阴，阴从阳而疏通者也"。同时配伍祛风之品，如荆芥、防风等，祛风于外，营卫和则愈。

针对阴虚阳亢，虚阳浮越所致的慢性荨麻疹，许铣在上方基础上再加龙骨镇心安神、牡蛎潜阳滋阴，取其潜镇之性，潜外浮之阳，敛浮越之气。《医门法律》中亦有记载："用桂枝汤调其荣卫羁迟，脉道虚衰，加龙骨、牡蛎，涩止清谷亡血失精"。诸药相伍，一者潜阳中滋阴，二者护卫中和营，使得营卫自和、阴平阳秘，内风自息，肌肤自和。

此外，治病必求其本，风邪是荨麻疹发病过程中的重要病理因素之一，实际运用时应以辨证为前提，虽有风邪而不能单纯祛风，治其标而失其本，使得病情反复难愈。许铣依照《医宗必读卷十 · 痹》所言"治风先治血，血行风自灭"的治疗理论，无论是外风侵袭还是虚风内生，常在临床中配伍活血养血之品，如生地黄、牡丹皮、赤芍、鸡血藤之类，临证可斟酌用之，当效如桴鼓。

(2)核心药对：许铣常用药对配伍包括：黄芪-白术、桂枝-白芍，龙骨-牡蛎。调整各种药对在处方中或做君药，或为臣，或为佐为使，圆机活法，贵在变通于临床。

黄芪-白术药对：黄芪被誉为"补气诸药之最"，有补气升阳、固表止汗之功，《本草汇言》言："黄芪，补肺健脾，实卫敛汗，驱风运毒之药也"。《本经逢原》云："(黄芪)性虽温补，而能通调血脉，流行经络……补肾脏元气不足，实卫气之虚，乃上中下内外三焦药，即《本经》补虚之谓。"故黄芪既能大补元气以固肌表，以使浮散于外之阳气有固，又可大补脾肺之气，以资生血之源。白术味苦而甘，温能益脾胃清阳，为健脾益气之要药；黄芪、白术二药性味均为甘温，同入脾经，相须为用，一则益气升阳以使表得固，二则补后天之本以资气血生化之源，共奏健脾益气固表的功效。针对正气不足、表虚受风的慢性荨麻疹患者，许铣常用黄芪-白术药对，大补肺脾之气以扶正固表。

桂枝-白芍药对：源于《伤寒论》之桂枝汤，具有调和营卫之功效。桂枝助卫阳，卫气运行通畅，津随气行，津液输布正常而水湿得以布散。白芍酸、苦，微寒，能入营血，通经络，酸能益血敛阴，纳气和营，使在里之营阴渐充，而营弱可复。二药相合，一收一散，有调营卫、和气血之功，寓“辛甘化阳以固卫，酸甘化阴以敛阴，卫阳外固，营阴内守，营卫调和”之意，为临床常用的调和营卫药对。许铣针对营卫失调之慢性荨麻疹，常配伍桂枝-白芍药对，解表而不伤阴，敛阴而不碍邪，共奏调和营卫之效。

龙骨-牡蛎药对：龙骨为地下化石，味甘、涩，性微寒，生用重镇潜阳，镇静安神。牡蛎为水生贝壳，味咸，性微寒，具有重镇摄纳之效，生龙骨与生牡蛎功效相近，常相须为用。岳美中谓：“二药能摄纳飞越之阳气，能戢敛簸摇之阴气，能调和、推挽、摄发、敛阴阳，较赭石、铁落等镇坠之品为优。”二者得阴气较多，又加之其质重坚硬，故善敛浮越之阳气，合用共奏收摄浮阳敛阴，重镇安神止痒之效，对于针对阴虚阳亢，虚阳浮越所致的慢性荨麻疹，瘙痒症状明显严重影响睡眠的患者，许铣常用龙骨-牡蛎药对，效果明显。

（3）随证加减：运用许铣经验，不可拘泥一方一法，需要抓准病机，选药精当，随证加减，灵活配伍。对于血分有热者，常加牡丹皮、赤芍、紫草以清热凉血；热毒炽盛者，常加黄芩、栀子、黄柏以泻火解毒；湿热蕴肤痒甚者，常加苍术、苦参、泽泻、萆薢、白鲜皮、白茅根以清热燥湿止痒；血瘀者，常加桃仁、红花、丹参、鸡血藤以活血化瘀；久病入络者，常加白花蛇舌草、僵蚕以搜风通络;气血两虚者,常加黄芪、太子参、党参以补气养血;津液亏虚者,加玄参、天冬、麦冬、石斛、玉竹以养阴生津。同时在整体辨证的基础上,兼眠差者,加煅磁石、生龙骨、生牡蛎以重镇安神;兼心肝火旺、脾气急躁者,加牡丹皮、栀子、柴胡以清肝泻火;兼大便欠畅者,加通草、生大黄等泻下通便;日久不愈、营血内虚者,配伍生地黄、白芍养血滋阴和营。在治疗过程中时刻注意卫气营血之变化,于患者复诊时将药方予以加减,以防滋生变证,迁延难愈。

(四)典型病例

邓某,女,32岁,初诊日期:2021年12月14日,皮肤划后起风团1年。临床症见:全身散在大小不等红色风团,皮肤划痕症(+),皮肤瘙痒,抓后随手起红色条块,夜间发作明显,瘙痒夜甚,眠差。舌红、苔黄,脉弦细。西医诊断:人工荨麻疹;中医诊断:瘾疹,证属心经有热,营卫失和;治则:调和营卫、潜阳安神。拟方如下:黄芪30g,防风10g,白术10g,桂枝6g,白芍15g,赤芍15g,荆芥10g,五味子10g,白鲜皮15g,生龙骨15g,生牡蛎15g,磁石10g,茯苓10g,甘草6g。30剂,水煎服,每日2次。配合口服:西替利嗪10mg,每日1次;依巴斯汀10mg,每日1次。

2022年4月22日第二次复诊:服用西替利嗪后困乏。皮肤抓后尚有风团,皮肤划痕症(±),瘙痒明显,睡眠好时症状减轻,服西替利嗪片1片能完全控制,晨起能消退。大便偏稀,畏寒畏热,舌红绛、苔薄白,脉弦细。证属心脾两虚,营卫失调。上方去龙骨、牡蛎、磁石加僵蚕10g,生地黄30g,牡丹皮15g。14剂,水煎服,每日2次。煎服法同上。

配合口服:依巴斯汀 10mg,每日 1 次。

2022 年 6 月 7 日第三次复诊:药后皮疹稳定,皮肤划痕症(±),大便偏稀,睡眠较好。舌暗红、苔薄白,脉弦细。上方去僵蚕,改生地黄为 15g,加党参 10g,苍术 10g。14 剂,水煎服,每日 2 次。煎服法同上。配合口服:依巴斯汀 10mg,每日 1 次。

2022 年 8 月 19 日第四次复诊:药后瘙痒好转,已不影响睡眠,已停西药口服,皮肤划痕症(—)。随访患者诉未再复发。

(五)鉴别诊断

荨麻疹主要与荨麻疹性血管炎鉴别,后者通常风团持续 24h 以上,可有疼痛感,皮损恢复后留有色素沉着,病理提示有白细胞破碎性血管炎样改变。另外,还需要与表现为风团或血管性水肿的其他疾病鉴别。

急性荨麻疹应与荨麻疹型药疹、严重过敏反应、丘疹性荨麻疹、败血症、遗传性血管性水肿、获得性血管性水肿等鉴别;慢性荨麻疹应与血清病样反应、大疱性类天疱疮、肥大细胞增多症、嗜中性荨麻疹性皮病等鉴别。上述疾病可依据相关临床表现、实验室检查或组织 病理学检查明确。

(六)荨麻疹治疗的意义和社会价值

据报道,9%～20%的人一生中患过荨麻疹,其中,慢性荨麻疹全世界患病率为 0.5%～1%,好发于 20－40 岁,女性发病率约为男性 1.5 倍。慢性荨麻疹病因难以明确,约 75%的患者找不到致病原因,迁延难愈,反复发作,给治疗带来了极大的困难。约 20%的患者症状持续时间可达 10 年。该病不仅严重影响生存质量,而且间接导致学习和工作效率降低，严重影响着患者的生活质量、执行日常任务、社交、生活劳动等各方面的能力及心理健康。

慢性荨麻疹病因复杂且常常对抗组胺药物产生治疗抵抗，导致病程迁延。疾病发作的不可预测性及漫长病程给患者带来了很大的困扰，西医对荨麻疹的治疗以口服药物治疗为主，然而西药治疗效果有限且不良反应发生率高，长期用药存在耐药性、不良反应、停药后短时间内容易复发等问题。对于严重患者来说单一用药常常不能有效地解决疾病带来的痛苦。中医药作为中医学的传统治疗方法，辨证论治、治病求本，以荨麻疹患者整体观念为出发点，结合疾病和患者自身特点来治疗，在缓解慢性荨麻疹症状、缩短病程及降低复发率方面疗效显著。与此同时，中医诊疗策略和方向也逐步从单纯的症状改善转向提高患者的生活质量、心理健康、延缓复发等方面，有独特治病优势。

（七）相关研究成果

曾雪等总结了许铣应用培土生金法论治慢性荨麻疹的临床经验，介绍许铣临床治疗采用培土生金法，通过调补肺脾、调和肺脾、调畅肺脾，以扶正固表、调畅气机、解表开郁，临证灵活组合使用，可取得满意疗效。

（八）零金碎玉

许铣在治疗上强调饮食忌口对荨麻疹的重要性，从日常饮食固护脾胃，常嘱咐患者忌食烟、酒、辣椒等辛辣刺激之品。晚上勿加餐，以免增加脾胃负担，使脾健则诸病难生。同时非常注重患者情志调护及教育，治病兼治心，认为荨麻疹属皮肤疾病亦为心身疾病，治疗上应以调神为上。

如患者因病情迁延不愈处于焦虑状态，则加以情志疏导，给予必要的心理支持，建立患者信心。在诊疗过程中向患者详细介绍病情预后转归等情况，从饮食、精神、环境等方面嘱咐患者以防荨麻疹复发，以平为期，综合防治。

（曾　雪）

参考文献

[1] 中华医学会皮肤性病学分会荨麻疹研究中心. 中国荨麻疹诊疗指南(2022 版)[J]. 中华皮肤科杂志,2022,55(12):1041-1049.

[2] Kolkhir P,Church MK,Weller K,et al. Autoimmune chronic spontaneous urticaria:what we know and what we do not know [J]. J Allergy Clin Immunol,2017,139(6):1772-1781. e1. doi:10. 1016/j. jaci. 2016. 08. 050.

[3] 吴伊旋,沈惠风. 慢性荨麻疹部分发病机制的研究进展[J]. 临床皮肤科杂志,2008(2):136-137.

[4] 朱奕锜,唐慧,王朵勤. 维生素 D 与慢性荨麻疹的研究进展[J]. 国际皮肤性病学杂志,2017,43(4):223-226.

[5] Wang D,Tang H,Shen Y,et al. Activation of the blood coagulation system in patients with chronic spontaneous urticaria[J]. Clinical Laboratory,2015,61(9):1283-1288.

[6] 张苍,李伯华,王乐,等. 论慢性荨麻疹的中医核心病机与辨治思路[J]. 北京中医药,2019,38(5):403-406.

[7] Fine LM,Bernstein JA. Guideline of chronic urticaria beyond[J]. Allergy Asthma Immunols,2016,8(5):396-403

[8] 魏荣萱,李一平,卫亚丽,等. 许铣应用培土生金法论治慢性荨麻疹经验[J]. 中国中医药信息杂志,2023,30(4):159-162.

六、白癜风

白癜风(图4-11)是一种与免疫相关的获得性色素脱失性皮肤病,以局部或者泛发性色素脱失形成白斑为特征,在临床中很常见,易诊断,难治疗。全球人群中的白癜风患病率约为0.5%,无人种和性别差异。根据本病临床特点,属于中医文献中的“白驳风”“白癜”“斑驳”等范畴。

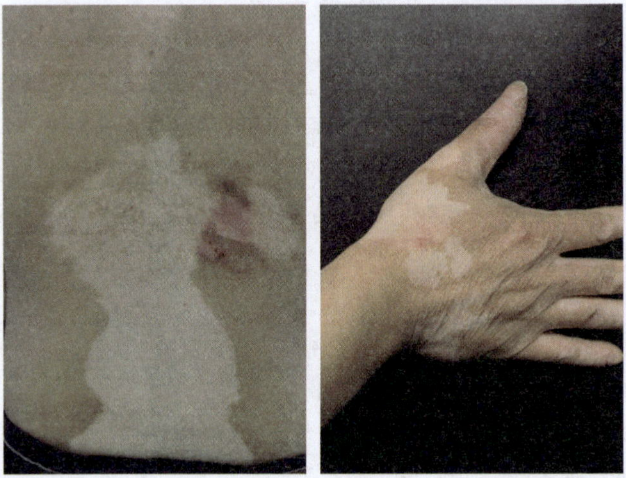

图4-11 白癜风

(一)疾病认识

西医将白癜风分为节段型与非节段型,非节段型又包括局限型、肢端型、散发型、泛发型。有关白癜风的发病机制至今尚不十分清楚,但研究证明,与遗传因素、自身免疫、精神创伤、神经化学因子、黑素细胞自身破坏等有关。目前主要有自身免疫学说、遗传学说、精神-神经化学学说。现多认为与自身免疫异常有关，该学说认为白癜风患者体内可产生抗黑色素细胞自身抗体，引起黑色素细胞破坏，从而导致局部色素缺失。由于白癜风患者紫外线的防御能力弱，皮肤癌的发病率较高，还可能伴发斑秃、银屑病等其他自身免疫性疾病。

许铣认为，白癜风为自身免疫性疾病，而自身免疫性疾病常可见显著的血瘀证表现。白癜风患者虽无明显血瘀证，但甲皱微循环显示白癜风与微循环有相关性，血液流变学检查发现白癜风患者的血细胞比容、全血比黏度及全血还原比黏度的结果均极明显地高于正常人。这些均说明白癜风存在着血瘀的病理机制。同时，白癜风为难治之证，经久不愈，患者精神压抑日久可致肾气亏虚，故临床上白癜风患者常有精神紧张、失眠多梦、腰膝酸软、耳鸣耳聋、多汗等表现。

中医学认为，本病发生多由风湿郁热、肝郁气滞、肝肾不足、瘀血阻络所致，病因病机与风、湿、热、郁、瘀、虚有关。许铣认为，本病病变虽在皮肤，病因却在内，致病因素主要为外邪、情志、饮食、外伤等方面。患者素体阴虚、肝气郁结，或受六淫之邪，阻于皮肤，致气血不和、血不养肤所致。证属本虚表实，外受风湿之邪，客于肌表，致局部经脉气血运行不畅，瘀阻脉络，血不荣肤，此为病之标。而肝脾肾亏，气血失和，此为病之本。

（二）辨证思路

1. 辨病为主，重在活血补肾　从古至今中医认为，白癜风的病因与风邪外袭、瘀血阻滞及肝肾不足密切相关。同时血瘀、肾虚也符合西医对白癜风病理机制的认识。许铣认为,白癜风的中医治疗应以辨病为主,血瘀、肾虚是其核心病机。

2. 辨证为辅,酌情调理脏腑　白癜风发病除责之血瘀、肾虚以外,还与肝、脾等脏腑失调关系密切,在不同的患者表现出的侧重点不同,许铣认为,中医辨证治疗也应酌情重点调理。

(1)气血失和证:本型往往见于白癜风的早期,症见身体各部位均可发病,白斑色淡,边缘模糊,发展缓慢,局限或大面积色素减退斑,兼见神疲乏力,面色白,手足不温,舌淡、苔白,脉细,或无自觉症状。

(2)肝郁脾虚、风挟血瘀证:本型除了皮损外,往往有心烦易怒,纳呆,乏力困倦,失眠,舌质红或黯红、苔薄白,脉弦细等脾虚肝郁的症候。

(3)肝肾不足证:本型患者往往见于白斑日久,长期精神紧张,烦躁忧郁,劳累过度等消耗日久至精气亏耗严重,或先天禀赋不足,症见身体出现色素脱失斑或原有白斑近日有新扩展,伴有精神疲惫,腰膝酸软,头晕耳鸣,胸胁胀痛,烦躁,失眠健忘、脱发,妇女经少、经闭,男子精少等肾亏症候,舌质红或淡、少苔,尺脉沉细。

3. 节段性白癜风辨证　许铣认为,节段型白癜风春季发病居多,春季在脏应肝,为风所主,肝火易旺,或肝之疏泄失常,导致肝气郁滞,气机失调,则血行不畅、肌肤失养而致病。从发病分布特点及进展情况上看,人体如树木,发病的皮节犹如枝杈或叶脉走行,水分随叶脉濡养方使叶片葱绿,失去濡养则叶片枯黄;如局部加以外伤之力,其脉络受阻,瘀滞而不通,局部则不得濡养而脱色,或初犯于根，逐渐扩展，而呈节段分布特点。肝气郁滞，肝木克伐脾土，或先有脾虚，肝木相对过盛，脾虚则纳呆、纳差或挑食，脾虚则水谷运化失司，肌肤失于荣养而发白斑。中医学认为，脾主运化，脾具有将水谷化生成精微，吸收并输布到全身的生理功能，这类患者，大部分是儿童，脾胃不好，吸收差，导致一些微量元素，如锌、铁、铜的摄入量减小，而这些正是色素生成的原料，因此对于这型患者，从健脾活血入手，补益肝肾。方药多选柴胡疏肝散、逍遥散、通窍活血汤、血府逐瘀汤、补阳还五汤、归脾丸、滋补肝肾丸、二至丸等加减。另外，许铣常建议患者坚持长期补充B族维生素、金施尔康或者善存等微量元素，保证“色素”生成有足够的原料。

(三)治疗经验

许铣在临床治疗白癜风时，擅于取类比象，从木比象，重视调肝法的运用，从疏肝以调气机，行气以开郁入手，兼健脾补肾；常根据发病部位酌情使用引经药物，引药直达病所。十分重视患者精神情绪及睡眠对本病的影响，除了在门诊中适当的心理疏导以外，常仔细询问患者的精神情绪及睡眠情况，运用疏肝解郁，养血安神等治法。在儿童白癜风的治疗中则关注健脾养血法的运用，补气健脾养血。治疗时将局部皮损与全身辨证相结合，内外治相结合。衷中参西，根据病情适当应用现代医学对本病的一些研究成果，中西医结合，多管齐下，治疗此顽疾。

1. 中医治疗

(1)内服方：中药内服重在活血化瘀、补肾益气，许铣在阅读大量文献及中医学著作的基础上，结合数十年临床经验总结出治疗白癜风的专用基本方：生地黄、熟地黄、山药、山茱萸、枸杞子、菟丝子、桑葚、制何首乌、补骨脂、蒺藜、桃仁、红花、茯苓、甘草。肾阴虚偏重者，加女贞子、墨旱莲；血瘀气滞重者，加用白芷、姜黄、三棱、莪术、益母草；阳气不足易疲乏者，加黄芪、黄精、柴胡、升麻等。若发病部位与经络分布相关，酌加引经药物，常用引经药物：部位引经，发于头顶加藁本、川芎；头面部者加蔓荆子、桔梗；眉毛、上睑者选胆草、菊花；眼周者选枸杞子；鼻部者加用辛夷；口唇部者加芡实；项部、上背部者加葛根；胸腹者选厚朴、青皮、瓜蒌；胁肋者加用柴胡、青皮、川楝子；腰部加生杜仲；白斑发于身体左侧者用川芎（左为气），右侧者用当归（右为血）；发于上肢用桑枝、片姜黄、羌活；发于下肢者加独活、牛膝、木瓜；外阴部选蛇床子、车前子。六经引经：羌活引太阳经，白芷引足阳明胃经，苍术引太阴经，细辛、独活引少阴经，柴胡引少阳经，川芎、吴茱萸引厥阴经。并根据证候，加中药药理证实对白癜风有效的药物，常用中药包括补骨脂、白芷、独活、蛇床子、沙参、麦冬、防风、乌梅、鸡血藤、夏枯草、女贞子、墨旱莲、白蒺藜、黄芩、泽兰、山慈姑、甘草等。

（2）外治方：许铣十分重视白癜风的外用药治疗，多以活血补肾的酊剂为主，如院内制剂白驳酊。常在外用中药配方中加用青核桃皮，认为此法既可起到治疗作用，又能临时增加患处色素，做到遮盖与复色并重，可谓一举两得。方药组成：补骨脂 20g，蒺藜 15g，白芷 15g，红花 15g，白及 15g，青核桃皮 20g。用法：上方以适量 38% 白酒、米醋按 1∶1 比例混合浸泡，1 周后取汁外搽患处，自然着光。

2. 西医联合治疗　白癜风的发病主要责之自身免疫反

应，尤其在发病的早期，故尽早抑制这种免疫反应以阻止病情进展在白癜风的治疗中意义重大。对于进展期的白癜风患者，在中药治疗的同时，早期合并皮质激素等免疫调节药治疗可以在最大限度上发挥中医与西医各自的优势，为患者争取最多的康复机会。许铣通过多年实践探索，采用中药联合小剂量糖皮质激素内服治疗白癜风，取得了很好的临床疗效。用药剂量：醋酸泼尼松片，每次口服 5mg，每日或隔日 1 次，根据患者年龄、体重等因素酌情调整。若患者有激素使用禁忌证，可换用雷公藤多苷片口服。外用院内中药制剂白驳酊联合西药卤米松乳膏，疗效更佳。

3. 心身调节，重视言语疏导　现代研究认为，白癜风是一种心身疾病，其发病、发展和转归均与心理社会因素有关。因此，许铣十分关注患者的心理变化与情绪波动，每次临诊时都会着重对白癜风患者进行言语疏导，尽可能帮助患者分析发病原因，摆脱不良情绪，解除心理压力，树立痊愈的信心。在临床上，许铣强调，无论是医师，还是患者，一定要树立“白癜风可以治好”的信心，十分重视精神情绪及睡眠对本病的影响。除了在门诊中适当的心理疏导以外，常仔细询问患者的睡眠情况，重视疏肝解郁，养血安神等法的运用。常用药如酸枣仁、柏子仁、柴胡、郁金、珍珠母、远志、菖蒲、合欢皮等。

（四）典型病例

云静，女，59 岁，2013 年 8 月 20 日初诊。主诉：头面、躯干及双上肢大面积白斑 3 年，加重半年。现病史：患者 3 年前因与他人房产纠纷，着急后额头、面颊及颈部出现白斑，并逐渐扩大至躯干，双腋下、腰部也出现云朵状白斑，无自觉症状，多方求治，具体用药不详，无明显效果。1年半前，白斑扩散至双上肢及手背，经照光治疗，白斑中可见色素斑点，情绪不佳，抑郁，少言寡语，饮食可，睡眠多梦。查体：一般情况好。皮肤科情况：额头、面颊部、颈部、双上肢、手背、双腋下及腰部泛发点、片状白斑，境界清楚，如地图状，部分白斑中色素斑点。舌尖红、苔白，脉细弦。既往史：体健。已婚已育，育有1子，体健。否认家族类似病史。否认药物及食物过敏。诊断：白癜风。治则：滋肾疏肝，活血祛风。方药：柴胡10g，当归10g，川芎10g，白术10g，牡丹皮15g，栀子6g，生地黄15g，熟地黄15g，赤芍15g，白芍15g，桃仁10g，红花10g，枸杞子10g，青蒿10g，何首乌15g，补骨脂6g，白蒺藜20g，茯苓10g，甘草6g，升麻10g。水煎服，每日1剂，同时辅以白驳酊、卤米松交替外用。

2013年11月25日二诊：连续服上方3个月后，患者面部、颈部、肩部及双手背白斑面积缩小，白斑中有较多色素斑点，形成色素岛，时有怕冷，手足凉，饮食、睡眠及二便正常。舌尖红、苔薄白，脉细弦。目前治疗有效，中药继续以滋肾疏肝，活血祛风为法，减青蒿，加黄芪30g，白芷10g，淫羊藿10g加强健脾补肾治力，继服1个月。外搽方：补骨脂、何首乌、白蒺藜、白及、红花、青核桃皮各15g浸酒外搽皮损处，每日1次。余治疗不变。

2014年3月7日三诊：连续服上方3个月后，面部、颈部及躯干皮疹大部分消退，颈部及双手背少量白斑，色较深。自行停药1个月以来，发现上述部位白斑有扩大趋势，饮食、睡眠及二便正常，无不适。舌尖红、苔白，脉细弦。建议继续服药巩固疗效，中药继续以滋肾疏肝，活血祛风为法。调整方药为：牡丹皮 15g，栀子 6g，柴胡 10g，黄芩 10g，生地黄 15g，熟地黄 15g，山药 10g，山茱萸 10g，白芷 10g，枸杞子 10g，青蒿 10g，补骨脂 10g，白蒺藜 20g，茯苓 10g，甘草 6g，片姜黄 6g。水煎服，每日 1 剂，余治疗不变，继续治疗中。病史 3 年，治疗半年余，皮疹大部分消退，患者十分满意。

(五)鉴别：节段型无色素痣

节段型白癜风与节段型无色素痣皮损均表现为累及身体一侧，以部分或完全沿皮肤神经节段走向分布或 Blaschko 线分布为特征。临床中需要对两种疾病积极鉴别，前者需在疾病早期进行积极干预治疗，控制皮损发展，促进白斑复色；而后者不主张积极治疗，以随访观察为主，对于有美容需求患者，可进行 308 nm 准分子激光或者黑素细胞移植治疗。节段型白癜风皮损表现为色素脱失斑，在发病初期进展迅速，早期经积极治疗后皮疹可长期稳定，临床中极少部分患者也可在精神因素、劳累等诱因下复发；无色素痣皮损则表现为色素减退斑，常发生于出生或儿童时期，皮疹随生长发育等比例增大，但皮疹形态一般无变化。此外，临床中伍德灯、皮肤 CT、308nm 准分子激光照射实验相关辅助检查结果对两种疾病鉴别诊断具有重要参考价值。伍德灯下典型无色素痣皮损呈灰白色，无亮蓝白色荧光，而白癜风皮损则表现为明亮的蓝白色荧光；皮肤 CT 下典型无色素痣皮损真皮乳头层可见完整的色素环结构，但亮度较正常皮肤降低。此外，皮损与正常皮肤交界处无明显边界，而白癜风皮损则表现为色素环结构消失或缺乏完整性，在进展期皮损中可观察到与周围正常皮肤边界模糊不清，部分患者真皮浅层可见高折光性细胞。

(六)白癜风治疗的意义和社会价值

白癜风是一种常见的皮肤黏膜色素脱失性疾病，无明显好发部位，无发病年龄限定，皮损的形态和面积大小各异，与周围正常皮肤的边界清楚，是一种慢性疾病，易诊难治，摩擦及暴露部位多见。白癜风全球发病率高，中国人群白癜风的患病率为0.1%～2%，随着生活条件、社会压力等因素的影响发病率逐年上升。由于白癜风患者紫外线的防御能力弱，皮肤癌的发病率较高，还可以伴发斑秃、银屑病等其他自身免疫性疾病。头面部等暴露部位对美容有影响，给患者带来了较大的心理负担，产生不良情绪，影响社会功能。实践表明，中医中药治疗白癜风有着较好的疗效，但治疗白癜风的周期长，见效慢，疗效差异较大，而造成很多以盈利为目的私人诊所非正规化的治疗，给患者经济、身心上又造成伤害，因此迫切需要临床医师重视此病，提高本病的治疗效果。

(七)相关临床研究成果

漆军等对72例白癜风患者分别给予活血化瘀、补肾益气和单纯活血化瘀中药治疗，进行临床疗效评价。采用随机、阳性药物对照，按盲法操作的方法客观评价疗效及安全性，参照GCP临床研究规范进行中医药临床疗效评价和临床试验的方法学探讨。将72例寻常痤疮患者随机分配至治疗组55例，对照组17例，治疗组采用活血化瘀、补肾益气中药治疗，对照组单纯活血化瘀中药治疗，疗程12周。治疗组痊愈0例，显效4例，有效34例；对照组痊愈0例，显效2例，有效5例。两组总有效率差异显著($P<0.05$)。两组患

者出现毛囊性色素再生为治疗组43例，对照组为8例，两组在促进毛囊性色素再生方面有显著差异($P<0.01$)。结果表明，活血化瘀、补肾益气组在疗效和促进毛囊性色素再生方面优于单纯活血化瘀组。

(吴小红)

参考文献

[1] 查日煌，张虹亚．中医药治疗白癜风的新进展[J]．甘肃中医，2008，21(3)：57-61．

[2] 漆军，许铣，张作舟，等．活血化瘀、补肾益气法治疗白癜风的临床观察[J]．北京中医药大学学报，1997(6)：49-51，69．

七、病毒疣

(一)扁平疣、寻常疣

疣是人类乳头瘤病毒感染所引起，传统的分类是根据临床表现及部位，分为寻常疣(图4-12)、扁平疣(图4-13)、跖疣、生殖器疣、口腔疣、咽喉疣及疣状表皮发育不良等。

根据本病临床特点，寻常疣属于中医文献中“疣目”“千日疮”“枯筋箭”等范畴，俗称“瘊子”。扁平疣，中医学称“扁瘊”，仍可属“千日疮”范畴。

1．疾病认识　疣可通过直接或间接接触传染。任何年龄均可发生，但婴幼儿少见。青壮年时期发病最高，男女比例为1∶1.4。是一种常见的慢性难治性性皮肤病，发生、发展和消退与机体免疫密切相关。皮损可长期存在，这可能是疣体与机体的免疫系统之间有免疫屏障，从而出现免疫逃

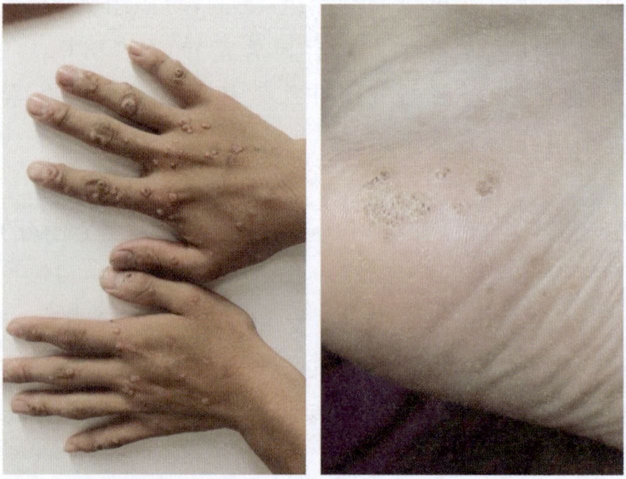

图 4-12 寻常疣

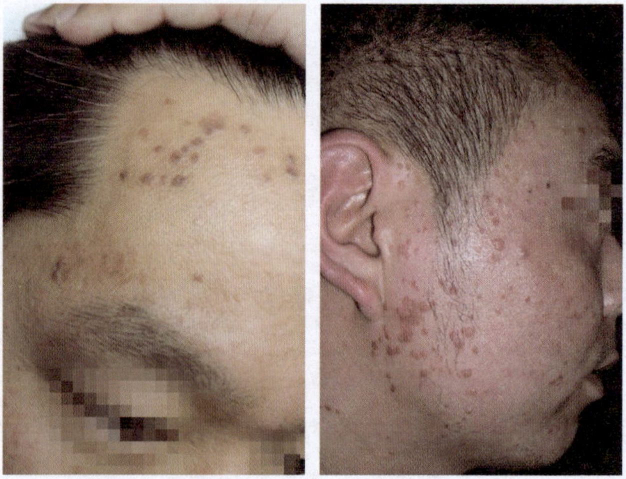

图 4-13 扁平疣

避现象，使得免疫系统无法彻底清除病毒有关。免疫缺陷状态下，发病率高，如肾移植、淋巴瘤、白血病及红斑狼疮患者。疣在相对健康人群长期不消退的机制目前尚不清楚，可能与局部或全身的免疫功能低下或产生免疫耐受有关。

中医学认为，顽固性的病毒所致的疣，外由于风热毒邪，搏于肌肤，凝聚气血而成；内由于腠理不密，卫外失固，或肝虚血燥，筋气不荣所致。隋代《诸病源候论·疣目候》记载："疣目者，人手足边，忽生如豆，或如结筋，或五个，或十个相连肌里，粗强于肉，谓之疣目。此亦是风邪搏于肌肉而变生也"。清代《外科证治全书》记载："疣，亦名枯筋箭，初起如赤豆，渐渐微槁，日久破裂，钻出筋头，蓬松枯槁，如花之蕊，多生于手足、胸乳之间，系肝虚血燥，筋气不荣"。

许铣认为，本病多由湿毒内蕴，复感外邪，凝聚肌肤而发。

2. 辨证思路

(1)扁平疣：中医学称为"扁瘊"。好发于青少年，又称青年扁平疣，多分布于面部、手背、颈、前臂处，为表面光滑的扁平丘疹，如针头、米粒到高粱米粒大小，呈淡红、褐色或正常皮肤颜色，散在分布或簇聚成群，或互相融合，有的由于搔抓，新的损害沿着抓痕呈串珠状排列，少则十数个，多则上百个。许铣认为，本病多由湿毒内蕴，复感外邪，凝聚肌肤而发。许铣认为，扁平疣多发于面颈部，皮损轻薄，多不红不痒，但缠绵难愈，符合湿邪致病的特点，辨证当属风湿搏结、蕴郁在表。

(2)寻常疣：初起为针尖大的丘疹，渐渐扩大到豌豆大或更大，呈圆形或多角形，表面粗糙，角化明显，质坚硬，呈灰黄、污黄或污褐色。好发于手指、手背、足缘等处。数目不等，初起多为一个，以后可发展为数个到数十个。一般无自觉症状，偶有压痛。许铣认为，寻常疣多角化坚硬，病久颜色暗褐，证属热毒凝滞、气滞血瘀。

同为病毒感染，因病状不同而辨证有别。

3. 治疗经验　许铣治疗本病，内服中药开方时分证施治，同样是疣，由于皮损特点不同、发病部位各异，许铣采用不同的辨证思路和治疗方药。扁平疣属风湿搏结在表，采用解表祛湿的经典方剂——麻黄杏仁薏苡甘草汤化裁，使风湿消散从表而解；而寻常疣或跖疣属热毒凝滞气血，选用活血化瘀的代表方剂——桃红四物汤化裁，以活血软坚为主，兼以清热解毒。这种针对疣的分证施治方法，在以往的中医文献中鲜有报道。外洗药重用香加皮，香加皮为萝藦科植物杠柳的干燥根皮。植物杠柳浆汁外用具有抗疣病毒的作用，但杠柳果实或浆汁不容易获得与保存，故用饮片香加皮(30～40g)替代，经多年临床观察亦有很好的疗效。如若能取得杠柳果实的新鲜浆汁(乳白色黏液)点于疣根处，则祛疣效果更佳。同时许铣巧用贴膏，如麝香壮骨膏、橡皮膏、创可贴等，在治疗顽固性跖疣及消除扁平疣后期色素沉着等方面发挥了重要的作用。

许铣认为，本病治疗成功的关键在于中西医结合，小剂量维 A 酸口服，并配合中药内服外用，共同发挥了良好的治疗效果，而又减轻了单用西药的不良反应，以及单用中药治疗见效慢，患者难以坚持等不良反应。

(1)中医治疗

①内服方：许铣指出，疣的治法以清热解毒、祛风散结

为主，常用药物有板蓝根、薏苡仁、马齿苋、木贼、香附等。根据疣的具体病种、患病部位、皮损表现的不同，又当区分夹湿、夹瘀，或者病性偏实、偏虚之不同，从而采用祛湿或化瘀、攻邪为主或补虚为主的不同治疗策略。例如，扁平疣多发生于面部或颈部，数目较多，淡褐色或棕色，微隆起，不痒或微痒。治疗当解表化湿、清热解毒。方用麻黄杏仁薏苡甘草汤加减：炙麻黄、苦杏仁、薏苡仁、甘草、板蓝根、木贼、香附、细辛、白蒺藜、白鲜皮。若为寻常疣，则易发生于手掌、指或足跖（即跖疣），单发或多发，表面粗糙，角化明显。跖疣表面常覆盖着一层厚的胼胝，有一定的压痛，偶有红肿。治疗当活血化瘀、清热解毒。方用桃红四物汤加减：桃仁、红花、赤芍、白芍、川芎、板蓝根、木贼、香附、蒺藜、细辛、薏苡仁、茯苓、甘草。以上方药的药味、剂量当根据患者之阴阳、虚实以权变。

②外用方：许铣十分重视外治法的应用，采用中药水煎泡浴及独特的封包疗法等联合应用，可以起到解毒、活血、软化、剥脱的治疗效果。泡浴基本方：香加皮 30～40g，辅以木贼、香附、细辛、五倍子、马齿苋等。用法：上方水煎，取汁温热湿敷（扁平疣），或浸泡（跖疣），每日 1 次，每次 30min 以上。若局部有红肿、渗出等急性炎症表现时，加地榆、黄柏、柿蒂等清热敛疮；伴有色素沉着者，加山楂；皮损肥厚及角化明显者，加苍术、蒺藜。治疗掌跖部位的疣可用封包疗法：首先以麝香壮骨膏或橡皮膏等硬膏剪至适当大小贴敷于疣体，使其表面软化后刮除角质；再使用具有抗病毒作用的药物（如杠柳浆汁等）封包患处，疣体周围的正常皮肤以硬膏保护，每 24 小时打开清理，刮除疣体根部的残留物，并

以温热中药泡浴后再封包，此法重复数日直至疣体完全清除。

(2)西药治疗的联合：许铣治疗扁平疣辅以小剂量异维A酸口服可以抑病毒、抗角化；后期加用维生素C口服可促使色素沉着消退；若瘙痒明显者可口服抗组胺药如西替利嗪等对症治疗，止痒的同时使患者心情平复，有利于自身免疫功能的恢复。掌跖部位的疣使用封包疗法时，若疣体基本削平，再以苯扎氯铵贴(创可贴)外敷，巩固疗效。

4. 典型病例　患者，女，48岁，2013年3月15日初诊。主诉：前胸及双侧前臂泛发褐色斑丘疹6年，增多伴痒1周。现病史：6年前患者无明显诱因，前胸及双侧前臂出现褐色斑丘疹，逐渐增多，无明显痒痛。未予治疗。1周前在当地某私人诊所肌注"胸腺素""干扰素""白细胞介素"等后，皮疹突然增多，发红，伴有瘙痒，全身出现发热2天，未用药自行消退，饮食、睡眠及二便好，焦虑。查体：一般情况好，舌质红、苔薄黄，脉弦细。皮肤科情况：前胸及双侧前臂泛发米粒至绿豆大扁平隆起的褐色及鲜红色丘疹，表面光滑，质硬，圆形、椭圆形或多角形，部分融合成片。家族中无类似病史。否认药敏史。诊断：扁平疣。治则：发汗解表，解毒除湿。方药以麻杏苡甘汤合小柴胡汤加减：麻黄10g，杏仁10g，生薏苡仁30g，生甘草6g，柴胡10g，黄芩10g，板蓝根15g，贯众15g，白花蛇舌草30g，白鲜皮15g，细辛3g，香附10g，茯苓10g，生地黄30g，牡丹皮15g，茅根15g。水煎服，每日1剂。辅以异维A酸胶丸10mg，口服，隔日1次。合用五加皮30g，黄柏15g，黄芩15g，马齿苋15g，水煎外洗。

2013 年 4 月 2 日复诊：前胸及双前臂皮疹基本变平，遗留淡红色素沉着，微痒，饮食、睡眠及二便均好，舌质淡红、苔薄白，脉弦细，上方去杏仁，加三颗针 15g，赤白芍各 15g，生山楂 15g，继续口服 14 天以巩固疗效。

本例患者经半个月中医治疗，皮损痊愈，与综合治疗密切相关。首先，患者就诊前已全身应用胸腺素、干扰素及白细胞介素等，并出现发热，皮疹突然增多，已经处于免疫激活状态。再次，给予中药发汗解表，解毒除湿法，并佐以疏肝凉血等法，内服外洗，皮疹一举消退，可谓成功病案。

5. 鉴别：脂溢性角化　扁平疣及脂溢性角化病临床需鉴别。首先仔细寻找同形反应现象，若出现同形反应则可诊断扁平疣。未见同形反应且皮损不典型无法判断时，可行皮肤镜检查。脂溢性角化病的皮肤镜特征为：皮损边界清晰、粉刺样开口、脑回状模式、粟粒样囊肿（多发性）、发夹样血管、虫蚀状边缘（早期）、摇晃试验中皮损整体移动。扁平疣的皮肤镜特征多为粉红色或黄白色背景上规则分布的小的红色出血点，称点状血管；可见小叶状结构或蛙卵样结构。如果皮肤镜无法判断时，可根据皮疹的分布特点给出倾向性，如聚集性分布者更倾向于扁平疣；散在分布者更倾向于脂溢性角化病。若仍无法鉴别，可行病理检查，脂溢性角化病的组织学表现主要表现为表皮不同程度的角化过度、棘层肥厚及乳头瘤样增生；扁平疣在病理上一般分为角化型、棘层肥厚型、巢状型、腺样型、刺激型五种类型。

6. 扁平疣、寻常疣治疗的意义和社会价值　疣为人乳头瘤病毒引起皮肤黏膜感染所诱发的一种发生于体表的良性赘生物。好发人群为青少年，女性常多于男性。病程常呈慢性经过，可持续多年，部分患者可自行好转，但复发率较高，影响患者外观形象及身心健康，给患者造成困扰且目前临床根治及降低复发率效果不理想，故日渐成为临床研究目标。国内外临床研究中目前尚没有能够针对 HPV 感染的特异性抗病毒药物。现临床系统药物治疗及局部治疗着重于缓解症状，减少皮损，但始终存在遗留瘢痕、复发率高及用药安全等隐患。中医学通过特色的辨证论治对本病进行认识，在病因方面分析其标本虚实，在治疗方面内服与外用同施，方药及疗法丰富，效果显著，复发率相对较低。

（吴小红）

参考文献

[1] 张学军. 皮肤性病学[M]. 6 版. 北京：人民卫生出版社，2004.

[2] 孙鑫，李华荣. 扁平疣治疗新进展[J]. 中国美容医学，2012，4(21)：702-703.

(二)尖锐湿疣

尖锐湿疣是人乳头瘤病毒（human papilloma virus，HPV）感染引起的一种疣状增生性疾病，是最常见的性传播性疾病之一。本病的特点是好发于外阴及肛周皮肤黏膜交界处，主要通过性接触传染，少数通过间接接触传染或垂直传染。

尖锐湿疣属于中医学“臊疣”“瘙瘊”范畴。生于前后阴皮肤黏膜交界处的疣由于湿润、柔软，形如菜花，污秽而色灰，故民间有“菜花疮”之称。

1. 疾病认识 尖锐湿疣系由 HPV 感染所致。该病毒属 DNA 病毒，目前已经发现有 100 多种亚型。主要感染上皮，人是唯一的自然宿主。尖锐湿疣主要的感染型为 6、11、16、18 等型，病毒通过局部细微损伤的皮肤黏膜而接种在患部，经过一定的潜伏期而出现赘生物。性接触是最主要的传播途径，部分患者可通过间接接触传染。此外，母亲患 HPV 感染时，胎儿可通过有 HPV 的产道而受感染，也可因出生后和母亲密切接触而感染。

中医学认为，本病是由于气血失和，腠理不密，加之房事不洁，受湿热淫毒之邪，蕴积下注，肝胆湿热搏于肌肤，日久瘀毒凝结而成。许铣认为，本病基本病因病机是湿热浊毒，搏结于下所致，表现为生殖器、肛周部位的疣状增生。

2. 辨证思路 许铣认为，尖锐湿疣主要是由于湿热浊毒，搏结于下所致。同时根据患者的病程及皮损表现的不同，又分夹湿、夹瘀，或者病性偏实证、虚证之不同，从而采用祛湿或化瘀、攻邪为主或补虚为主的不同治疗策略。

3. 治疗经验 在尖锐湿疣的治疗上，许铣十分重视内外同治，而且特别强调了中药外治法的应用。因为尖锐湿疣的发病部位位于体表且范围相对局限，十分适合运用局部给药的方法进行治疗。在内服中药的同时采用中药水煎液进行泡浴，能够加强局部解毒、活血、散结的效果。同时，许铣也提倡联合西药进行治疗，往往能起到事半功倍的效果。

(1)中医治疗

①内服方：尖锐湿疣的病因病机主要是湿热浊毒，搏结

于下，许铣认为治法当以清热利湿、解毒化浊为主。临床常用龙胆泻肝汤加减。组方：龙胆草 6g，黄芩 10g，白花蛇舌草 15g，半枝莲 15g，三颗针 15g，板蓝根 15g，牡丹皮 9g，牛膝 9g，莪术 9g，防己 10g，木瓜 10g。方中君药龙胆草大苦大寒，能够清热燥湿、泻肝胆火，为治疗下焦湿热之要药。黄芩、白花蛇舌草、半枝莲、三颗针、板蓝根为臣药，辅助君药清热解毒，同时可以增强祛湿之功。牡丹皮、莪术祛瘀通经，防己、木瓜利湿消肿，共为佐药。牛膝祛风利湿并引诸药下行，为使药。诸药合用，共奏清热利湿、解毒化浊之功。若皮损鲜红广泛，加马齿苋、败酱草；瘙痒重者，加地肤子、白鲜皮等。

尖锐湿疣的复发十分常见，1/3～2/3 的患者在治疗后会再次发作。许铣认为，复发性尖锐湿疣的核心病机是素体正气不足、湿毒瘀结，治疗应以益气健脾，化湿解毒为法。方用补中益气汤合萆薢渗湿汤加减：黄芪 30g，白术 9g，茯苓 9g，萆薢 9g，生薏苡仁 15g，莪术 9g，升麻 9g，黄柏 9g，牡丹皮 9g，山药 9g，苍术 9g。其中，黄芪益气固表、利水消肿，为方中君药。白术、茯苓健脾益气、祛湿和中，萆薢、升麻、黄柏清热利湿、化湿解毒，莪术、牡丹皮活血化瘀、凉血通经，为方中臣药。山药、苍术、生薏苡仁除湿健脾、解毒散结，共为佐使，协同方中君臣之药共同治疗复发性尖锐湿疣效果甚佳。若皮损色暗，加红花、桃仁、浙贝母以增强祛瘀散结之力；气短懒言，神疲乏力者，加鸡血藤、仙鹤草。

②外用方：中药外用在尖锐湿疣的治疗中发挥了十分重要的作用。许铣认为，外用治疗尖锐湿疣应以解毒祛湿为主，辅以活血补气。复方杠柳液是许铣在这一治则的指

导下、根据陕甘民间治疣验方改良创制而成的中药外用方，临床治疗尖锐湿疣具有极佳的疗效。复方杠柳液的组方如下：大青叶 30g，补骨脂 15g，杠柳 30g，莪术 15g。方中用大青叶清热解毒，杠柳利湿消肿，莪术破血消瘕，补骨脂温肾补气，突出利湿、清毒、化瘀与扶正的辩证统一关系，共奏清热利湿、散结消疣的功效。若渗出较多，加滑石、黄柏；若瘙痒甚者，加蛇床子、白蒺藜。

(2)西医治疗的联合：许铣治疗尖锐湿疣常辅以小剂量异维 A 酸日服(每次 10 mg，每日或隔日服 1 次)，起到抗病毒的作用。若疣体较大，则可先通过手术切除、CO_2 激光、微波、高频电刀等去除疣体后再行中医治疗。若瘙痒明显者可口服抗组胺药(如西替利嗪)对症治疗，减轻患者不良情绪，有利于自身免疫功能的恢复。

4. 鉴别扁平湿疣　扁平湿疣是二期梅毒的一种皮肤表现，好发于肛周、外阴等皱褶多汗部位。初为表面湿润的扁平丘疹，扩大或融合成扁平斑块，基底宽广，表面可有糜烂、渗液。鉴别要点：分泌物暗视野检查可找到梅毒螺旋体，快速血浆反应素环状卡片试验及梅毒螺旋体血球凝集试验阳性，组织病理可鉴别。

5. 典型病例　李某，女，21 岁。2013 年 7 月 21 日初诊。外阴及肛周发现赘生物 4 天。患者 4 天前发现外阴及肛周出现赘生物，逐渐增大，无痛痒感。现腹胀，食欲减退，多梦易醒，大便溏，小便调。皮科查体：外阴及肛周有数个点状或菜花状大小不等赘生物，呈淡红色，个别赘生物表面有点状出血。醋酸白试验(＋)。舌红、苔根部黄腻，脉细滑。西医诊断：尖锐湿疣；中医诊断：臊疣，湿热下注证。内治以清热利湿、解毒化浊为法。方选龙胆泻肝汤加减。龙胆6g,黄芩10g,白花蛇舌草15g,半枝莲15g,三颗针15g,板蓝根15g,牡丹皮9g,牛膝9g,莪术9g,防己10g,木瓜10g,炒白术12g,石菖蒲12g,炒鸡内金12g,姜厚朴9g。28剂。水煎服,每日1剂。外用复方杠柳液加减进行熏洗。方药:大青叶30g,补骨脂15g,杠柳30g,莪术15g,蛇床子15g,白蒺藜15g。28剂,水煎洗,每日1次。同时给予异维A酸10mg,每日1次,口服。2013年8月23日复诊:疣体较前明显缩小,无新发疣体,腹胀好转,仍多梦易醒,二便调。舌淡红、苔根部稍腻,脉细滑。治法继以清热利湿、解毒化浊为法,上方去炒鸡内金、姜厚朴,加煅磁石30g,煅龙骨30g,珍珠母30g。28剂,水煎服,每日1次。西药及外用药同前。2013年9月30日复诊:疣体基本变平消失,睡眠改善。舌淡红、苔白腻,脉细滑。上方加鸡血藤15g,黄芪15g,巩固疗效。

6. 尖锐湿疣治疗的意义和社会价值　尖锐湿疣是一种常见的性传播疾病。据我国2008—2016年国家性病监测点报告,尖锐湿疣的发病率为(24.65～29.47)/10万,其中男性发病率为(25.91～28.97)/10万,女性为(23.30～29.99)/10万。不仅如此,尖锐湿疣也有很高的复发率,据报道,1/3～2/3的患者在治疗后出现复发。因此,尖锐湿疣的治疗和管理给公共卫生系统带来了沉重的负担。此外,尖锐湿疣对患者的心理健康及个人生活产生了巨大的影响。尖锐湿疣患者通常具有严重的心理负担,一方面是由于疾病反复发作或缠绵不愈常会导致患者出现紧张、焦虑、抑郁等负面情绪;另一方面可能由于疾病性质或患病部位的特殊性导致部分患者出现自卑心理，严重影响日常社交活动。

7. 复方杠柳液相关研究成果

(1)临床研究：崔炳南等观察，复方杠柳液外用治疗尖锐湿疣的临床疗效。将 81 例尖锐湿疣患者随机分为复方杠柳液(30 例)、杠柳浆(21 例)、尤脱欣(30 例)3 组，评定各组疗效及不良反应发生率。结果显示，复方杠柳液、杠柳浆、尤脱欣 3 组的痊愈率分别为 56.67 %、42.86 %、63.33 %；总有效率分别为 83.33 %、71.43 %、86.67 %，3 组疗效比较差异无显著性。复方杠柳液、杠柳浆、尤脱欣 3 组的不良反应发生率分别为 6.67 %、4.76 %、86.67 %，差异有显著性($P<0.01$)；复发率分别为 14.3 %、12.5 %、47.1 %。结果表明，复方杠柳液、杠柳浆、尤脱欣 3 组最终疗效相近，复方杠柳液及杠柳浆组不良反应少、复发率低。

(2)作用机制研究

①崔炳南等对复方杠柳液外用制剂治疗尖锐湿疣的作用机制进行探究。通过不同浓度的复方杠柳液对新鲜尖锐湿疣疣体标本进行干预，采用聚合酶链反应技术(polymerase chain reaction，PCR)检测离体尖锐湿疣疣体中人乳头瘤病毒 DNA(HPV-DNA)的含量变化。结果表明，经复方杠柳液、杠柳浆作用后，尖锐湿疣组织的 HPV-DNA 含量均为阴性，生理盐水对照组的 HPV-DNA 为阳性。提示复方杠柳液对离体尖锐湿疣组织中的 HPV-DNA 可能有破坏作用。

②樊竹等进一步探究了复方杠柳液对 HPV^{+} 细胞的作用效应及机制。结果表明，复方杠柳液可以抑制多种

HPV^+细胞系的增殖,并导致细胞周期停滞。通过高效液相质谱仪明确了复方杠柳液中的组成成分,并通过定量蛋白质组学联合分子实验探索了复方杠柳液抑制 HPV 相关肿瘤细胞系的分子机制,认为这可能与复方杠柳液激活共济失调毛细血管扩张突变(ATM)介导的 DNA 损伤修复通路,使 CHK2 磷酸化,导致 Cdc25C 失活,从而引起下游多种蛋白质磷酸化程度的改变密切相关。

8. 零金碎玉　对于尖锐湿疣的治疗,许铣认为除了综合运用中西医疗法、内外同调外,对患者进行心理疏导也十分重要。许铣在接诊此类患者时,首先耐心听患者倾诉,并帮助患者树立信心,消除恐惧心理。其次,许铣会详尽告知患者的诊疗方案及相关注意事项,取得患者的信任与配合,共同战胜疾病。

（樊　竹）

参考文献

[1] 中华医学会皮肤性病学分会,中国医师协会皮肤科医师分会,中国康复医学会皮肤性病委员会.中国尖锐湿疣临床诊疗指南(2021 完整版)[J].中国皮肤性病学杂志,2021,35(4):359-374.

[2] 崔炳南,许铣,赵岩松,等.复方杠柳液外用治疗尖锐湿疣临床观察及对离体人乳头瘤病毒 DNA 的影响[J].中国中西医结合杂志,2005(5):392-396.

[3] Fan Z,Wang S,Xu C,et al. Fu Fang Gang Liu aqueous extract inhibits the proliferation of HeLa cells by causing deoxyribonucleic acid damage[J]. Journal of Ethnopharmacology,2023,304:116083.

第5章 经验方

一、丹蛇解毒方

来源：自拟方。

组成：丹参15g，乌梢蛇10g，赤芍10g，白芍10g，土茯苓15g，草河车10g，郁金10g，石斛10g，白花蛇舌草15g，苍术10g，茯苓10g，甘草6g。

功用：凉血活血，搜风解毒，以祛顽疾。

方解：斑块状银屑病病机是血瘀风燥，气血运行失畅，以致经脉阻滞，气血瘀结，肌肤失养。蛇类药（乌梢蛇、白花蛇），搜风达邪，克久郁肌肤之顽疾，以此为君，伍以活血脉之品（丹参等），可克慢性动风血瘀之结。许铣据此又伍以清热解毒，育阴行气之味，治疗斑块状银屑病，临床疗效颇佳。方中以丹参、乌梢蛇为主药，丹参活血化瘀专入血分，在体内达脏腑而化瘀滞，在肌表利关节而通经络；乌梢蛇药性走窜，具祛风通络之功，主治诸痒风疹、皮肤不仁、顽痹诸风；土茯苓、草河车、白花蛇舌草、赤芍清热解毒，除湿止痒为臣药；白芍、石斛养血敛阴；郁金活血行气，以助主药活血解毒搜风之功为佐药；茯苓健脾除湿，甘草调和诸药，两药合用顾护胃气，以防诸药久服伤胃为使药。

主治：稳定期斑块状银屑病患者。症见皮肤损害黯红，有中等量鳞屑，痒或不痒，舌质黯红，脉涩或细缓。

临床应用及加减化裁：本方可用于稳定期斑块状银屑病患者的基础治疗。亦可加减用于治疗掌跖脓疱病、慢性角化性湿疹、神经性皮炎、皮肤淀粉样变、皮肤瘙痒症等。

皮肤浸润性肥厚、色紫黯、久不愈者，加三棱、莪术；鳞屑较厚者，加当归、鸡血藤；皮损干燥，伤阴甚者，加玉竹、沙参；皮损色红，舌红者，加生地黄、牡丹皮；有新发皮损者，加北豆根、白英；瘙痒甚者，加磁石、生龙骨、生牡蛎。

验案举要：刘某，男，22岁。四肢、躯干反复出现红色斑块、鳞屑10年，加重2个月。10年前外感后双下肢出现红色斑片伴鳞屑，轻度瘙痒，于当地医院皮肤科就诊，考虑“寻常型银屑病”，外用药物后好转。此后皮疹反复发作，冬重夏轻。2个月前，因“复发扁桃体炎”，皮疹泛发，遂来门诊就诊。检查：躯干及四肢散在大小不等黯红色肥厚斑块，双下肢为重，部分融合成片，边界清楚，周围炎性红晕不明显，表面覆盖片状银白色鳞屑，不易剥脱，基底炎性反应不明显，也无明显点状出血现象，周身未见脓疱及关节改变。西医诊断“银屑病”；中医诊断：白疕。证属血瘀风燥。予方药；丹蛇解毒方汤加生地黄30g，牡丹皮15g，川牛膝10g，白英15g。30剂，水煎服，每日1剂。二诊：服上方30剂后，皮损明显减轻，较前变薄，鳞屑减少，无明显瘙痒，时有自汗。丹蛇解毒方加生地黄30g，牡丹皮15g，浮小麦30g，五味子10g，白英15g，白茅根10g，北豆根10g。35剂，水煎服，每日1剂。2014年7月15日复诊：皮损消退变平，双下肢遗留色素沉着斑。

临床参考：许铣治疗银屑病，强调必须抓住几个关键：①抓住早期治疗，注意病灶和发病诱因，特别是早期上呼吸道感染，如咽炎、扁桃体炎，合理应用清热解毒凉血法，病则顺势而消；②注意滋阴养血，血热型在应用凉血、清热解毒药同时，适当酌加滋阴药，如生地黄、石斛、玉竹等，防血热伤阴而恋邪，为后期皮损完全愈合打好基础；③不要无限制地使用凉血清热药，长期大量使用苦寒清热药会伤及脾胃，又可能会造成寒凝血瘀而形成斑块顽固难消；④银屑病在早期和进行期要抓紧时间有规律辨治，已呈慢性状态者应从心身方面调节，合理用药治疗，宜缓不宜急，避免滥用激素及其他免疫调节剂。

许铣特别强调，为了预防和减少银屑病复发，应在好发季节适当服用预防性中药，在皮损基本消退后也应该继续服一段时间中药巩固疗效。

（杨　佼）

二、丹蛇除湿方

来源：自拟方。

组成：丹参 30g，白花蛇舌草 15g，赤芍 10g，白芍 10g，牡丹皮 15g，生地黄 30g，拳参 10g，萆薢 15g，炒苍术 10g，石斛 10g，郁金 10g，土茯苓 15g，茯苓 10g，甘草 6g。

功用：凉血活血，除湿解毒。

方解：银屑病多从血分论治，但也可兼夹他邪。《疡科心得集》有言："在下部者，俱属湿火湿热，湿性下趋故也。"临床常见银屑病下肢皮疹迁延难愈者，斑块肥厚，表面潮红肿胀，覆有厚痂屑，属血热兼有湿邪。丹参苦微寒，活血养血，白花蛇舌草清热解毒，用以治疗热毒所致诸症。生地黄甘苦寒，能清热凉血，养阴生津。生地黄与牡丹皮、赤芍配伍应用，用以凉血清热、活血散血，取“热入血分，恐耗血动血，直须凉血散血”之意。土茯苓甘淡而平，解毒消肿；苍术祛风健脾燥湿，茯苓健脾除湿，甘草调和诸药。方中丹参、生地黄、牡丹皮、赤芍、郁金清热凉血活血，萆薢、苍术、茯苓、白花蛇舌草、土茯苓清热解毒，除湿通淋，使邪从小便而去，符合“其下者，引而竭之”的因势利导思想。为防渗利太过，以白芍、石斛顾护阴津。诸药合用，起到凉血活血，除湿解毒之效。

主治：血热兼湿的斑块型银屑病患者。症见皮疹下肢为重，皮损表面潮红，痂屑厚，舌红、苔腻，脉弦滑。

临床应用：或有双足肿胀、纳差等脾虚湿困症状者，加厚朴、陈皮；小便黄者，加竹叶、生甘草；后期浸润不明显，鳞屑干燥成层伤阴者，加玉竹、沙参。

验案举要：孙某，男，31 岁，2022 年 1 月 28 日首诊，头皮、四肢躯干红斑鳞屑反复 7 年，初发为头皮，渐延及四肢躯干。就诊于外院，诊为“银屑病”，治疗不详，皮疹时有反复，冬季较重。现躯干、四肢大小不等皮疹，鳞屑多，时有瘙痒。查体：一般情况良好，各系统检查无异常发现。皮肤科情况：头顶、两肘散在红斑，腰背、两胫前肥厚浸润性红斑，表面覆有厚痂屑。舌暗红、苔微黄，脉弦细。西医诊断：寻常型银屑病；中医诊断：白疕，血热夹湿证。治法：凉血活血，除湿解毒。处方：丹参 30g，萆薢 15g，菝葜 15g，白鲜皮 15g，生地黄 30g，牡丹皮 15g，赤芍 15g，白芍 15g，石斛 15g，玉竹 15g，炒苍术 10g，茯苓 10g，甘草 6g。水煎服，每日 2 次。艾叶 60g，土大黄 30g，白英 15g，白茅根 15g，白鲜皮 15g。水煎外洗，每日1次。辅以西药口服维生素B_6、叶酸、盐酸西替利嗪片。配合硅霜全身保湿，青鹏软膏或派瑞松软膏皮损处外用。二诊：2022年2月18日，服药治疗2周，红斑减淡，斑块变薄，瘙痒减轻。

注意事项：肥厚干燥皮疹要注意保湿，日常可外用硅霜，不限次数，随时外涂，保护皮肤屏障，有利于皮疹恢复。

（刘　俐　丁　旭）

三、消痤方1：蛇丹合剂方

来源：枇杷清肺饮。

组成：连翘10g，夏枯草15g，丹参15g，益母草10g，白花蛇舌草15g，苍术10g，茯苓10g，甘草6g，枇杷叶10g，黄芩10g。

功用：清热解毒祛湿，软坚活血散结。

方解：基于痤疮脾胃湿热的基本病机，许铣确立痤疮治疗基本法则是清热祛湿。同时，许铣强调“以通为用”的原则，临床上注重调节患者排大便及月经的通畅。此方为治疗辨证为热证、阳证的痤疮、酒渣鼻患者，表现为颜面皮肤潮红，皮损以丘疱疹为主，油性皮肤或混合性皮肤，故以连翘、夏枯草为君药，清肝肺之热。佐以枇杷叶、黄芩，清上焦之热。在经验用药方面，许铣治疗痤疮的基本药物是益母草、丹参、白花蛇舌草三味药物，并随证加减。其中益母草清热解毒，养血活血，现代药理研究有降低雄性激素，提升雌性激素水平的作用。丹参凉血活血，现代药理研究其有抗细胞角化，促进毛囊口打开，利于皮脂排出的作用，可以起到改善肤质的效果。白花蛇舌草清热解毒，现代药理研究其有杀菌抑菌，提高免疫力的作用。苍术、茯苓健脾燥湿，甘草调和诸药。

主治：痤疮、酒渣鼻属热证、阳证者。临床表现为颜面皮肤潮红，皮损以丘疱疹为主。

临床应用及加减化裁：本方是许铣根据痤疮的发病机制和临床证候，在《医宗金鉴》"枇杷清肺饮"的方义之下，结合现代药理研究进展，将之化裁为治疗痤疮为主的"消痤方"。具有清热解毒祛湿，软坚活血散结功效，针对目前国际改良分级法的1～2级，乃至3级痤疮。若与西药联合，效果更佳。

2～3级痤疮皮损较红，以丘疹、小结节为主者，患者兼有喜冷饮，舌红，脉滑数等症，加地丁10g，野菊花10g，蒲公英10g，以清热解毒，清上焦热；皮损以小囊肿、结节为主，色红或色黯红，可见有痤疮瘢痕，皮损较深，损伤达到真皮层，舌黯红，患者工作压力大，情绪急躁，脉弦或弦数等症，加玄参10g，牡蛎10g，浙贝母10g，赤白芍各15g，清肝泄热，软坚散结；颜面潮红，鼻尖鼻周皮损严重，舌红者，加生石膏20g，知母10g，清肺胃之热；伴有月经不调，性急，胸胁胀痛，痛经患者，加柴胡10g，香附10g，桃仁10g，红花10g，疏肝理气化瘀。

验案举要：裴某，女，24岁。初诊：2014年6月24日，面部丘疹伴脓疱反复发作2年加重1个月。患者面部痤疮反复，曾用过多种方法包括口服及外涂消炎药物、中药及美容院的治疗，但效果均不显著。就诊时见米粒大小红色丘疹遍布面颊及前额部，面颊部丘疹融合成片，色红，尖部有脓疮。面部出油较多，平素嗜食油腻、辛辣食物，月经前症状加重，并伴有痛经，大便不调，一或二日一行。舌红、苔薄黄，脉弦细滑。西医诊断：痤疮，毛囊炎。中医：证属湿热兼血瘀。治疗以清热除湿。予方药：消痤方加苦地丁 15g，三颗针 15g，地骨皮 10g，百部 10g，北沙参 10g，竹茹 10g。水煎服，每日 1 剂。外治以清热解毒控油为主，方药：生何首乌 15g，柿蒂 15g，黄芩 15g，马齿苋 15g，白鲜皮 15g。水煎外敷。二诊：2014 年 7 月 8 日。面部皮损明显改善，仅有散在丘疹及色素沉着。

注意事项：①患者需注意饮食禁忌，少食甜食，如巧克力、奶油蛋糕等，忌食肥肉、油炸食物等油腻之品。②患者需注意作息规律。③清洁对于痤疮患者非常重要，应用温水清洁面部，每日 2～3 次。同时建议患者毛巾每日消毒晾晒，防止重复感染。

（杨 佼）

四、消痤方 2：丹参散结方

来源：消瘰丸化裁。

组成：丹参 15g，益母草 15g，玄参 10g，生牡蛎 15g，浙贝母 10g，夏枯草 15g，连翘 10g，赤白芍各 10g，苍术 10g，茯苓 10g，甘草 6g。

功用：凉血活血，化瘀散结。

方解：丹参散结方为许铣以古方“消瘰丸”（玄参，生牡蛎，浙贝母）合以活血化瘀之品衍生而来，主治各种表现为结节，慢性苔藓化，肥厚的皮损状态皮肤病，中医皮损辨证为血瘀证,治疗以活血化瘀为法。方中丹参、益母草共为君药。丹参活血、凉血、散瘀,《本经》言其“(除)寒热积聚;破癥除瘕”;益母草活血祛瘀,利水,《本经》:“主瘾疹痒。”《本草求原》:“清热,凉血,解毒”。二味合用,共奏凉血活血之功效。玄参清热凉血,泻火解毒,滋阴,生牡蛎、浙贝母软坚散结,三味合而消瘰,共为臣药;夏枯草清热泻火,散结消肿,赤白芍共用以柔肝理气,凉血养血,三药均入肝,共为佐药,此也体现了许铣调情志,从“肝”论治皮肤病的思想。苍术、茯苓以健脾燥湿,甘草为使药,调和诸药。

主治:囊肿型痤疮,症见颜面丘疹,小结节,囊肿,皮损部位深,部分合并头颈部、腋下毛囊炎;结节性痒疹,症见孤立丘疹,结节,色黯,瘙痒难忍;神经性皮炎,症见皮损浸润,肥厚,苔藓化,色黯,瘙痒为甚;结节性红斑,症见下肢黯红或紫红色疼痛性炎性结节;淋巴瘤样丘疹病;皮肤淀粉样变等。

临床应用及加减化裁:本方可用以治疗大小结节,囊肿,纤维化,苔藓样变等一类皮肤病。瘙痒为甚者,加生龙牡、磁石、徐长卿;痰湿内阻者,加半夏、陈皮、生薏苡仁、苍术;囊肿较深者,加生薏苡仁、附子、败酱草;心情烦躁,易怒者,加柴胡、香附、夏枯草、龙胆草;眠差者,加珍珠母、磁石、酸枣仁、远志、茯神。

验案举要:孙某,男,46 岁。患者全身散在丘疹、小结节伴瘙痒 2 年。患者 2 年前自觉无明显诱因躯干、四肢出现丘疹、小结节伴有瘙痒,自行外用药膏皮疹不消退,每发作及加重与饮食、季节、情绪等均无明显关系。曾在北京等多家医院就诊,病理显示为“淋巴瘤样丘疹病”,给予黑光,中西药物治疗均无明显效果。就诊时躯干、四肢散在红斑丘疹、结节,轻度瘙痒,口干,心烦,饮食可,小便黄,大便偏干,睡眠多梦。查体:一般情况好。皮科情况:躯干、四肢散在绿豆大坚硬的淡红色偏皮色丘疹、结节,表面无鳞屑,口腔黏膜无破溃,指(趾)甲正常。舌尖红、苔黄腻,脉细滑。病理结果未见。既往体健,否认药食物过敏史。否认家族遗传病史。诊断:淋巴瘤样丘疹病。治疗以解毒除湿,活血软坚。①予方药:玄参 10g,生牡蛎 15g,浙贝母 10g,夏枯草 15g,赤白芍各 15g,白鲜皮 15g,蛇舌草 30g,半枝莲 15g,鸡血藤 10g,苍术 12g,茯苓 10g,生甘草 6g,生山楂 15g。14 剂,水煎服。②雷公藤多苷片 20mg,每日 3 次,口服。③维生素 C 片 200mg,每日 3 次,口服。④盐酸西替利嗪片 10mg,每日 1 次,口服。⑤止痒润肤霜外擦皮损处。二诊:患者服上药 2 周后,皮疹好转,遂自行服上药 2 个月余复诊,全身丘疹、结节大部分消退,仍有少量新出丘疹、结节,瘙痒,口干口渴,饮食、睡眠及二便均正常。舌红苔薄白,脉细滑。上方去生山楂、鸡血藤、白鲜皮,加丹参 30g,乌蛇 10g,延胡索 10g,黄芩 10g,鳖甲 10g,桂枝 6g,百部 10g。30 剂,水煎服。余治疗不变。三诊:2013 年 1 月 22 日。患者继续治疗近 2 个月后复诊,全身皮疹基本消退,无痒痛,饮食、睡眠及二便均正常。舌红、苔薄白,脉细滑。上方加黄精 10g,继续巩固治疗 30 剂。

注意事项:有海鲜过敏者,应注意加减化裁。

(杨　佼　丁　旭)

五、消痤方3:复方蛇草汤

来源:益痤汤化裁。

组成:白花蛇舌草30g,黄芩10g,连翘10g,丹参30g,益母草30g,生石膏30g,夏枯草15g,龙胆草10g,白蒺藜30g,苍术10g。

功用:清热解毒,活血消痈。

方解:方中君药白花蛇舌草清热、利湿、解毒,为痤痱痈疡的要药;黄芩、连翘为臣药,一方面助君药清热解毒,另一方面可清肺胃湿热,消痈散结;丹参、益母草、生石膏、夏枯草、龙胆草和白蒺藜,清利肝胆、肺胃湿热,软坚散结,平肝疏肝、活血凉血共为佐使,苍术偏温健脾胃,反佐大量苦寒之品以防伤胃。

主治:寻常痤疮,症见面部、胸背部黑头粉刺、丘疹、脓疱,囊肿和结节,皮脂分泌过盛。

临床应用及加减化裁:本方可用以囊肿、结节为主的寻常痤疮。若皮损较红,以丘疹,丘疱疹为主的,兼有喜冷饮,舌红,脉滑、数等症,予金银花、连翘、紫花地丁、蒲公英以清热解毒,清上焦热;皮损以囊肿、结节为主,色红或色暗红,可见有痤疮瘢痕,皮损较深,舌暗红,兼有情绪急躁,脉弦或弦数,可予夏枯草、玄参、浙贝母、赤白芍以清肝泄热,软坚散结;伴有颜面潮红,鼻周皮损明显,舌红者,予枇杷叶、生石膏、知母、黄芩清肺胃之热;伴有月经不调,性急,胸胁胀痛,痛经者,予柴胡、香附、红花、桃仁疏肝理气化瘀;痰湿内阻,加半夏、陈皮、生薏苡仁、苍术等健脾;伴有眠差者,加珍珠母、磁石、酸枣仁、远志、茯神等。

验案举要：石某，女，27 岁。患者面部皮疹 2 年。2023 年 2 月 9 日初诊。患者 2 年前面部出现毛囊性丘疹、结节，就诊时面颊、下颌可见毛囊性丘疹、结节，自诉月经前加重，月经错后，量大，偶有痛经，眠可，大小便调。皮肤科情况：面颊、下颌部散在分布红色丘疹、结节，顶端有脓头。舌尖红、苔薄黄，脉滑。治疗以清热解毒。活血消痈。①予方药：白花蛇舌草 15g，丹参 15g，蒲公英 15g，苦地丁 15g，夏枯草 15g，益母草 15g，三颗针 15g，苍术 10g，茯苓 15g，生甘草 6g。②替硝唑片 0.5g，每日 1 次，口服。③阿莫西林克拉维酸钾分散片 228.5mg，每日 4 次，口服。④制何首乌 15g，柿蒂 15g，黄芩 15g，马齿苋 15g，山楂 15g。水煎外洗，每日 1 次。2023 年 2 月 24 日复诊：患者服上方 2 周，少量新发皮损，原有丘疹、结节消退，饮食、睡眠及大小便均正常。舌红，苔薄白，脉细滑。上方加当归 10g，连翘 10g，继续巩固治疗 14 剂。

（杨　佼　曲圣元）

六、消痤方 4：解毒散结方

来源：许铣“消痤方”。

组成：蒲公英 15g，苦地丁 15g，夏枯草 15g，白花蛇舌草 15g，丹参 30g，益母草 15g，三颗针 15g，连翘 10g，苍术 10g，茯苓 10g，甘草 6g。

功用：清热解毒祛湿，软坚活血散结。

方解：此方为许铣在其“消痤方”的基础上进一步化裁而成。基于痤疮脾胃湿热的基本病机，许铣确立痤疮治疗基本法则是清热解毒、散结祛湿。对于部分患者以面部炎性丘疹、脓疱为主要表现，热毒表现较为突出的情况，要注重清热解毒药的使用，配合活血化瘀药散已成形之毒。此方为治疗辨证为热毒炽盛证的轻、中度痤疮患者，热毒结聚，酝酿成脓，故表现为颜面部泛发炎性丘疹、脓疱为主。全方以蒲公英、苦地丁、白花蛇舌草为君药，清热解毒。益母草清热解毒，养血活血；连翘、夏枯草，清肝肺之热兼能软坚散结；丹参凉血活血散瘀，共为臣药。苍术、茯苓健脾燥湿；三颗针清热解毒，兼能活血散瘀，俱为佐药。甘草调和诸药，为使药。在经验用药方面，益母草、丹参、白花蛇舌草三味药物亦是许铣治疗痤疮常用的药物。现代药理研究，益母草有降低雄性激素，提升雌性激素水平的作用；丹参有抗细胞角化，促进毛囊口打开，利于皮脂排出的作用，可以起到改善肤质的效果。白花蛇舌草可以杀菌抑菌，提高免疫力。

主治：轻、中度寻常痤疮属热毒炽盛证者。临床表现为颜面部泛发炎性丘疹、脓疱为主。

临床应用及加减化裁：本方是许铣在其“消痤方”基础上加入部分清热解毒药物，使全方侧重于清热解毒，适用于热毒结聚、酝酿成脓，以面部泛发炎性丘疹、脓疱为主的炎性表现明显的寻常型痤疮，具有清热解毒祛湿，软坚活血散结功效。若患者兼有纳食少、腹胀、苔腻等饮食积滞之症，加焦山楂 10g，焦神曲 10g，焦麦芽 10g，消食化积；皮损色红或色黯红，兼工作压力大，情绪急躁，舌红、苔黄腻，脉弦或弦数等肝胆湿热之症，加龙胆草 6g，黄芩 10g，柴胡 10g，清热除湿，泻肝胆火；皮损集中于鼻部及面颊，舌红苔黄者，加生石膏 20g，知母 10g，枇杷 10g，清肺胃之热；伴有月经不调、胸胁胀痛、痛经者，加柴胡 10g，香附 10g，桃仁 10g，红花

10g，疏肝化瘀。

验案举要：练某某，女，44岁。初诊：2022年11月4日。面部炎性丘疹脓疱反复5年，加重伴面部红斑1年。患者面部大量炎性丘疹及少量脓疱反复发作，曾用过多种方法，包括口服维A酸及外涂消炎药物、阿达帕林凝胶、口服中药汤剂治疗，但效果均不显著。就诊时见面部大小不等红色丘疹，部分融合成片、尖部有脓疱。有少量结节，遗留暗红色瘢痕。面部出油较多，平素嗜食油腻、辛辣食物。畏寒，纳少，腹胀，矢气多，大便不调，一或二日一行。月经周期规律，月经色红，月经量正常，无痛经、无血块。舌红、苔黄腻，脉弦滑。西医诊断：痤疮，毛囊炎。中医：证属热毒炽盛。治则：清热解毒祛湿，活血散结。方药：蒲公英15g，苦地丁15g，夏枯草15g，白花蛇舌草15g，三颗针15g，连翘10g，麸炒苍术10g，白鲜皮15g，茯苓10g，甘草片6g，木香10g，焦山楂10g，焦神曲10g，焦麦芽10g。水煎服，每日1剂。外治以清热解毒控油为主，方药：生何首乌15g，柿蒂15g，黄芩15g，马齿苋15g。水煎外敷。2022年11月15日二诊：面部皮损明显改善，炎性丘疹及脓疱减少，面部结节减少，纳少、腹胀、矢气多等症状均改善。

注意事项：①患者需注意饮食禁忌，少食甜食，如巧克力、奶油蛋糕等，忌食肥肉、油炸食物等油腻之品。②患者需注意作息规律。③注意面部清洁，用温水每日清洁面部，配合“四季汤”冷湿敷。同时建议患者毛巾每日消毒晾晒，防止重复感染。

（孔 倩）

七、荨麻疹方1:调营益卫汤

来源:玉屏风散、桂枝加龙骨牡蛎汤。

组成:黄芪30g,白术10g,防风10g,桂枝6g,白芍15g,茯苓10g,荆芥10g,生龙骨15g,生牡蛎15g,生姜10g,大枣10g,甘草6g。

功用:益气固表,调和营卫。

方解:本方是玉屏风散合桂枝加龙骨牡蛎汤化裁而成。玉屏风散补脾益肺,益气固表;桂枝加龙骨牡蛎汤调和营卫兼以固涩潜阳,正如《医门法律》曰:“用桂枝汤调其营卫羁迟;脉道虚衰,加龙骨、牡蛎,涩止其清谷、亡血、失精。一方而两扼其要,诚足宝也。”

方中黄芪为君,甘温补气,补在表之卫气,运用大剂量(30g)助卫气以密腠理,固玄府而御风。白术、荆芥、防风、桂枝、白芍、龙骨、牡蛎俱为臣药,白术可健脾和胃以温分肉、肥腠理且可助君药黄芪以增强益气固表之功,共奏培土御风之效;荆芥、防风疏风解表、为“治风通用之品”,有开腠理祛风散邪之效,与黄芪配伍,使内有所据,使风邪去而不复;桂枝辛温从阳而扶卫,白芍酸寒敛阴而益营,桂枝白芍相合,一辛一酸,一散一敛,有通阳固阴、调和营卫之功,与黄芪配伍,益卫以和营;龙骨、牡蛎辅阴,同时寓“涩以固之”之意。二者相合能收摄浮阳敛阴,重镇安神以止痒,与黄芪配伍,卫固而荣守。生姜、大枣、茯苓俱为佐药,生姜合大枣养胃和中,顾护中气,茯苓健脾利水。甘草为使药,调和诸药同时有调和中气、安内攘外之能,诸药相合,共奏益气固表、调和营卫之效,标本兼治。

主治：慢性荨麻疹之风团迁延不愈，遇冷遇热易发，发时瘙痒难忍，于午后、夜晚出现或加重或伴自汗盗汗、心悸失眠多梦、不耐寒热、舌淡、苔薄，脉无力等症状患者。

临床应用及加减化裁：无论是风邪外袭还是风邪浸淫，常在临床中酌情配伍凉血活血之品，如生地黄 30g，牡丹皮 15g，赤芍 15g，寓“治风先治血，血行风自灭”之意，又防风邪稽留，化热伤阴。兼心肝火旺、脾气急躁者，加黄芩 6g，柴胡 10g，以清热泻火；兼大便欠畅者，加生大黄（后下）3g，泻下通便；病久不愈、营血内虚者，配伍生地黄 30g，白芍 15g，养血滋阴和营。在治疗过程中时刻注意卫气营血之变化，于患者复诊时将药方予以加减，以防滋生变证，迁延难愈。

验案举要：邓某，女，32 岁，初诊：2021 年 12 月 14 日。皮肤划后起风团 1 年，临床症见：全身散在大小不等红色风团，皮肤划痕症（+），皮肤瘙痒，抓后随手起红色条块，夜间发作明显，瘙痒夜甚，眠差。舌红、苔黄，脉弦细。西医诊断：人工荨麻疹；中医诊断：瘾疹，证属营卫失和，阴虚风动；治则：调和营卫、育阴潜阳。方药：黄芪 30g，防风 10g，白术 10g，桂枝 6g，白芍 15g，赤芍 15g，荆芥 10g，五味子 10g，白鲜皮 15g，生龙骨 15g，生牡蛎 15g，磁石 10g，茯苓 10g，甘草 6g。14 剂，水煎服，每日 1 剂，每日 3 次。配合口服：西替利嗪 10mg，每日 1 次；依巴斯汀 10mg，每日 1 次。2022 年 4 月 22 日二诊：服用西替利嗪后困乏，皮肤抓后尚有风团，皮肤划痕症（±），瘙痒明显，睡眠好时症状减轻，服西替利嗪片 1 片能完全控制，晨起能消退。畏寒畏热，舌红绛、苔薄白，脉弦细。证属营卫失和，血热风动。上方去龙骨、牡蛎、磁石加僵蚕 10g，生地黄 30g，牡丹皮 15g。14 剂，煎服法同上。配合口服：依巴斯汀 10mg，每日 1 次。2022 年 6 月 7 日三诊：药后皮疹稳定，皮肤划痕症（±），大便偏稀，睡眠较好。舌暗红、苔薄白，脉弦细。证属营卫失和，心脾两虚。治则：调和营卫，补益心脾。上方去僵蚕，改生地黄为 15g，加党参 10g，苍术 10g。14 剂，煎服法同上。配合口服：依巴斯汀 10mg，每日 1 次。2022 年 8 月 19 日四诊：药后瘙痒好转，已不影响睡眠，已停西药口服，皮肤划痕症（—）。随访患者诉未再复发。

注意事项：嘱患者忌食烟、酒、辣椒等辛辣刺激之品。晚上勿加餐，以免增加脾胃负担，使脾健则诸病难生。同时嘱咐患者放松心情，减少搔抓。

（曾　雪）

八、荨麻疹方 2：调肝疏风汤

来源：玉屏风散、逍遥散、荆防败毒散。

组成：荆芥 10～15g，防风 10～15g，黄芪 15～30g，炒白术 15g，柴胡 9～12g，茯苓 10g，甘草 6g。

功用：调和肝脾，益气疏风。

方解：本方为许铣根据玉屏风散、逍遥散、荆防败毒散三方加减化裁而成。方中荆芥辛温，防风甘温，能够散风、解表、透疹，并为君药。《雷公炮制药性解》曰："黄芪之用，专能补表，肺主皮毛，脾主肌肉，皆表虚也，故咸用之。"黄芪味甘，微温，能够益气固表。《本草经解》记载，白术"脾者为胃行其津液者也，脾湿，则失其健运之性而食不消矣；术性温益阳，则脾健而食消也"。炒白术有补气健脾、燥湿利水的功效，与防风、黄芪配伍使用能够益气固表。柴胡味苦、辛，微寒，归心包、肝、胆、三焦经。《医学衷中参西录·柴胡解》提到“肝气不舒畅者，此能舒之”。指出柴胡具有疏肝理气的作用。柴胡、茯苓、甘草三药配伍出自逍遥散。《女科要旨·调经门》中论述逍遥散“女子善怀，每多忧郁，此方解肝郁也，而诸郁无不兼治”。

主治：慢性荨麻疹患者，症见周身风团，瘙痒，遇风加重，中年女性常伴有睡眠差或压力而情绪急躁，属肝脾失调，血虚生风证者。

临床应用及加减化裁：若皮损色红，发作频率较高，风团多在白天发作，舌红、苔薄白或黄，脉数的患者，为兼有血热证，辅以凉血消风为法，配以皮炎汤加减，药选生地黄30g，牡丹皮15g，赤芍15g；若皮损色淡，发作不规律，夜间为甚者，兼有口干，心烦等症，伴有舌红少苔，脉细者，为兼有阴虚内热者，配以青蒿鳖甲汤加减：药选青蒿15g，鳖甲9g，地骨皮10g，银柴胡10g；若患者因瘙痒难忍影响睡眠，予生龙骨20g，生牡蛎20g，磁石20g，酸枣仁15g，远志10g，以重镇止痒，宁心安神；心烦易怒者，予夏枯草15g，栀子10g，淡豆豉10g，清肝除烦；女性伴有月经不调，经前乳房胀痛者，予当归10g，益母草15g，香附15g，行气养血。

验案举要：陈某，女，38岁，全身红斑风团伴瘙痒反复发作4年。患者4年前因食海鲜后全身出现红斑、风团伴瘙痒，自行服用抗组胺药物后皮疹消退。此后4年间皮疹反复发作，午后、夜间及搔抓后瘙痒加重，影响睡眠，辗转上海等多家大医院，均无明显效果，服抗过敏药物皮疹亦不能消退。就诊时全身泛发红斑风团，搔抓后更明显，此起彼消，遇风冷加重，心急心烦，饮食不香，小便黄，大便偏干，腰时痛，睡眠差，多梦易醒。查体：一般情况好。皮肤科情况：全身散在风团，随起随消。皮肤划痕症(＋)。舌红、苔薄少，脉细弦。既往体健，否认药、食物过敏史。否认家族遗传病史。诊断：慢性荨麻疹。治则：凉血养阴，益气祛风。方药：黄芪 30g，白术 10g，防风 10g，荆芥 10g，地骨皮 10g，银柴胡 10g，五味子 10g，僵蚕 10g，藁本 10g，生地黄 30g，牡丹皮 15g，赤白芍各 15g，生龙牡各 15g，煅磁石 10g，茯苓 10g，生甘草 6g，狗脊 10g。14 剂，水煎服。雷公藤多苷片 10mg，每日 3 次，口服。盐酸西替利嗪片 10mg，每晚 1 次，口服。二诊：2 周后复诊，服上药 1 周后皮疹就基本消退，无明显瘙痒，仍有划痕，偶尔大便溏，每日 2 次，饮食可，睡眠较前好转，舌嫩红少津，脉细弦。上方去银柴胡加鸡血藤 15g，白茅根 15g，继续服用 28 剂。三诊：皮疹无反复，已停抗过敏药物，皮肤划痕症不明显，消退得很快，饮食、大小便好，睡眠好转，易醒，舌嫩红、少津，脉细弦。调整方药：黄芪 30g，白术 10g，防风 10g，生地黄 30g，牡丹皮 15g，地骨皮 10g，银柴胡 10g，鸡血藤 15g，丹参 30g，益母草 15g，磁石 10g，生龙牡各 15g，荆芥 10g，五味子 10g，酸枣仁 15g，远志 10g，茯苓 10g，生甘草 6g。14 剂，水煎服。

注意事项：许铣常嘱咐各类慢性荨麻疹患者注意休息，保证充足睡眠，这是慢性荨麻疹治愈的关键；同时调整情绪，保持愉悦心情对疾病恢复大有裨益。

临床参考：许铣认为，治疗慢性荨麻疹除尽量避免外界诱因，调整患者本身状态，达到气血调和、脏腑平衡的状态，正气来复则疾病自愈。现代社会生活节奏快，患者普遍工作压力大，作息不规律，睡眠质量较差，而慢性荨麻疹患者，因病程较长，夜间瘙痒明显，更加影响睡眠，导致气血不能通过睡眠得到较好调整，亦使疾病加重，久而久之而成恶性循环。据此，许铣认为，荨麻疹发生的核心病机由肝气升发失调，肺气肃降失司，脾气卫外不足，三者共同作用，至营卫失调，腠理开阖失司，内外风、寒、热之邪聚于肌肤腠理。

许铣提出慢性荨麻疹之"风邪"应注重辨内风和外风。若首次发作兼有外感症状，或因饮食不洁，进食辛辣海鲜发物后而发，则辨为"外风"，当从脾肺论治，以补肺健脾为法；若在劳累或情志失调后发作，则辨为"内风"，当从肝脾论治，以调和肝脾，或清肝重镇为法。

（杨　佼）

九、龙芩除湿汤

来源：龙胆泻肝汤。

组成：龙胆草 10g，黄芩 10g，茯苓 10g，泽泻 10g，车前草 10g，苦参 10g，白鲜皮 15g，滑石粉 15g，甘草 6g，藿香 15g。

功用：清热祛湿。

方解：本方由龙胆泻肝汤化裁而成。方中龙胆草，味苦，性寒，清热燥湿，并有息风止痒之效为君药；黄芩、苦参、白鲜皮，苦寒清热燥湿，可增强龙胆草清热除湿之功为臣药。其中苦参、白鲜皮主治疮毒疥癣，皮肤痒疹且均有祛风之功，为许铣治疗因"湿"所致瘙痒性皮肤病常用药。《药性论》记载，苦参可"治热毒风，皮肤烦躁生疮"；白鲜皮可"治一切热毒风，风疮，疥癣赤烂"。二者合用，亦可增强龙胆草泻肝经湿热之功效;茯苓增强脾之运化功能以除湿。滑石、泽泻、车前草清热利湿,使湿邪从小便而出。藿香芳香化湿,除肌表腠理之湿,亦可增强茯苓健脾功效,上五味共为佐药;甘草补脾同时调和诸药,为全方使药。此方是在龙胆泻肝汤基础上加减化裁而来,增强了化湿之效。同时,急性湿疹患者瘙痒剧烈,心烦急躁,龙胆草、苦参、白鲜皮共用可增强清肝泄热之效,助患者情绪平稳。另方中祛湿诸药共用,清热燥湿,淡渗利湿,健脾除湿,芳香化湿并用,使“湿邪”从不同途径“代谢”出去。

主治:急性、亚急性湿疹,症见皮损以丘疹,丘疱疹,渗出为主;带状疱疹急性期,症见皮损表现为红斑、簇集型水疱,疱液晶莹,疼痛等,属湿热蕴结之证者。

临床应用及加减化裁:带状疱疹者,加板蓝根、大青叶;下肢湿疹者,加川牛膝、黄柏;合并过敏性皮炎者,加乌梅、五味子;瘙痒明显者,加生龙骨、生牡蛎、磁石;渗出明显,加萆薢、白茅根、赤小豆。

验案举要:患者,女,60岁。双上肢斑丘疹反复发作2个月。患者开始自觉双上肢发痒,继而皮肤潮红,出现皮疹,向上蔓延,灼热瘙痒,夜不能寐,曾于外院外用激素药膏治疗未见明显好转。现见双上肢散在斑丘疹,部分融合成片,边界不清,局部有渗液,轻度糜烂结痂,舌红、苔黄,脉弦数。诊断:湿疹,证属湿热蕴肤。治则:清热祛湿。方药:龙芩除湿汤加减。龙胆草10g,黄芩10g,茯苓10g,泽泻10g,车前草15g,苦参10g,白鲜皮15g,滑石粉15g,甘草6g,麸炒苍术10g。14剂。外用:关黄柏15g,生地榆15g,白鲜皮15g,马齿苋15g,明矾3g。水煎,冷敷患处,每日1次。2周后复诊:皮损较前明显减轻,无明显渗液,瘙痒减轻。

注意事项:①湿疹患者,嘱避免搔抓,服药期间暂忌食海味。②带状疱疹患者,嘱勿劳累,清淡饮食。③虚证患者,本方需加减化裁使用。

(杨 佼)

十、四季汤

来源:自拟方。

组成:生何首乌 15g,柿蒂 15g,黄芩 15g,马齿苋 15g。

功用:清热解毒,燥湿止痒。

方解:本方是许铣根据民间验方组合而成。方中生何首乌寒性,有收敛功效,外用可止血,敛疮消痈;柿蒂内含鞣质,敛阴燥湿,祛脓;何首乌、柿蒂二者相合,具有敛湿与清热解毒作用,可改变细菌寄生环境达到抑菌效果。此二味产于秋冬季。黄芩外用可祛“风痰、痈毒”;马齿苋清热解毒,散血消肿,外用可消痈肿,“疗疮红肿疼痛”;黄芩、马齿苋抑菌燥湿,协助前二味增强抑制细菌的效果,此二味产于春夏。故四味合曰“四季汤”。

主治:急慢性毛囊炎、痤疮、酒渣鼻、脂溢性皮炎合并毛囊炎。临床表现以红斑、丘疱疹、脓疱为主,皮肤属油性或混合性皮肤患者,可达到抗炎、控油,调节皮肤油脂分泌的作用。

临床应用及加减化裁:本方为外用药液,可外敷或清洗皮损患处,根据病变而定。对于全身性皮损,亦可药浴。

颜面潮红者,加荷叶 15g;肤色黯者,加红花 15g;脓疱为主者,加野菊花 10g,或蒲公英 15g,地丁 15g;湿痒者,加白鲜皮 15g。

验案举要:祝某,女,47 岁。初诊:2014 年 4 月 22 日。面部红色丘疹伴脓疱反复发作 2 个月。2 个月前无明显诱因面部出现粟粒大小红色丘疹伴囊性小脓疱,自觉瘙痒或有轻度疼痛,无明显全身症状。月经正常。查体:一般情况良好,各系统检查无异常发现。皮肤科查体:面部皮肤油腻,可见密集但不融合的毛囊红色小丘疹,部分为毛囊性小脓疱,有时可挤出粉状物,量多,色红,疹间皮肤正常,皮疹表面无鳞屑或脂溢性物覆盖。舌黯红、苔薄黄,脉弦。曾外用面膜,未见明显好转,于我院就诊,西医诊断"成人痤疮,糠秕孢子菌毛囊炎",中医诊断"肺风粉刺,证属血热内结"。治则:活血化瘀散结清热。方药:丹参散结方(汤)加苦地丁 15g,三颗针 15g,生山楂 15g。外治以清热解毒燥湿为主。外洗方:生何首乌 15g,柿蒂 15g,黄芩 15g,马齿苋 15g,白鲜皮 15g。水煎,冷湿敷,每日 1 次。2014 年 5 月 6 日二诊:面部丘疹明显好转,无新发皮损,脓头明显减少。

注意事项:外用每日 1 次,最好晚间操作。用此方前,先以清水洗净皮面,之后以洁净之纱布数层,浸此药液湿敷,10min 后换新的纱布湿敷,重复 3～4 次。完毕后无须清洗,次日清晨再洗净。

(杨 佼 范 瑛)

十一、湿疹外洗方:除湿润燥止痒方

来源:许铣临床经验方。

组成:荷叶 15g,麦冬 15g,白鲜皮 15g,蛇床子 15g,马齿苋 15g，艾叶 15g。

功用：除湿润燥止痒。

方解：湿疹皮炎类疾病其病因主要为湿、热、风。湿偏盛者皮损以渗液、糜烂为主；热偏盛者皮损以潮红为主；风偏盛者则瘙痒难忍。许铣认为，湿、热、风是湿疹辨证要点：皮损表现为小水疱，丘疱疹，渗出，是“湿邪”浸淫的表现；基底潮红，是“热邪”壅于皮表的表现；瘙痒，抓痕，或有外感“风邪”，或为“肝风”内动；久病皮肤粗糙，皮损浸润肥厚，苔藓样变，瘙痒明显。主方中荷叶、马齿苋清热解毒凉血；白鲜皮祛湿止痒，蛇床子搜风止痒；麦冬、艾叶滋阴柔肤润燥。

主治：湿疹皮炎类疾病，以红斑、丘疹为主要皮损表现，皮损浸润肥厚，苔藓样变，瘙痒明显者。

临床应用及加减化裁：本方为外用药液，可外敷或清洗皮损患处，根据病变而定。对于全身性皮损，亦可药浴。皮损色鲜红者，加大青叶、侧柏叶；皮损浸润肥厚明显者，加透骨草、五倍子；皮损色暗红者，加莪术、姜黄；伴有明显渗出者，去艾叶，加生地榆。使用方法：以上诸味水煎 20min，待冷却后用纱布浸渍药水湿敷于患处。15min 后取下纱布，可再外予止痒药膏，每日 1～2 次。

验案举要

病例 1：李若嘉，女，10 岁，就诊日期：2022 年 8 月 12 日。主诉：躯干、四肢红斑渗出伴瘙痒 9 年。现病史：患者自幼儿时期湿疹反复发作，现躯干、四肢散在丘疹，皮肤粗糙，无明显瘙痒，纳食可，眠尚可，大便 2 日一行。期间曾在多家医院治疗，每年春秋季反复加重。查体：躯干及四肢散在大小不等点片状暗红色斑丘疹，四肢为重，部分融合成片，无脱屑，可见少量抓痕结痂，皮损浸润增厚、皮肤粗糙。舌诊：舌质淡红、体胖、苔白厚腻。脉诊：脉沉细。西医诊断：特应性皮炎；中医诊断：湿疮，证属脾虚湿困证。外洗方：荷叶15g，麦冬15g，白鲜皮15g，蛇床子15g，马齿苋15g，艾叶15g。30剂，水煎外洗，每日1剂。配合口服汤药：地黄15g，牡丹皮15g，干石斛15g，玉竹10g，玄参10g，麦冬10g，银柴胡10g，净山楂15g，麸炒苍术10g，茯苓10g，甘草6g。30剂，水煎分3次服，每日1剂。二诊：服上方30剂后，皮损明显减轻，较前变薄，瘙痒减轻。外洗方：荷叶15g，麦冬15g，白鲜皮15g，马齿苋15g，艾叶15g。30剂，水煎外洗，每日1剂。三诊：皮损面积缩小，浸润增厚基本消失，皮肤较前平滑，遗留色素沉着斑。

注意事项：清淡饮食，固护脾胃。特应性皮炎（湿疹）的患者要尽量避免外来的一切刺激：穿着棉制品衣物，以宽松为宜；避免进食引起过敏和刺激性的食物，如酒和辛辣食品；保持清洁的生活环境，减少如屋尘、螨虫、动物毛、花粉、真菌等变应原的刺激等。就治疗而言，应避免激素类外用药物众多不良反应容易引起的健康隐患。尤其在过敏季节，要采取有效措施，谨防特应性皮炎的出现和加重。

病例2：张力丹，男，63岁，就诊日期：2022年8月19日。全身散发皮疹3年。患者3年前无明显诱因，全身出现散在暗红色斑丘疹，皮肤潮红，四肢较重，反复发作。易心烦，喜食肥甘厚味。纳可，眠尚可，大便黏滞。近日患者皮疹瘙痒渗出加重。查体：全身出现散在暗红色斑丘疹，皮肤潮红，四肢较重，可见大量抓痕，渗出，结痂。舌诊：舌质红、苔黄厚腻。脉诊:脉弦滑。西医诊断:湿疹。中医诊断:湿疮,证属湿热血瘀。外洗方:荷叶 15g,麦冬 15g,白鲜皮 15g,蛇床子 15g,地榆 15g,马齿苋 15g,艾叶 15g。30 剂,水煎外洗,每日 1 剂。配合口服汤药:地黄 30g,牡丹皮 15g,赤芍 15g,白芍 15g,白英 15g,白茅根 15g,丹参 15g,绵萆薢 15g,菝葜 10g,白鲜皮 15g,麸炒苍术 10g,茯苓 10g,甘草 6g,炒决明子 10g,净山楂 15g。30 剂,水煎分 3 次服,每日 1 剂。嘱其避免接触过敏原,少吃辛辣及肥甘厚味之品。二诊:服上方 30 剂后,皮损较前减轻,已无渗出,无结痂及抓痕,瘙痒减轻。外洗方:荷叶 15g,麦冬 15g,白鲜皮 15g,蛇床子 15g,马齿苋 15g,艾叶 15g。30 剂,水煎外洗,每日 1 剂。坚持治疗。

注意事项:①外用冷湿敷最好晚间进行,湿敷后无须清洗,晾干后可使用外用膏剂按揉。②需连续使用,直至皮损完全消失,必要时可予口服中药联合治疗。

(杨 佼)

十二、莪倍霜

来源:自拟方。

组成:莪术 15g,五倍子 15g。

功用:活血化瘀,敛阴扶正。

方解:莪倍霜是以活血敛阴为治则,结合现代中药药理学研究研制的,治疗以肥厚增生为主要表现的皮肤病的中药外用制剂。该药主要成分莪术性温味辛苦,有活血破瘀,消积止痛、抗肿瘤的功效。五倍子寒凉,具有金水之性,酸涩收敛，可以敛阴血，生津液。本科传统经验认为，其能敛阴止血，减少渗出，柔皮润肤。若与莪术配伍外用，能够使增厚的皮损变薄，改变银屑病浸润状况，其功效强于单味莪术。

主治：寻常型斑块状银屑病。临床表现以红斑、鳞屑、浸润、瘙痒为主，界限清楚的红色斑块，直径1到数厘米不等，数量不一，可少量散在分布，也可多发，小斑块融合成大斑块，甚至覆盖全身。该方具有抑制血管生成、抗炎症作用，能够抑制银屑病角质形成细胞增殖、促进角质形成细胞正常分化，纠正银屑病角化不全等作用，对于坚硬、肥厚、暗红的皮损尤为适用。

临床应用及加减化裁：本方为外用霜剂，亦可制作为软膏、外用药液，可外敷皮损患处，具有滋润、柔软、不黏着等特点。若斑块面积覆盖全身，可用该方煎煮而成的药液进行泡浴，通过药液对皮肤的层层渗透，可以起到活血化瘀消斑，敛阴扶正柔肤的作用。

斑块肥厚坚硬，色黯者，加全蝎10g，蜈蚣15g；斑色红，局部肤温较高者，加青黛15g，黄柏10g，大黄10g；瘙痒剧烈者，加明矾10g，马齿苋30g；干燥脱屑严重者，加紫草15g。

验案举要：王某，男，32岁。初诊：2012年10月4日。双下肢红斑鳞屑反复发作10余年。患者10余年前无明显诱因出现下肢红斑，轻度瘙痒，无明显脱屑，未系统治疗。近日患感冒、鼻窦炎后双下肢皮损加重。查体：形体偏胖，一般情况好，各系统检查无异常发现。皮肤科查体：全身皮肤干燥，双小腿多个暗红色斑片，大小不等，浸润明显，皮疹表面轻微鳞屑覆盖，无瘙痒。舌暗红、苔白厚腻，脉弦。中医诊断：白疕，属湿瘀互结，热毒内蕴证。西医诊断：银屑病。治则:化湿祛瘀,凉血消斑。方药:生地黄 30g,牡丹皮 15g,丹参 30g,萆薢 15g,土茯苓 30g,草河车 15g,白鲜皮 15g,川牛膝 10g,决明子 10g,生山楂 15g,黄芩 10g,佩兰 10g,茯苓 10g,甘草 6g,郁金 10g。水煎服,14 剂。外用:复方莪倍霜外用,每晚 1 次。二诊(2012 年 11 月 2 日):皮疹较前明显消退,颜色变浅,小腿仍有残余暗红色斑块,轻度脱屑。舌暗红、苔白,脉弦。内服方:土茯苓 30g,草河车 15g,生山楂 15g,决明子 10g,泽泻 10g,丹参 15g,乌蛇 10g,川牛膝 10g,石斛 15g,玉竹 10g,鳖甲 10g,降香 10g,茯苓 10g,甘草 6g,制何首乌 15g。水煎服,14 剂。外用复方莪倍膏同前。三诊(2013 年 1 月 15 日):原有皮疹基本消退,已无新出皮疹,右下肢外侧残余 1 枚淡红色斑块,无鳞屑,无瘙痒。舌红、苔薄白,脉弦。外用:复方莪倍膏外涂陈旧损害巩固治疗。

注意事项:①每日运动以微微出汗为宜;②忌辛辣刺激发物;③注意预防感冒;④目前有很多相关报道与研究认为,体型肥胖的银屑病患者尤其是银屑病合并代谢综合征或高尿酸血症较多见,并且容易互相影响导致病情更加复杂难治;单纯外用可能效果欠佳,应注重内服活血化瘀、化痰祛湿、温阳通络等药物的使用。

(宋 坪)

十三、白癜风外涂方

来源:许铣临床经验方。

组成:补骨脂 20g,红花 15g,蒺藜 15g,白芷 15g,白及

15g，青核桃皮 20g。

功用：活血化瘀，补肾复色。

方解：许铣认为，白癜风的发病主要与免疫机制相关，其中医治疗应以辨病为主，血瘀、肾虚是其核心病机，治疗重在活血化瘀、补肾益气。本方中青核桃皮为关键药物，外用主治痈肿疮毒、顽癣白驳等，工业生产中也可作为天然植物染料应用于毛织物染色，成本低廉，原料来源丰富，安全无毒。许铣将青核桃皮加入外用中药配方中，既可起到治疗作用，又能临时增加患处色素，做到遮盖与复色并重，可谓一举两得。方中补骨脂补阴益阳，补肾益气；红花活血通经，通络止痛，配合白蒺藜疏风理气；白芷活血行气，白及收敛生肌，共奏理气活血、补肾复色之功。同时，许铣对药物的选择也参考了白癜风的发病机制及中药药理学研究，在方中选取具有光敏作用的补骨脂、白芷，以期增加皮肤光敏性，配合日晒或黑光治疗可加速复色。

主治：白癜风。

临床应用及加减化裁：本方可用于白癜风的外用治疗。上方以适量 38%白酒、米醋按 1∶1 比例混合浸泡，1 周后取汁外搽患处。在治疗中，许铣常将本方联合西药卤米松乳膏共同使用，每日各 1 次外用，白天用本方外搽，晚间用卤米松外搽。

验案举要：患者，男，42 岁，2013 年 7 月 4 日初诊。患者腹部、双下肢出现色素脱失斑 2 年，皮损以上腹及胁部为主，呈多发小点片状，境界较清楚，形状不规则。平时工作紧张，自觉压力大。4 个月前开始发作痛风，左足跖疼痛阵发。舌暗红、苔薄白，脉弦。诊为白癜风合并痛风，证属肝肾不足，肝郁化火。治则：疏肝清热、滋补肝肾。方药：柴胡10g，当归10g，白芍10g，炒白术10g，牡丹皮10g，栀子6g，生地黄30g，山药15g，枸杞子10g，山茱萸10g，补骨脂10g，桑葚10g，菟丝子10g，茯苓10g，甘草6g。水煎服，每日1剂。口服雷公藤多苷片每日30 mg。外搽药：补骨脂20g，蒺藜20g，白芷15g，白及15g，红花10g，青核桃皮20g。将6味药以38%白酒并等量食醋混合浸泡，1周后取汁外搽患处，每日1～2次。同时患处外涂卤米松乳膏，每晚1次。7月30日二诊：白斑数量如前，白斑内有小片色素岛。左足疼痛减轻，大便稀。酌减清热药，加强补肝肾，处方：生熟地黄各15g，山药15g，茯苓10g，泽泻10g，枸杞子10g，山茱萸10g，补骨脂10g，桑葚10g，菟丝子10g，制何首乌15g，蒺藜20g，柴胡10g，川楝子10g，甘草6g。9月10日三诊：患者腹部白斑面积缩小，边缘色素略加深，大便正常。舌暗红、苔白，脉弦细。加强活血化瘀，内服方加白芷10g，桃仁10g，红花10g。后又加减服药3月余，皮损全部消退而愈。

注意事项：涂药尽量在白斑范围之内。尤其外涂药水时，嘱患者自备毛笔，用毛笔小心涂抹，不要过界，以防使正常皮肤色素加深。

（樊 竹 丁 旭）

参考文献

[1] 丁旭，吴小红. 许铣教授治疗白癜风经验总结[J]. 中国中西医结合杂志，2017，37(5)：624-625.

十四、疣洗方

来源：民间验方及许铣临床经验方。

组成：香加皮30g，板蓝根15g，木贼草30g，香附10g，细辛6g。

功用：祛疣抗毒。

方解：扁平疣多为风热毒邪，客于肌表，气血凝滞而发；或由肝火妄动，气血不和，阻于腠理而生。故治疗多以清热解毒凉血、疏风解郁散结为法。本方是许铣在民间验方的基础上化裁而来。方中板蓝根清热解毒、凉血消肿，能除心胃积热之毒；木贼草疏风清热，凉血止血，善散肝胆风火郁热。二者联用，外折肌肤热郁之邪，内散肝胆风火之热，以达清热、凉血、解毒之效。香附开郁散气，调气理血；细辛疏风搜邪，通经散结；两药同用，促进肌表气血调和，起到开郁活血、理气散结的功效。香加皮为治疣的经验用药，一般重用30～60g。全方合用，共奏清热解毒、调和气血、散郁消结之功。

主治：扁平疣、寻常疣、跖疣等各种疣。

临床应用及加减化裁：本方可用于扁平疣、寻常疣、跖疣等各种疣的治疗。若疣体色深，加生山楂、益母草等活血化瘀之品等；若进展较快，加黄芩、马齿苋、侧柏叶等清热解毒凉血之品。本方为外用方剂，使用方法如下所示。

(1)若皮损为单发，可以酒浸泡药物1周后，用棉签蘸取药液搽于患处，并用麝香壮骨膏或橡皮膏外贴患处封包治疗。

(2)若为皮损为泛发，则将药物水煎后取汁温热湿敷

(扁平疣、寻常疣)或浸泡(跖疣),每日1次,冷湿敷,每次30min以上。

(3)掌跖部位的疣体治疗亦可用封包疗法:①以麝香壮骨膏或橡皮膏等硬膏剪至适当大小贴敷于疣体,使其表面软化后刮除角质。②温热中药泡浴后将药液封包于患处,疣体周围的正常皮肤以硬膏保护,每24小时打开清理,刮除疣体根部的残留物,并以温热中药泡浴后再封包。此法重复数日直至疣体完全清除。③若疣体基本削平,再以苯扎氯铵贴(创可贴)外敷,巩固疗效。

验案举要:李某,女,32岁。初诊:2023年2月24日。面颈部扁平疣半年。患者半年前无明显诱因面颈部骤然出现数个米粒至黄豆大小的扁平隆起性丘疹,并逐渐增多。丘疹表面光滑,质硬,呈淡褐色,轻度瘙痒,无明显全身症状。大小便调,舌质红、苔白,脉弦。西医诊断:扁平疣。中医诊断:扁瘊,证属湿热内蕴。治则:清热解毒,凉血疏风,解郁散结。方药:疣洗方加净山楂15g,五倍子6g。28剂,水煎冷湿敷,每日1次。2023年4月7日二诊:面部皮损较前改善,无新发皮损。嘱继续使用。

注意事项:①外用冷湿敷最好晚间进行,湿敷后无须清洗,次日早晨再进行清洗。②需连续使用,直至皮损完全消失,必要时可予口服中药联合治疗。

(杨 佼)

参考文献

[1] 崔炳南,许铣,赵岩松,等.复方杠柳液外用治疗尖锐湿疣临床观察及

对离体人乳头瘤病毒 DNA 的影响[J]. 中国中西医结合杂志,2005(5):392-396.

[2] 丁旭. 许铣教授学术思想及从肝肺论治银屑病传承研究[D]. 中国中医科学院,2016.

第 6 章

临证病例

一、银屑病临证病例

案 1:清热解毒,凉血活血治疗白疕 银屑病阴血不足,热瘀互结之白疕,以清热凉血,活血搜风之剂收效。

个人信息:潘某,男,37 岁。

初诊:2013 年 1 月 10 日。

主诉:周身散在红斑丘疹反复发作 8 年。

现病史:患者患银屑病 8 年,初发于下肢,头皮损害 6 年,外耳道内有病变 2 年。每于秋冬季加重,夏天缓解。曾治疗,用过迪银片、阿维 A、中药汤剂等。家族中无同样病患者。

检查:头皮、躯干、四肢有皮疹,下肢较严重,呈斑块状,干燥脱屑,瘙痒。舌淡红、苔白微腻,脉弦。

中医诊断:白疕,属血热兼血瘀。

西医诊断:银屑病。

治则:清热解毒,凉血活血。

方药:急银方改生地黄 30g,加白英 15g,白茅根 15g。水煎服,14 剂。

西药:阿维 A 胶囊每次 10mg,隔日 1 次;盐酸西替利嗪片每次 10mg,每晚 1 次;维生素 B_6 每次 10mg,每日 3 次;叶酸片每次 5mg,每日 3 次。

外用：土大黄、土茯苓、草河车、白鲜皮、马齿苋、黄芩各30g。水煎，泡浴，14剂；硅霜外涂皮损每日1次；止痒润肤霜外涂皮损每晚1次。

二诊（2013年2月28日）：皮损逐渐变薄，胸背、上肢者多呈环状，干燥、脱屑，小腿及上肢仍有斑块。舌暗红、苔白，脉弦。患者目前辨证以血瘀风燥为主，治以活血搜风法，方用：丹蛇解毒方加生地黄30g，牡丹皮15g，鳖甲10g，降香10g，桂枝6g，赤白芍各15g。水煎服，30剂。外用吡硫翁锌气雾剂喷头部皮损；湿毒软膏、复方五倍子软膏混合用于小腿及上肢斑块。

三诊（2013年6月6日）：头皮、躯干、上肢皮损基本消退，目前双小腿尚有暗红色斑片，干燥、脱屑。舌暗红、苔白，脉弦。内服方：生地黄30g，牡丹皮15g，丹参30g，萆薢15g，川牛膝10g，土茯苓30g，草河车15g，白鲜皮15g，白茅根15g，白英15g，生山楂15g，茯苓10g，甘草6g，石斛15g。水煎服，40剂。

四诊（2013年7月18日）：患者下肢、背部有残余斑片，淡红色，轻度脱屑，可见个别新发皮疹。大便偏干，2～3天一次。舌暗红、苔白，脉弦。内服方：丹蛇解毒方加生地黄30g，牡丹皮15g，土茯苓30g，鳖甲10g，降香10g，肉苁蓉10g，玄参10g，麦冬10g。水煎服，30剂。牛黄上清丸每次1丸，每晚1次。芪蓉润肠口服液每次1支，每晚1次。

五诊（2013年10月22日）：患者四肢、背部尚有陈旧的暗红色斑片，较前变薄，脱屑。视物模糊，大便秘。舌暗红、苔白，脉弦。内服方：丹蛇解毒方加生地黄30g，牡丹皮15g，玉竹10g，川牛膝10g，枸杞子10g，菊花10g，玄参10g，麦冬10g，肉苁蓉10g,大青叶10g。水煎服,40剂。余治疗同前。

六诊(2014年3月11日):间断2个月未用药,目前患者背部、胫前散发暗红色斑片,较薄。舌淡红、苔白,脉弦。另诉服中药后反胃,大便正常。内服方:丹蛇解毒方加生地黄30g,牡丹皮15g,白芍15g,白英15g,苍术10g,肉苁蓉10g,麦冬10g。水煎服,40剂。外用止痒润肤霜涂患处。建议复查肝肾功能、血糖、血脂。

按:本例患者属典型斑块状银屑病,病史较长,许铣治疗在初期侧重清热凉血,很快就转为活血搜风法为主。同时本患者的特点还在于:①皮损表现干燥、脱屑多、瘙痒,许铣认为属阴血不足生风,采用鳖甲滋阴潜阳息风,又能软坚散结,配合方中其他养血活血药物,能更好地消除银屑病之斑块并润燥止痒;②治疗后期,皮损虽逐渐缓解,但患者表现出大便干、大便秘、视物模糊等肝肾阴虚之象,故方中加入养阴润肠通便及补肝肾明目之品。患者未到40岁,年纪尚轻,提示我们在银屑病诊疗过程中也应重视久病多虚的问题。而中医认为阴血同源,以往对于慢性银屑病多只强调血虚而容易忽略肝肾阴虚的问题,应引起足够重视。

进一步联想到银屑病患者的季节规律之演变,我们发现很多最初的冬季型银屑病患者随着患病时间的延长,冬季加重或夏季减轻的规律会逐渐模糊,甚至完全紊乱,最终多变为皮损长期不消退。这种现象对于中医辨证的意义何在,除血瘀是否也责之肝肾阴虚,值得深入研究。

案2:凉血解毒,化瘀通络治疗白疕 银屑病热瘀互结,络脉不通之白疕,以凉血解毒,化瘀通络之剂收效。

个人信息:郝某,男,43岁。

初诊：2013 年 7 月 20 日。

主诉：头皮、耳郭红斑鳞屑反复发作 10 年。

现病史：患者患银屑病 10 年，曾治疗不详，病情多于春秋季加重。家族中无同样患者。

检查：头皮、耳郭内可见暗红色斑片，脱屑，可见束状发、指甲损害(+)。舌暗红、苔薄白，脉弦。

中医诊断：白疕，属热瘀互结，络脉不通。

西医诊断：银屑病。

治则：凉血解毒，化瘀通络。

方用：丹蛇解毒方加生地黄 30g，牡丹皮 15g，荆芥 10g，藁本 10g。水煎服，7 剂。

西药：阿维 A 胶囊每次 10mg，每日 1 次；盐酸西替利嗪片每次 10mg，每晚 1 次；维生素 B_6 片每次 10mg，每日 3 次；叶酸片每次 5mg，每日 3 次。

外用：生何首乌、柿蒂、黄芩、马齿苋、白鲜皮各 15g。水煎，外洗，7 剂。

二诊(2013 年 8 月 16 日)：头皮尚有暗红色斑块，境界清楚，伴有瘙痒。舌暗红、苔薄白，脉弦。7 月 30 日化验：AST 26.4U/L，ALT 17U/L，CHO 4.29mmol/L，TG 3.19mmol/L↑，HDL-C 1.35mmol/L，LDL-C 28.11mmol/L，UA 499μmol/L↑(170～410μmol/L)，GLU 5.3mmol/L。补充诊断：高脂血症。予降脂药：阿托伐他汀钙每次 20mg，每晚 1 次。内服方：丹蛇解毒 2 方加生地黄 30g，牡丹皮 15g，白英 15g。水煎服，21 剂。

三诊(2013 年 9 月 3 日)：头皮、胸背部、左股外各有小片暗红色斑片。舌暗红、苔薄白，脉沉细。内服方：丹蛇解毒方加生地黄 30g,牡丹皮 15g,土茯苓 30g,三棱 6g,莪术 6g,荆芥 10g,藁本 10g。水煎服,7 剂。外用:止痒润肤霜外涂胸背部皮损。

四诊(2013 年 9 月 27 日):胸背部皮损在收缩,头皮尚有暗红色斑块,有热感,左手汗出,口唇干燥。舌暗红、苔薄白,脉弦细。内服方:丹蛇解毒方加生地黄 30g,牡丹皮 15g,土茯苓 30g,白英 15g,白茅根 15g,天花粉 10g,莪术 10g。水煎服,7 剂。西药:阿维 A 胶囊减量为每次 10mg,隔日 1 次。

五诊(2013 年 10 月 18 日):头皮、背部皮损大部分消退,头皮有个别毛囊炎。舌暗红、苔薄白,脉弦。内服方:急银方改生地黄 30g,加白英 15g,丹参 15g,萆薢 15g。水煎服,7 剂。

六诊(2013 年 11 月 22 日):头皮、背部、左股外各有斑点状损害,部分已经变平,色暗红。舌暗红、苔白,脉弦。内服方:丹蛇解毒 2 方加生地黄 30g,牡丹皮 15g,白英 15g,白茅根 15g。水煎服,21 剂。检查:肝肾功能、血糖、血脂。

七诊(2013 年 12 月 17 日):化验(11 月 23 日):ALT 29U/L,AST 26U/L,GHO 4.40mmol/L,TG 4.0mmol/L ↑, HDL-C 1.03mmol/L, LDL-C 2.37mmol/L, GLU 5.4mmol/L,BUN 4.13mmol/L,Cr 91μmol/L。背部皮损已变平,头顶有个别斑片伴有束状发。舌暗红、苔薄白,脉弦。急银方改生地黄 30g,加白英 15g,荆芥 10g,藁本 10g,决明子 10g,制何首乌 15g,生山楂 15g。水煎服,21 剂。

八诊(2014 年 3 月 7 日):近 1 个月来头顶又见诸多斑片,暗红色,脱屑,瘙痒。曾多次饮酒,未感冒。背部有个别斑片。舌暗红、苔薄白,脉弦细。内服方:丹蛇解毒方加生地黄30g,牡丹皮15g,土茯苓30g,决明子10g,泽泻10g,生山楂15g,苍术10g。水煎服,30剂。外用:吡硫翁锌气雾剂,喷头皮。

九诊(2014年4月22日):头顶及腹部尚有暗红色斑片,瘙痒。患感冒1周,咽干。舌暗红、苔白,脉弦细。内服方:黄芪30g,防风10g,炒白术10g,板蓝根10g,桂枝6g,赤白芍各15g,土茯苓30g,草河车15g,生地黄30g,牡丹皮10g,白鲜皮15g,石斛15g,玉竹10g,苍术10g,茯苓10g,甘草6g。水煎服,7剂。

按:本例患者病情特点:①皮损以头皮损害为主,同时伴有指甲损害,均属银屑病临床较难解决的问题;②合并高血脂、高尿酸血症,目前有很多相关报道与研究认为,银屑病合并代谢综合征或高尿酸血症较多见,并且容易互相影响导致病情更加复杂难治;③患者初诊时在夏季,治疗3个月后病情明显缓解且整个秋冬季病情均较为稳定,而将近春季时病情有明显波动,提示此患者可能属于夏季型而非冬季型。针对前两项,许铣在中西药治疗方面均有明确的对策,尤其对高血脂还采用了阿托伐他汀钙口服,这些都值得我们认真学习总结。同时,笔者思考夏季型银屑病患者与冬季型银屑病在发病机制及中医辨证方面是否存在较大的差别,也有待于进一步观察与研究。

案3:清热凉血解毒治疗儿童白疕 银屑病血热夹瘀之白疕,以清热凉血解毒之剂收效。

个人信息:曲某,男,12岁。

初诊:2013年9月5日。

主诉:头皮红斑鳞屑,周身点滴状红斑半年。

现病史:患者半年前于头皮出现红色斑片,脱屑,后体表出现点滴状红斑。曾服用过含激素的药物,目前皮疹多已消退。

家族史:家族中有同样病患者。

检查:右胁部有残余斑片,髋部有萎缩纹,满月脸,前额毳毛加重,舌暗红、苔白,脉弦。

中医诊断:白疕,属血热证。

西医诊断:银屑病;库欣综合征(治疗后)。

治则:清热凉血解毒。

方用:急银方改生地黄30g,加白英15g。水煎服,30剂。

西药:维生素B_6每次10mg,每日1次;叶酸片每次5mg,每日1次。

外用:湿毒软膏,每晚1次;止痒润肤霜,每日1次。

二诊(2013年9月24日):前次治疗前有新发皮疹,9月8日开始服药,过程中躯干尚有新发皮疹,晚间痒,怕热,大便正常。舌暗红、苔薄白,脉弦细。内服方:土茯苓30g,草河车15g,生地黄30g,牡丹皮15g,白英15g,白鲜皮15g,白茅根15g,板蓝根15g,紫草10g,苍术10g,茯苓10g,甘草6g,羚羊角粉(冲服)0.3g。水煎服,20剂。西药加盐酸西替利嗪片每次5mg,每晚1次。外用祛湿止痒洗剂。

三诊(2013年10月24日):躯干四肢尚有诸多斑片,豆大至指头大,扁平,色淡红,鳞屑不多,自觉瘙痒。大便正常。舌暗红、苔白,脉弦。内服方:生地黄30g,牡丹皮15g,赤白芍各15g,土茯苓30g,草河车15g,白英15g,板蓝根15g,射干10g,忍冬藤10g,北豆根10g,紫草10g,茯苓10g,

甘草9g，白茅根15g，羚羊角粉（冲服）0.3g。水煎服，30剂。西药：阿维A胶囊每次10mg，隔2日1次。

四诊（2013年12月3日）：皮损在消散。腰腹部、四肢尚有散在淡红色斑片，边缘收缩，鳞屑减少。近3日患感冒。舌淡红、苔白，脉弦细。内服方：生地黄30g，牡丹皮15g，土茯苓30g，草河车15g，白鲜皮15g，丹参15g，萆薢15g，白茅根15g，板蓝根15g，白英10g，苍术10g，茯苓10g，甘草6g，赤白芍各15g，羚羊角粉（冲服）0.3g。水煎服，30剂。外用药膏：晚间改为湿毒软膏、复方五倍子膏、玉黄膏等量混合外涂患处。余治疗同前。

五诊（2013年12月31日）：躯干皮损多消失，四肢、臀部尚有暗红色斑片如指头大，鳞屑不明显，头皮者平，大便偏稀。舌暗红、苔薄白，脉弦。内服方：丹蛇解毒方加生地黄15g，牡丹皮15g，土茯苓20g，川牛膝10g，鳖甲10g，降香10g，羚羊角粉（冲服）0.3g。水煎服，35剂。

六诊（2014年2月11日）：躯干、上肢、头皮皮损均消散，双下肢尚有暗红色斑片，鳞屑不明显。舌暗红、苔薄白，脉弦细。内服方：丹参20g，益母草15g，乌蛇10g，川牛膝10g，生地黄30g，牡丹皮10g，赤白芍各10g，白鲜皮15g，土茯苓20g，草河车15g，白茅根15g，茯苓10g，甘草6g，白英15g，板蓝根10g，羚羊角粉（冲服）0.3g。水煎服，60剂。余治疗同前。

按：本例患者为儿童，虽然发病时间并不长，但有家族史且治疗过程不规范，曾内服皮质激素而出现库欣综合征，故而单纯中药治疗效果欠佳。三诊时许铣加用阿维A胶囊，隔2日服1粒，四诊时（相隔约1个月）即有明显改善。

这里有两点需要总结:①中西药联合、中西医并重是许铣的一贯主张,但也强调先中后西、能中不西,许铣在临床实践中也是这样做的。在充分考虑了治疗的需要并以将不良反应的风险降到最低为原则的情况下,采用中药联合小剂量阿维A口服治疗方案顺利打破了治疗上的僵局。②阿维A胶囊应用于儿童要慎重,应与患儿的家长做好沟通,并严格控制用量,定期检测可能出现的不良反应。

案4:清热解毒,凉血活血治疗白疕 银屑病血热夹瘀之白疕,以清热解毒、凉血活血之剂收效。

个人信息:王某,男,32岁。

初诊:2012年10月4日。

主诉:双下肢红斑鳞屑反复发作10余年。

现病史:患者患银屑病10年余,体形偏胖,近日患感冒、鼻窦炎,流黄涕。

检查:小腿有个别斑片,暗红色,鳞屑不明显,舌暗红、苔白,脉弦。

中医诊断:白疕,属血热夹瘀。

西医诊断:银屑病。

治法:清热解毒,凉血活血。

方药:生地黄30g,牡丹皮15g,丹参30g,萆薢15g,土茯苓30g,草河车15g,白鲜皮15g,川牛膝10g,决明子10g,生山楂15g,黄芩10g,佩兰10g,茯苓10g,甘草6g,郁金10g。水煎服,14剂。

外用:止痒润肤霜,每日1次;湿毒软膏、复方五倍子膏混合,每晚1次。

二诊(2012年11月3日):四肢尚有零散斑片,暗红色,干燥脱屑。化验:三酰甘油 TG 7.4mmol/L。内服方:前方加制何首乌 15g,白芷 10g,赤白芍各 15g。水煎服,14 剂。西药:阿托伐他汀钙每次 20mg,每晚 1 次。

三诊(2013 年 2 月 2 日):小腿尚有暗红色斑块,嵌入皮内,轻度脱屑。舌暗红、苔白,脉弦。内服方:土茯苓 30g,草河车 15g,生山楂 15g,决明子 10g,泽泻 10g,丹参 15g,乌蛇 10g,川牛膝 10g,石斛 15g,玉竹 10g,鳖甲 10g,降香 10g,茯苓 10g,甘草 6g,制何首乌 15g。水煎服,7 剂。阿托伐他汀钙继服同前。

四诊(2013 年 5 月 18 日):小腿尚有暗红色斑片,境界清楚,仍有咽炎。舌暗红,苔白,脉弦。化验:4 月 26 日查 ALT 68U/L ↑,AST 40.9U/L,BUN 5.34mmol/L,GLU 5.21mmol/L, CHO 5.14mmol/L, TG 2.64mmol/L ↑, LDL-C 3.47mmol/L ↑,HDL-C 1.05mmol/L ↓。内服方:金银花 10g,连翘 10g,板蓝根 15g,射干 10g,生地黄 30g,牡丹皮 15g,土茯苓 30g,草河车 15g,决明子 10g,制何首乌 15g,生山楂 15g,茯苓 10g,甘草 6g,五味子 10g,泽泻 10g。水煎服,21 剂。

五诊(2013 年 7 月 19 日):双小腿尚有浅薄斑片,淡红色,鳞屑少,肘部有斑片。咽部有少量痰。舌暗红、苔薄白,舌尖赤,脉沉细。内服方:土茯苓 30g,草河车 15g,生地黄 30g,牡丹皮 15g,川牛膝 10g,丹参 30g,萆薢 15g,决明子 10g,生山楂 15g,制何首乌 15g,泽泻 10g,茯苓 10g,甘草 6g,竹茹 10g,板蓝根 15g,射干 10g。水煎服,14 剂。

六诊(2013 年 9 月 10 日):患者上次就诊后连续服药未间断,小腿皮损渐薄,淡红色,轻度脱屑。前天又患感冒,有鼻炎，落发多。舌暗红、苔白，脉弦。内服方：生地黄30g，牡丹皮15g，土茯苓30g，草河车15g，白鲜皮15g，板蓝根15g，连翘10g，辛夷（包煎）10g，苍耳子10g，代赭石10g，川牛膝10g，白英15g，决明子10g，苍术12g，茯苓10g，甘草6g，防风10g。水煎服，14剂。

七诊（2013年10月11日）：双小腿胫前、双肘尚有淡红色斑片，自汗，畏热，落发。舌暗红、苔白，脉沉细。化验：9月10日查CHO 4.85mmol/L，TG 2.62mmol/L↑，HDL-C 0.88mmol/L↓，ALT 101U/L↑，BUN 4.09mmol/L，UA 462μmol/L↑。内服方：丹蛇解毒方加生地黄30g，牡丹皮15g，土茯苓30g，白英15g，决明子10g，五味子10g，代赭石10g。水煎服，14剂。

八诊（2013年10月29日）：双肘、小腿有零散斑片，舌暗红、苔白，脉弦。内服方：急银2方加白英15g，决明子10g，五味子10g，泽泻10g，代赭石10g。水煎服，14剂。

按：本患者皮损数量虽不多，但坚持治疗1年半仍未取得满意的效果。可能原因：①病史超过10年，皮损长期不消退，形成暗红色红斑嵌入皮内，顽固难除；②小腿部位皮损往往难于消退，尤其发于胫前者；③体胖、高脂血症、高尿酸血症等也是造成治疗困难的常见因素。另关于红斑“嵌入皮内”，许铣认为主要责之于血瘀风燥，治疗当活血搜风通络，重用丹参、乌蛇、萆薢等。笔者认为，还可以从中医外科之阴证角度来考虑，适当采用温通的方法或许能够有所突破。

案5：清热凉血解毒治疗白疕　银屑病血热夹瘀之白疕，以清热凉血解毒之剂收效。

个人信息:童某,男,39岁。

初诊:2013年11月5日。

主诉:周身泛发红斑,鳞屑7～8年,加重1个月。

现病史:患者患银屑病7～8年,季节规律不明显,曾服中药治疗,今年10月后加重。家族中无同样病患者。

检查:躯干、四肢、头皮、外耳道散在红色斑片,脱屑,舌暗红、苔白,脉弦。

中医诊断:白疕,血热证。

西医诊断:银屑病(进行期)。

治则:清热凉血解毒。

方用:急银方改生地黄30g,加白英15g,白茅根15g,玄参10g。水煎服,7剂。

西药:阿维A胶囊每次10mg,隔日1次;盐酸西替利嗪片每次10mg,每晚1次;维生素B_6每次10mg,每日2次;叶酸片每次5mg,每日2次。

外用:硅霜每日1次,止痒润肤霜每晚1次。

二诊(2013年12月3日):皮疹分布如前,仍为诸多红色斑片,部分色淡红,但有新发者。近日有感冒症状,无咽痛。舌暗红、苔白,脉弦。内服方:生地黄40g,牡丹皮15g,紫草10g,白鲜皮15g,白茅根10g,土茯苓30g,草河车15g,白花蛇舌草30g,苍术10g,茯苓10g,甘草6g,板蓝根15g,羚羊角粉(冲服)0.6g。水煎服,7剂。

三诊(2013年12月24日):目前皮疹主要分布于胸背部、双小腿胫前,皮损渐平,色稍淡,基本不痒,鳞屑不多。大便正常。舌暗红、苔白,脉弦细。内服方:前方加丹参30g,萆薢15g,川牛膝10g。水煎服,7剂。

四诊(2014 年 1 月 21 日):胸背部、胫前尚有诸多暗红色斑片,鳞屑可见,基本不痒。舌暗红,苔白,脉弦。内服方:土茯苓 30g,草河车 15g,生地黄 30g,牡丹皮 15g,紫草 10g,北豆根 10g,白鲜皮 15g,白茅根 15g,苍术 12g,茯苓 10g,甘草 6g,白英 15g,羚羊角粉(冲服)0.6g。水煎服,7 剂。

按:本例患者辨证为血热证,初诊时服急银方为主治疗 1 个月效果不明显,许铣即加用羚羊角粉,提示我们银屑病血热证常规治疗效果不佳是羚羊角粉的应用指征之一。另许铣特别关注患者治疗期间是否患感冒、是否合并咽炎扁桃体炎等,若有明确的咽炎表现,一定要积极治疗,采用板蓝根、北豆根、射干、木蝴蝶等,这往往是治疗成败的关键。

案 6:清热凉血,解毒祛风治疗脂溢性皮炎样白疕 脂溢性皮炎样银屑病血热风盛之白疕,以清热凉血,解毒祛风之剂收效。

个人信息:杨某,女,25 岁。

初诊:2013 年 11 月 8 日。

主诉:患者头部红斑、脱屑反复发作 13 年。

现病史:12 岁初发,无明显诱因于头皮出现红斑、脱屑,曾按脂溢性皮炎治疗,病情时好时坏。家族无同样病者。大便正常。

检查:枕部头皮、左耳郭内及左胁有浸润斑片,境界清楚,表面有云母片状鳞屑,舌暗红、苔薄白、舌尖赤,脉弦细。

中医诊断:白疕,属血热风盛。

西医诊断:脂溢性皮炎样银屑病。

治法:清热凉血,解毒祛风。

方药：急银方改生地黄 30g，加白英 15g，荆芥 10g，藁本 10g。水煎服，14 剂。

西药：盐酸西替利嗪片每次 10mg，每晚 1 次；维生素 B_6 每次 10mg，每日 3 次；叶酸片每次 5mg，每日 3 次。

外用：二硫化硒洗剂洗头皮，每周 2 次。

二诊（2013 年 11 月 29 日）：皮损渐平，躯干部消失，枕部头皮淡红、浸润，鳞屑不明显，有时腰痛。舌暗红、苔白微腻、舌尖赤，脉弦细。内服方：急银方改生地黄 30g，加白英 15g，北豆根 10g，葛根 10g，忍冬藤 10g。水煎服，7 剂。白芍总苷胶囊每次 0.6g，每日 3 次。

三诊（2013 年 12 月 13 日）：患者颈枕部有两个淡红色扁平斑片，不痒，其他皮损均已消散。舌暗红、苔白、舌尖赤，脉弦。内服方：生地黄 30g，牡丹皮 15g，土茯苓 30g，草河车 15g，赤白芍各 15g，白英 15g，白鲜皮 15g，茯苓 10g，甘草 6g，北豆根 6g，忍冬藤 10g，葛根 10g。水煎服，28 剂。

四诊（2014 年 3 月 11 日）：患者颈枕部皮损消失，胸前有个别斑点，舌暗红、苔白、舌尖赤，脉弦。内服方：前方加白茅根 15g。水煎服，28 剂。余治疗同前。

按：脂溢性皮炎样银屑病在临床中并不少见，但常常容易被误诊，因而许多患者长期得不到正确的治疗，导致病情延误。本病是寻常型银屑病之中的一种特殊类型，主要发生于头皮、眉和耳部，发于头皮者境界多不清楚且不伴有束状发，所以给诊断带来一定的困难，但只要医师耐心、细致、检查全面，大部分还是可以在初诊时即明确诊断。

荆芥、藁本都是辛温解表药，在许铣治疗头皮银屑病的方剂中经常作为对药出现。荆芥归肝、肺经，能祛风解表、透疹消疮，其药性和缓，微温不烈，是发散风寒药中最为平和之品；藁本归膀胱经，辛温香燥，性味俱升，善达巅顶，是治疗巅顶头痛的首选药物。上二味，许铣主要取其气味升散，能引药上行，使清热凉血药物能直达病所。但应注意，平素阴虚火旺，或肝阳上亢患者应当慎用。

案7：凉血解毒，化瘀通络治疗儿童白疕 银屑病热瘀互结、络脉不通之白疕，以凉血解毒，化瘀通络之剂收效。

个人信息：郭某，女，10岁。

初诊：2013年12月3日。

主诉：躯干、四肢、头皮红色斑疹、脱屑反复发作半年余。

现病史：患者半年前初发病，于躯干、四肢、头皮出现红色斑疹、脱屑，曾外用派瑞松、尤卓尔治疗有效，停药后又加重。平素易患扁桃体炎，家族中无同样病患者，祖母患有类风湿关节炎，父亲患有强直性脊柱炎。

检查：头皮、躯干、四肢多发大小不等暗红色斑块，上覆银白色鳞屑，舌淡红、苔薄白，脉弦细。

中医诊断：白疕，属热瘀互结，络脉不通。

西医诊断：银屑病。

治法：凉血解毒，化瘀通络。

方用：生地黄30g，牡丹皮15g，土茯苓20g，草河车15g，丹参15g，萆薢15g，赤白芍各15g，白鲜皮15g，威灵仙10g，柴胡10g，茯苓10g，甘草6g。水煎服，30剂。

西药：维生素B_6片每次10mg，每日1次；叶酸片每次5mg，每日1次；金施尔康片每次1片，隔日1次。

外用：复方五倍子膏、湿毒软膏、玉黄膏各等量混合涂患处，每晚1次；止痒润肤霜，每日1次；吡硫翁锌气雾剂喷头皮，每日1次。

二诊（2014年1月7日）：皮损在消散，小腿、上臂、枕部尚有个别暗红色斑片，轻度脱屑。舌暗红、苔白、舌尖赤，脉弦细。另诉服药后大便稀。内服方：丹蛇解毒方加生地黄15g，牡丹皮10g，苍术10g，土茯苓20g，川牛膝10g，柴胡10g，黄芩10g。水煎服，40剂。

三诊（2014年2月18日）：皮疹大部分消退，左上肢有一个蚕豆大斑片微厚，色淡红；右胁后、双下肢偶有类似斑片。大便偏稀。舌体胖，舌暗红、苔白、舌尖赤，脉弦。内服方：丹蛇解毒2方加党参10g，炒白术10g，生地黄15g，牡丹皮10g。水煎服，30剂。检查：肝肾功能、血糖、血脂。

四诊（2014年4月8日）：左上肢、双小腿尚有陈旧斑片，边缘虽有收缩，但中央仍有浸润增厚，轻度脱屑。咽干，吞咽时痛，大便偏稀。舌暗红、苔薄白，脉弦略数。内服方：急银2方加丹参15g，萆薢15g，党参10g，炒白术10g。水煎服，30剂。外用：卡泊三醇软膏、卤米松乳膏交替外涂陈旧损害。

按：本例患者为儿童，初次发病，病史仅半年即出现斑块型表现且家族中有自身免疫性疾病病史，总体反映病情倾向于严重。许铣治疗到10周时皮损已经大部分消退，疗效显著。本例病案有一突出特点，即四次就诊，每次内服方都有较大变化，使用的基本方剂依次为：丹蛇解毒2方、丹蛇解毒方、丹蛇解毒2方、急银2方。每次都是根据患者的病情变化而调整治疗方向，说明许铣治疗银屑病有一套比较成熟的体系，尽管银屑病病机复杂、变化多端，许铣已经准备好各种对策，可谓运筹帷幄。而如何把握病情变化与方药调整的关键点、转折点也是我们要学习的重点。

案8:清热解毒凉血治疗白疕 银屑病血热夹瘀之白疕,以清热解毒,凉血活血之剂收效。

个人信息:刘某,男,42岁。

初诊:2013年12月3日。

主诉:全身起红斑鳞屑半年。

现病史:患者全身起红斑鳞屑半年,发病前曾患扁桃体炎,已做手术摘除。患者回忆幼时可能有过银屑病史,家族中无同样病患者。平素食肉较多。

检查:躯干、四肢、头皮散在暗红色斑片,伴有脱屑,舌暗红、苔薄白,脉弦细。

中医诊断:白疕,属血热夹瘀。

西医诊断:银屑病。

治法:清热解毒,凉血活血。

方药:急银方改生地黄30g,加白英15g,白茅根15g,丹参20g,萆薢15g。水煎服,30剂。

西药:阿维A胶囊每次10mg,每日1次;盐酸西替利嗪片每次10mg,每晚1次;维生素B_6每次10mg,每日2次;叶酸片每次5mg,每日2次。

外用:止痒润肤霜涂患处,每日1次;湿毒软膏、复方五倍子膏等量混合涂患处,每晚1次。

二诊(2013年12月31日):皮损渐平,仍暗红色,鳞屑减少,小腿尚有斑块。初诊后患者曾服用阿维A胶囊每日30mg,1周后唇干裂,皮损一度收缩,后又逐渐扩大。近5天停服阿维A,唇干裂有所减轻。舌暗红、苔白,脉弦。内服方:丹蛇解毒2方加生地黄30g,牡丹皮15g,白英15g,珍珠母 10g。水煎服，30 剂。检查：肝肾功能、血糖、血脂。

三诊（2014 年 4 月 22 日）：化验结果（4 月 18 日）：ALT 24U/L，AST 23U/L，CHO 4.72mmol/L，TG 1.87mmol/L↑，HDL-C 1.19mmol/L，LDL-C 3.18mmol/L，总胆红素 27.6mmol/L↑（0～22mmol/L），直接胆红素 7.7mmol/L↑（0～7mmol/L），间接胆红素 19.9mmol/L↑（2～19mmol/L），GLU 5.9mmol/L。皮损情况：双小腿、腹部、肘部有个别暗红色斑片，无鳞屑。眠欠佳。舌暗红、苔白，脉弦细。内服方：丹蛇解毒方加生地黄 30g，牡丹皮 15g，土茯苓 30g，川牛膝 10g，白英 15g，白茅根 15g，茵陈 10g，青蒿 10g。水煎服，20 剂。

按：本例患者初诊时发病半年，皮损表现介于急性与慢性之间，相对趋于稳定或静止期，中医辨证属血热夹瘀。在治疗方案上，许铣采用了主要治疗急性期银屑病的急银方为基本方，除加强凉血解毒之力外，许铣还着重加入了丹参、萆薢，此两味药乃许铣治疗慢性期银屑病的重点。丹参是凉血活血的代表性药物且能祛瘀生新，有"一味丹参，功同四物"之说，用治慢性期银屑病血瘀证者不难理解。而萆薢属利尿通淋药物，在此应用如何理解？经查可知：①萆薢除了利湿去浊功效外，还能祛风湿、通经络，银屑病的病机正是内外合邪蕴结肌肤而络脉不通。②银屑病患者在真皮内有炎症细胞浸润并释放细胞因子介导炎症反应导致局部病理变化之渗出、增生等，从微观辨证角度看，这也属于湿浊的范畴。③萆薢与土茯苓无论是外观还是功效都很近似，两药均有淡渗利湿、利关节、祛风湿之功。但土茯苓偏于解毒，萆薢长于利尿。土茯苓是公认的治疗银屑病有效且使用率最高的中药材之一，萆薢与之配伍共同使用是否疗效更佳值得探索。④现代药理研究显示，绵萆薢总皂苷可降低血清胆固醇，对于合并高脂血症的银屑病患者更是一举两得。

案9：清热凉血解毒治疗白疕 银屑病血热夹瘀之白疕，以清热凉血解毒之剂收效。

个人信息：潘某，女，35岁。

初诊：2013年12月24日。

主诉：肘部红斑鳞屑反复发作20余年，全身加重泛发2年。

现病史：患者患银屑病20余年，10岁左右初发于肘部，2年前染发后加重，瘙痒。曾用过甘草酸苷治疗，平素易患感冒，有咽炎，家族中无同样病患者。

检查：皮损累及躯干、四肢、头皮、外耳道，斑片大小不等，色鲜红，脱屑，舌暗红、苔白腻，脉弦。

中医诊断：白疕，属血热证。

西医诊断：银屑病。

治则：清热凉血解毒。

方用：急银方改生地黄30g，加白英15g，地骨皮10g，玉竹10g，北沙参10g，羚羊角粉（冲服）0.6g。水煎服，40剂。

西药：阿维A胶囊每次10mg，每日1次；盐酸西替利嗪片每次10mg，每晚1次；维生素B_6每次10mg，每日2次；叶酸片每次5mg，每日2次。

外用：止痒润肤霜，每晚1次；硅霜，每日1次。

二诊（2014年2月11日）：皮损渐平，胸腹部尚有弧形斑片，轻度脱屑。有时反酸、烧灼感、矢气多，大便正常。舌暗红、苔白，脉弦。内服方：急银2方加白英15g，白茅根15g，木香10g，海螵蛸10g，羚羊角粉（冲服）0.6g。水煎服，30剂。

三诊（2014年3月11日）：皮损大部分消退，有色素减退斑，四肢有个别残余斑点、斑片，轻度脱屑。反酸已缓解。舌暗红、苔白，脉弦。内服方：急银2方加白英15g，海螵蛸10g，玄参10g，白鲜皮15g，板蓝根15g，羚羊角粉（冲服）0.6g。水煎服，30剂。西药：加替硝唑0.5g，每日1次。

四诊（2014年4月15日）：躯干、四肢多为色素减退斑；小腿有个别豆大斑片，色暗红；腹部有少量斑点。无反酸烧灼感。舌暗红、苔薄白，脉弦细。内服方：生地黄30g，牡丹皮15g，土茯苓30g，草河车15g，白鲜皮15g，丹参30g，萆薢15g，白茅根15g，苍术10g，白蒺藜10g，川牛膝10g，茯苓10g，甘草6g，羚羊角粉（冲服）0.6g。水煎服，30剂。西药：加西咪替丁片1片，必要时服用。外用湿毒软膏涂患处。

按：本例患者皮损特点是范围广、数量多、色鲜红、脱屑多、伴有咽炎，虽然病史已有20年，但辨证仍以就诊时的表现为主要依据，属于血热生风。许铣在4个月的治疗过程中，始终以清热凉血解毒为主要方向，而且坚持使用羚羊角粉清热解毒，平肝息风。笔者在临床实践中也发现某些银屑病患者，在常规清热凉血治疗效果欠佳时，加用羚羊角粉冲服往往能收到良好的疗效。

案10：清热凉血，除湿解毒治疗白疕 脓疱型银屑病血热夹湿之白疕，以清热凉血，除湿解毒之剂收效。

个人信息：王某，男，43岁。

初诊：2014年1月18日。

主诉：双手足掌跖浸润性红斑、脓疱半年。

现病史：初发于大小鱼际之间，初发原因不明，疑似与食海鲜有关。7年前曾有类似症状，家族情况不明。近半年来曾服用地塞米松、泼尼松及蒙药(具体不详)。

检查：皮损表面有银白色鳞屑，舌暗红、苔白，脉弦细。

中医诊断：白疕，属血热夹湿。

西医诊断：脓疱型银屑病。

治法：清热凉血，除湿解毒。

方药：土茯苓30g，草河车15g，生地黄30g，牡丹皮15g，白鲜皮15g，白花蛇舌草30g，半枝莲15g，苍术15g，白茅根15g，茯苓10g，甘草6g，三颗针15g，地丁15g，蒲公英15g。水煎服，21剂。西药：阿维A胶囊每次10mg，每日1次；盐酸西替利嗪片每次10mg，每晚1次；维生素B_6每次10mg，每日3次；叶酸片每次5mg，每日3次。外用：生艾叶60g，明矾6g，生何首乌15g，柿蒂15g，黄芩15g，马齿苋15g，白鲜皮15g。水煎，泡浴手足，21剂。止痒润肤霜外用，每日2次。

二诊(2014年3月14日)：皮损稍变薄，暗红色，脓疱减少，尚脱屑。舌暗红、苔白，脉弦。3月12日化验：ALT 30U/L，AST 22U/L，BUN 3.80mmol/L，Cr 55.6μmol/L，UA 425μmol/L↑，GLU 6.32mmol/L↑，TG 4.20mmol/L↑，CHO 4.97mmol/L，HDL-C 1.02mmol/L↓，LDL-C 2.85 mmol/L。已服用阿托伐他汀钙21天。内服方：前方加紫草10g，白英15g，木香10g。水煎服，21剂。泡浴方：前方加五倍子6g，水煎，泡浴，21剂。

三诊(2014年4月8日)：双手足掌跖尚有浸润斑片，有点状脓疱，瘙痒；手掌有脱屑，指甲有增厚。舌暗红、苔白，脉弦。3月21日化验：WBC 10.32×10^9/L↑，Lym 3.51×10^9/L[(1.1～3.2)×10^9/L]↑，Mon 0.67×10^9/L[(0.1～0.6)×10^9/L]↑。内服方：蒲公英15g，地丁15g，夏枯草15g，连翘10g，生地黄30g，牡丹皮15g，紫草10g，苦参10g，土茯苓30g，草河车15g，白花蛇舌草30g，半枝莲15g，苍术10g，茯苓10g，决明子10g，甘草6g，三颗针15g。水煎服，30剂。雷公藤多苷片每次20mg，每日3次。西药：阿莫西林克拉维酸钾片每次228.5mg，每日4次；金施尔康每次1片，每日1次。泡浴方：前方改艾叶90g，加苦参15g。水煎，泡浴，28剂。余治疗同前。

按：虽然有观点认为脓疱型银屑病、掌跖脓疱病、连续性肢端皮炎本质上是相同的疾病，但许铣还是强调要在诊断上仔细区分，考虑在治疗方案及预后方面都还是有所区别的。脓疱型银屑病与寻常型银屑病比较，中医辨证更强调湿热毒，中药治疗在清热凉血同时，更注重清热除湿解毒，如半枝莲、三颗针、蒲公英、地丁、连翘等都是清热解毒的常用药物，而半边莲、白茅根等清热同时还有利尿消肿的功效。另外，阿维A和雷公藤多苷都可选择应用，但阿维A可能引起血脂升高，对已经出现血脂异常的患者应当尽量回避。

（整理　丁　旭　审阅　杨　佼）

二、白癜风临证病例

案1：补益肝肾，活血养血治疗白驳风　白癜风肝肾不足之白驳风，以补益肝肾，活血养血之剂收效。

个人信息：陈某，女，29岁。

初诊：2023年11月2日。

主诉：全身白斑1年半，加重半年。

现病史：患者1年半前眉心及腰骶部开始出现白斑，半年前感染新冠肺炎后白斑加重，开始向胸前、后背、臀部扩散。外院诊断为白癜风，予鲁索替尼、吡美莫司乳膏治疗，部分白斑消失，症状反复。刻下：左侧前额及躯干新发粉白色白斑，边界清楚。

检查：左侧前额及躯干散在指甲盖大小粉白色白斑，边界清楚，最大直径2cm×2cm，舌淡、苔白，脉弦细。

中医诊断：白驳风，肝肾不足证。

西医诊断：白癜风。

治则：补益肝肾，活血养血。

方药：生地黄15g，熟地黄15g，赤芍15g，白芍15g，补骨脂10g，制何首乌15g，炒蒺藜15g，桑葚10g，菟丝子10g，白花蛇舌草15g，丹参30g，益母草15g，三颗针15g，黄芪15g，当归10g，茯苓10g，甘草6g。共14剂，水煎服，每日2次。

西药：21金维他1粒，每日1次；替硝唑0.5mg，每日1次；罗红霉素0.15mg，每日2次；异维A胶囊10mg，每日2次，口服；卤米松，每日1次，外用。

按：中医学认为，白癜风的发生多是"因虚感邪，入于皮肤络脉，络脉瘀滞"。"虚"主要责之于脏腑；"邪"即外感六淫等邪气；"瘀"为虚、邪的病理产物。因此，脏腑、气血、外邪与经络是白癜风论治的几个方向。许铣治疗白癜风，常从肝肾论治，风为标，肝肾为本，肝肾阴虚，气滞血瘀，风血相搏于肌肤，血不养肤，白斑自生，结合本案患者舌脉，四诊合参，证属肝肾不足，故治以补益肝肾，养血活血。以生熟地黄为君，滋补肝肾，养阴生津，配伍补骨脂、何首乌、桑葚、菟丝子等加强肝肾补益之功，滋养精血。佐以赤白芍、当归、丹参、益母草养血活血，取其“治风先治血，血行风自灭”之意，辅助白斑消退。加之祛风清热止痒等药，诸药相配，补其肝肾，行其气血，清其血热，消其白斑。

案2:滋补肝肾，益气活血治疗白驳风 白癜风肝肾不足，气虚血瘀之白驳风，以滋补肝肾，益气活血之剂收效。

个人信息：毛某，女，6岁。

初诊：2023年5月23日。

主诉：右下颌白斑3个月。

现病史：无明显诱因下出现右下颌白斑3个月，纳寐调，余无明显不适。

检查：右下颌散在椭圆形大小不等乳白色白斑，边界清晰，最大直径约2cm，无瘙痒、鳞屑，舌淡红、苔薄白，脉细。

中医诊断：白驳风，肝肾不足、气虚血瘀证。

西医诊断：白癜风。

治则：滋补肝肾，益气活血。

方药：熟地黄10g，生地黄10g，赤芍10g，白芍10g，焯桃仁10g，红花10g，补骨脂6g，何首乌10g，炒蒺藜10g，桑葚10g，菟丝子10g，党参10g，白术10g，茯苓10g，黄芪15g，当归10g，甘草6g。30剂，水煎服，每日1剂。

西药：醋酸泼尼松片5mg，每日2次；卤米松乳膏，每日1次，外用。

二诊（2023年7月4日）：患儿右下颌白斑面积减小，前方改黄芪20g，加柴胡10g，升麻6g。40剂，煎服法同前。

三诊（2023年9月5日）：患儿白斑数量减少至2块，面积较前进一步缩小。纳欠馨，夜寐差，多梦易醒，大小便调。继予中药滋补肝肾，健脾安神。减党参、白术，改熟地黄15g，加女贞子10g，北柴胡10g，升麻6g，炒酸枣仁15g，制远志10g，焦麦芽6g，焦山楂6g，焦神曲6g，甜叶菊3g。煎服法同前。

按：儿童白癜风是常见的儿童难治性皮肤病，发病平均年龄为4—5岁。小儿脏腑娇嫩，形气未充，五脏六腑皆有不足，因此许铣以补肝肾为主，取生、熟地黄为君，佐以补骨脂、何首乌、桑葚、菟丝子等加强补肾之功，又因风邪搏结于肌肤，气血运行不畅，故白斑难愈，臣以焯桃仁、红花、赤芍、当归等活血养血通络。考虑到患儿体瘦，舌淡，脉细，故佐以黄芪、党参、白术、茯苓等健脾益气，辅助正气恢复，抵御邪气，促进白斑消退。小儿五脏“脾常不足，肾常柔弱”，故许铣治疗小儿白癜风重视调理先后天之不足，三诊见患儿纳欠馨，故加焦三仙健脾消食，合黄芪、党参、柴胡、升麻等调节气机，诸药相配调和气血，补益肝肾，内外兼治。

三、荨麻疹临证病例

案1：祛风解表，健脾祛湿治疗瘾疹　荨麻疹风湿在表之瘾疹，以祛风解表，健脾祛湿之剂收效。

个人信息：王某，男，45岁。

初诊：2023年2月10日。

主诉：全身皮肤散在风团样红疹半年余。

现病史：全身皮肤散在风团样红疹半年余，每日发作，瘙痒难忍。畏热，皮肤划痕症(一)，大便不成形。

检查：周身皮肤散在水肿性小风团、色红，舌红绛、苔薄白少，脉细滑。

中医诊断：瘾疹，风湿在表证。

西医诊断：慢性荨麻疹。

治则：祛风解表，健脾清热祛湿。

方药：黄芪30g，防风10g，白术10g，荆芥10g，醋五味子10g，地黄15g，牡丹皮15g，赤芍15g，白芍15g，白鲜皮15g，银柴胡10g，枸杞子10g，党参10g，炒苍术10g，茯苓10g，甘草6g。水煎服14剂，每日2次。

西药：依巴斯汀片10mg，每日1次；西替利嗪片10mg，每晚1次，口服。

按：慢性荨麻疹迁延难愈，除“风邪”久稽不去，还与兼夹“湿”邪有关。湿性黏滞，风与湿合，则风团迁延难消；风湿郁于表，郁久化火则风团色红且患者畏热，故整体辨证为风湿在表证。方药以玉屏散为基础方，益气生阳以散火，益气固表以御风；配伍地黄、牡丹皮、赤芍等清热活血凉血之品，既能养阴清热以和营，又能活血以祛风；加党参、苍术、茯苓健脾利水，使脾气健运，脾健则土可生金，肺气充足则风邪不与湿相和，而风邪易去。

案2：调和营卫、益阴潜阳治疗瘾疹 荨麻疹心经有热，营卫失和之瘾疹，以调和营卫、潜阳安神之剂收效。

个人信息：邓某，女，32岁。

初诊：2021年12月14日

主诉：皮肤划后起风团1年。

现病史：皮肤瘙痒，抓后起红色条块，夜间发作明显，瘙痒夜甚，眠差。

检查：皮肤划痕症(＋)，舌红、苔黄，脉弦细。

中医诊断：瘾疹，属心经有热，营卫失和。

西医诊断：人工荨麻疹。

治则：调和营卫，潜阳安神。

方用：黄芪 30g，防风 10g，白术 10g，桂枝 6g，白芍 15g，赤芍 15g，荆芥 10g，五味子 10g，白鲜皮 15g，生龙骨 15g，生牡蛎 15g，磁石 10g，茯苓 10g，甘草 6g。水煎服，30 剂，每日 2 次。

西药：西替利嗪 10mg，每日 1 次；依巴斯汀 10mg，每晚 1 次，口服。

二诊（2022 年 4 月 22 日）：服用西替利嗪后困乏。皮肤抓后尚有风团，皮肤划痕症（＋），瘙痒明显，睡眠好时症状减轻，服西替利嗪片 1 片能完全控制，晨起能消退。畏寒畏热，舌红绛、苔薄白，脉弦细。内服方：上方去生龙骨、生牡蛎、磁石，加僵蚕 10g，生地黄 30g，牡丹皮 15g。水煎服，14 剂。西药：依巴斯汀 10mg，每日 1 次。

三诊（2022 年 6 月 7 日）：药后皮疹稳定，皮肤划痕症（±），大便偏稀，睡眠较好。舌暗红、苔薄白，脉弦细。内服方：上方去僵蚕，改生地黄为 15g，加党参 10g，苍术 10g。水煎服，30 剂。西药：依巴斯汀 10mg，每日 1 次。

四诊（2022 年 8 月 19 日）：药后瘙痒好转，已不影响睡眠，已停西药口服，皮肤划痕症（－）。随访患者诉未再复发。

按：本方为玉屏风散合桂枝加龙骨牡蛎汤加减化裁而成，方中黄芪为君，升阳散火，助卫气、固腠理；白术、荆芥、防风、桂枝、白芍、龙骨、牡蛎俱为臣药，白术可健脾和胃以实腠理且可助君药黄芪以增强益气固表之功，共奏培土御风之效；荆芥、防风疏风解表为“治风通用之品”，有开腠理祛风散邪之效，与黄芪配伍，使内有所据，使风邪去而不复；桂枝辛温从阳而扶卫，赤芍、白芍酸寒敛阴而益营，与黄芪配伍，益卫以和营；龙骨、牡蛎敛阴以潜阳，重镇以止痒，与黄芪配伍，卫固而荣守。五味子、茯苓、白鲜皮、磁石俱为佐药，茯苓健脾利水，五味子收敛固涩，防发散太过；白鲜皮清热止痒、磁石重镇安神。甘草为使药，调和诸药同时有调和中气、安内攘外之能。诸药相合，共奏调和营卫、益阴潜阳之效，标本兼治，体现了许铣扶正以祛邪的学术思想。

案3：补脾益肺治疗瘾疹 荨麻疹肺脾气虚之瘾疹，以补脾益肺之剂收效。

个人信息：文某，女，60岁。

初诊：2022年8月12日。

主诉：皮肤起风团复发2个月。

现病史：皮肤瘙痒，起风团，反复发作，运动后明显，晨起及夜间易起。伴干咳夜甚，鼻干，乏力头晕，夜尿频。

检查：周身散在风团，舌淡红、苔白，脉细。

中医诊断：瘾疹，属肺脾气虚证。

西医诊断：慢性荨麻疹。

治则：补脾益肺。

方药：黄芪30g，防风10g，白术10g，生地黄20g，牡丹皮15g，赤芍15g，白芍15g，银柴胡10g，白鲜皮15g，荆芥10g，五味子10g，茯苓10g，甘草6g，芡实10g，金樱子10g，百部10g，西洋参10g。水煎服，14剂，每日2次。

西药：依巴斯汀10mg，每日1次，口服。

按：体虚者易反复出现荨麻疹，此例患者为老年女性，既往慢性荨麻疹已愈，本次复发为正气亏虚，外邪侵袭，外风引动体内伏风所致。患者干咳无痰、乏力头晕，结合患者舌脉，为一派素体尚虚之证，正气亏虚日久致肺脾气虚，气血生化不足，气虚不能卫外抗邪，血虚不能荣表而生风，复感六淫，虚邪贼风与机体肺脾气虚相合。故以玉屏风散配伍芡实、西洋参、茯苓、甘草健脾益肺；生地黄、牡丹皮、赤芍寓"血行风自灭"之意。干咳夜甚，乃气虚津液不布而致肺燥，佐五味子味酸甘敛肺，百部润肺止咳；患者夜尿频，佐金樱子固精缩尿。

案4：祛风养血治疗瘾疹　荨麻疹血虚风燥之瘾疹，以祛风养血之剂收效。

个人信息：李某，女，30岁。

初诊：2023年3月24日。

主诉：皮肤反复起风团12年。

现病史：皮肤反复起风团，每1～2天发作一次，夜间易起，口服抗敏药有效，停药易起，睡眠欠安，神疲乏力，月经规律，无血块，畏寒，大便时稀。

检查：周身风团反复发作，舌淡暗、体胖，脉沉细弦。

中医诊断：瘾疹，血虚风燥证。

西医诊断：慢性荨麻疹。

治则：祛风养血。

方药：黄芪30g，防风10g，生地黄15g，熟地黄15g，益母草15g，枸杞子10g，酸枣仁15g，远志10g，茯苓10g，甘草6g，龙骨15g，牡蛎15g。水煎服，14剂，每日2次。

西药：西替利嗪10mg，每日1次，口服。

按：本例患者病程高达12年之久，迁延不愈，正气已虚，故睡眠欠安，神疲乏力，大便时稀。结合患者舌脉，辨证为血虚风燥证。许铣以玉屏风散为基础方固护已虚之表，在治疗中注重顾护人体正气，注重益气固表以防复发；健脾益气同时配伍熟地黄、益母草、枸杞子滋阴养血补虚，合用使气血得充，则内风无以生；风团夜间易起且影响睡眠使睡眠欠安，故酌加酸枣仁养血安神，龙骨、牡蛎、远志镇静安神。全方共奏健脾益气，养血安神之效。

（曾 雪）

四、其他临证病例

案1：活血养血，祛风除湿治疗进行性对称性红斑角皮症

个人信息：周某，男，17岁。

初诊：2013年3月8日。

主诉：双手、足对称性出现红斑角化伴有皲裂、脱屑7年。

现病史：患者7年前无明显诱因四肢末端出现红斑角化，界线清晰，重时掌跖皲裂疼痛，伴有脱屑。无明显瘙痒，皮疹与环境因素、季节和情绪波动无关。在当地多家医院诊治，均考虑为“湿疹”，给以“皮炎平”“优瑞霜”等外搽，无明显缓解。曾在北京某中医医院诊断为“进行性对称性红斑角皮症”，给予中药内服外用，效果不佳，遂找许铣诊治。

检查：双手掌、双足掌至小腿下方见对称性、弥漫性、境界清晰的角化过度性红色斑块，掌跖部分角化过度，出现皲裂，上覆鳞屑，掌跖边缘可见色素沉着，指（趾）甲未见异常，舌质嫩红、苔薄少，脉弦细。

西医诊断:进行性对称性红斑角皮症。

治则:活血养血,祛风除湿。

方药:白蒺藜15g,丹参30g,赤白芍各15g,石斛15g,玉竹10g,土茯苓30g,草河车15g,苍术10g,茯苓10g,生甘草6g。水煎服,30剂,每日2次。荷叶15g,麦冬15g,马齿苋15g,白鲜皮15g,白及15g。水煎,外洗,30剂,每日2次。

西药:阿维A胶囊10mg,隔日1次,口服;止痒润肤霜、马应龙麝香痔疮膏交替外用。

二诊(2013年5月3日):双手、足皮疹变薄,皲裂愈合,皮损面积缩小,掌跖边缘稍有色素沉着。舌质嫩红、苔薄少,脉弦细。上方治疗有效,中药方加生地黄30g,凉血养阴。30剂,水煎服。其他治疗不变,继观。

三诊(2013年6月7日):经过2个月中西药物治疗,双手皮肤基本恢复正常,无干燥皲裂,无瘙痒,双足掌跖边缘稍有肥厚苔藓化,略有色素沉着。饮食好,体重增加。舌质嫩红、苔薄少,脉弦。在当地医院查肝肾功能均正常。目前治疗有效,中药继续养血活血,祛风除湿为大法,佐以健脾。上方去赤芍、白芍、玉竹、石斛,加益母草15g,牡丹皮15g,白鲜皮15g,党参10g,继续治疗1个月。其他治疗不变。

四诊(2013年7月12日):双手足角化基本平复,双足跟部散在角化斑块,舌脉同前,口服方加当归10g,赤、白芍各15g,继续口服30剂。外洗方加土大黄30g,透骨草30g。水煎,外洗。其他不变。

按:进行性对称性红斑角皮症,又称Gottron综合征。可能与遗传有关,但也有人认为是毛发红糠疹的亚型。国内不断有家族发病报道。发病机制仍不清楚，目前研究认为，该病可能与多个基因位点的异常有关。本病多在出生时或生后不久及3—5岁时发病。临床表现为双侧掌跖部弥漫性红斑及角化过度，境界清楚，对称分布，严重者皮疹可逐渐发展至手足背、肘、膝、臀等处，覆糠秕样鳞屑。皮疹一般较为局限，进行性加重，部分累及指(趾)甲，至青春期波及范围最广，以后可逐渐减轻。患者一般健康状况不受影响。组织病理无特异性。本例患者起病较晚，青春期发病。需要鉴别的疾病主要有弥漫性掌跖角皮症及毛发红糠疹。弥漫性掌跖角皮症的掌跖角化呈胼胝状增厚，并伴有耳聋、发育迟缓、周围神经病变等损害。与毛发红糠疹鉴别有时较困难，尤其是Ⅳ型毛发红糠疹(少年局限型)。鉴别要点是该病典型皮疹仍为毛囊角化性丘疹；躯干或头皮常可找到少数散在鳞屑性红斑；病理有毛发红糠疹特征。

目前本病西医治疗常服用维A酸类药物、维生素A、维生素E等，外用角质松解剂和皮质类固醇软膏，但往往难以取得满意疗效。中医学认为，本类疾病多由先天禀赋不足，后天脾胃失调，营血亏损，以致血虚生风、生燥，肌肤失养而成；或湿热、虫毒蕴肤所致；也可由遗传所致。许铣认为本病的病因为血虚、风、燥、湿邪所致，治宜养血活血，祛风除湿为治疗关键。并配合外用药除湿解毒，滋阴润燥生肌为法，使药物直达病所，更好地发挥治疗作用。

许铣评语：本病治疗成功的关键在于中西医结合，小剂量维A酸口服，并配合中药内服外用，共同发挥了良好的治疗效果，既减轻了单用西药的不良反应，又避免了单用中药治疗见效慢，患者难以坚持等弊病。

参考文献

[1] 赵辨.临床皮肤病学[M].3版.南京:江苏科学技术出版社,2001.

[2] 庞晓文,宋品,赵广,等.进行性对称性红斑角皮症1例[J].临床皮肤科杂志,2003,32(1):36-37.

[3] 北京中医医院.赵炳南临床经验集[M].北京:人民卫生出版社,1975.

案2:滋阴除湿,祛风止痒治疗日光性皮炎合并脂溢性皮炎

个人信息:范某,女,27岁。

初诊:2013年4月18日。

主诉:面部红斑丘疹脱屑伴瘙痒1年,近日发作加重1周。

现病史:患者1年前春夏之际,无明显诱因面部出现红斑丘疹,脱屑伴有瘙痒,日晒后加重,在北京市多家医院就诊考虑"脂溢性皮炎""日光性皮炎"等,给予内服、外用药物治疗,具体不详。皮疹无明显好转。仍反复发作,与情绪、日晒及饮食等相关。1周前因外出游玩,面部皮疹加重,脱屑伴有瘙痒,手背亦出现红斑,伴有瘙痒,饮食可,小便黄,大便偏干。睡眠一般。

检查:面部及双手背散在红斑丘疹,境界不清,上覆盖少量鳞屑,舌质嫩红、少津,脉细弦。

诊断:日光性皮炎+脂溢性皮炎。

治则:滋阴除湿,祛风止痒。

方药:生地黄30g,牡丹皮15g,赤、白芍各15g,地骨皮10g,银柴胡10g,竹叶10g,通草6g,青蒿10g,石斛15g,玉竹10g,茯苓10g,甘草6g,蝉蜕6g,浮萍10g。水煎服,14剂,

每日2次。

西药：复合维生素B+维生素B_6口服；盐酸西替利嗪10mg，每日1次，口服；止痒润肤霜、硅霜交替外用。

二诊（2013年5月9日）：患者服上方1周后面部皮疹即明显消退，又自行服药2周后复诊，面部、双手背皮疹基本消退，面部皮肤较干、易红，少量脱屑，时有瘙痒。饮食好，睡眠浅易醒，大小便正常。舌质嫩红、少津，脉细弦。上方加白茅根15g，苍术10g，凉血祛湿；加百合10g，养阴助眠。其他治疗不变，1个月后复诊，患者皮损基本痊愈。

按：日光性皮炎是以暴露部位皮肤经日光晒后，出现红斑，灼热疼痛，甚至水疱，为主要临床特征的皮肤病。西医学认为，其发病的主要原因是由于日光中波长290～320nm的紫外线过度照射后，使人体局部发生光毒性反应所致。中医学属“日晒疮”范畴，认为是在日光暴晒之下，阳热毒邪侵入体表，蕴郁肌肤，灼皮伤肌而致；若毒热夹暑湿或与内湿搏结，浸淫肌肤，则会出现肿胀、水疱，破后糜烂、渗液。本病多发生于春末夏初，妇女和儿童易患本病。

复合维生素B片主要用于预防和治疗B族维生素缺乏所致的营养不良、厌食、糖尿病等。该药品收载在《中华人民共和国卫生部药品标准（化学药品及制剂）第一册》中，处方：维生素B_1 3mg，维生素B_2 1.5mg，烟酰胺10mg，维生素B_6 0.2mg，右旋泛酸钙1mg。维生素B_6是水溶性维生素，在体内生成磷酸吡多醛和磷酸吡哆胺，是转氨酶、氨基酸脱羧酶的辅酶，参与氨基酸和脂质代谢。维生素B_6缺失，表现为中枢兴奋不安和惊厥等症状，维生素B_6还应用于脂溢性皮炎、肝炎、动脉粥样硬化、维生素B_6缺乏症，放化疗所致的呕吐,白细胞减少症等。盐酸西替利嗪抗组胺及抗 5-羟色胺作用较强。主要应用于荨麻疹、湿疹和接触性皮炎、皮肤瘙痒、过敏性鼻炎等过敏类疾病。

许铣评语:现代人饮食结构不合理,不注重维生素的摄取,尤其是 B 族维生素,造成 B 族维生素缺乏,出现口唇皮肤干燥,记忆力下降,烦躁等。因此,在治疗此类疾病时,中西药合用,加强了疗效,而且从根本治愈疾病。如维生素 B_1 可治疗周围神经炎,用于脚气病。维生素 B_6 用于放化疗的呕吐及脂溢性皮炎,湿疹、皮肤瘙痒、神经性皮炎、日光性皮炎等。中医则辨证施治,以滋阴除湿祛风为主治疗,达到外因外用,相互为用的效果。

案 3:凉血解毒除湿治疗脂溢性皮炎继发糠秕孢子菌性毛囊炎

个人信息:徐某,女,43 岁。

初诊:2013 年 6 月 20 日。

主诉:面部泛发红斑丘疹 1 年余。

现病史:患者 1 年前无明显诱因面部出现红斑、丘疹,无明显瘙痒,每个月经前皮疹加重,面部敏感,冷热及情绪波动均易泛红,面部出油多。曾在北京多家医院就诊,诊断为“痤疮”“脂溢性皮炎”,给予口服中西药物(具体不详),外用“他克莫司”“尤卓尔”等,皮疹均未见好转。饮食可,口干口苦,情绪焦躁,小便黄,大便干,月经正常。睡眠不安,多梦。

检查:面部潮红,表面广泛分布丘疹,部分有脓头,面油较多,舌红、苔薄黄,脉弦细滑。

既往史:体健,已婚已育。否认药食物过敏。

诊断:脂溢性皮炎,糠秕孢子菌性毛囊炎。

治则：凉血解毒除湿。

方药：蒲公英15g，地丁15g，夏枯草15g，连翘10g，蛇舌草15g，苍术12g，白鲜皮15g，生地黄20g，牡丹皮15g，地骨皮15g，茯苓10g，生甘草6g，白茅根15g，竹叶10g，通草9g。水煎服，14剂，每日2次。何首乌、柿蒂、黄芩、马齿苋、生地榆各15g。水煎、外敷面部。

西药：甲硝唑0.2g，每日3次，口服；阿莫西林克拉维酸钾28.5mg，每日4次，口服；异维A酸胶丸10mg，隔日1次，口服；复合维生素B族，口服。

二诊（2013年7月4日）：患者面部红斑消退，皮疹渐平，脓头基本消退，时有呃逆，腹胀，两胁胀满，大小便调，睡眠多梦。调整治则为疏肝解郁，解毒除湿，丹栀逍遥＋香附、砂仁、丁香、柿蒂、地骨皮、连翘、夏枯草、竹叶、佩兰、厚朴等，继续治疗2周，余治疗不变。

三诊（2013年7月18日）：面部皮疹基本消退，情绪激动时时有泛红，无呃逆，饮食睡眠均可，大小便正常。效不更方，上方去丁香、柿蒂加生地黄30g，滋阴凉血，与治疗不变。

四诊（2013年8月15日）：上方继续巩固治疗1个月后，患者面部仍时有潮红，干燥脱屑，时有瘙痒，尤其吃海味，或者情绪波动，冷热刺激及日光照射后红肿。调整治则为滋阴凉血，祛风除湿为法，拟方：生地黄30g，牡丹皮15g，赤、白芍各15g，白鲜皮15g，地骨皮10g，银柴胡10g，荆芥10g，五味子10g，白茅根15g，青蒿10g，苍术10g，茯苓10g，生甘草6g。水煎服，28剂，每日2次。

五诊（2013年9月12日）：上方继续口服1个月后，面部皮疹基本消退，无潮红及瘙痒，病情基本痊愈。

按:糠秕孢子菌性毛囊炎是由糠秕孢子菌引起的毛囊性皮肤真菌病。糠秕孢子菌又称糠秕马拉色菌,是具有嗜脂性的、寄生于皮肤的条件致病菌,易于胸背、面部皮脂溢出区寄生。各种促发因素,如高温、潮湿、多汗、皮脂腺分泌旺盛、类固醇皮质激素及免疫抑制药的应用等作用下,其在毛囊内大量繁殖,由菌体脂酶分解皮脂产生游离脂肪酸,刺激毛囊口产生多量脱屑,引起毛囊导管阻塞。在中医文献中尚没有一个与之相对应的病名。本病多因湿热内蕴,复感风邪,蕴阻肌肤所致,清热解毒利湿为本病治疗的基本原则。

许铣评语:患者初诊时为脂溢性皮炎基础上继发糠秕孢子菌的感染,因此中西医结合抗炎,两种抗生素联合(抗厌氧菌、抗革兰阴性杆菌),异维A抑制皮脂腺分泌,抗糠秕孢子菌。中药以去湿解毒,凉血滋阴为法。初步取得疗效后,继续治疗其肝郁化火的病本,肝经郁火清理得差不多,又要继续治疗其湿热毒邪及郁火耗伤的阴液,后期以滋阴凉血,祛风除湿为法治疗脂溢性皮炎。治疗分步进行,一步一步逐渐深入病本,体现了辨证论治及治病求本的思想,并且中西医药结合,各取所长,避免了单打一的局限及不良反应,疗效显著,整体过程减轻了患者的负担。

案4:滋肾疏肝,活血祛风治疗头面部白癜风

个人信息:马某,女,27岁。

初诊:2012年9月27日。

主诉:头面及双上肢大面积白斑5～6年。

现病史:患者5～6年前因惊吓后面部出现白斑,并逐渐扩大至全脸,双上肢也出现白斑,无自觉症状,多方求治,具体用药不详,无明显效果。情绪不佳,抑郁,少言寡语,饮食可，睡眠多梦，月经量较少。临床症见：头面部、双上肢泛发大面积白斑，境界清楚，如地图状。舌尖红、苔白，脉细弦。

既往史：体健。已婚已育，育有1女，体健。否认家族类似病史。否认药物及食物过敏。

诊断：白癜风。

治则：滋肾疏肝，活血祛风。

方药：丹栀逍遥＋何首乌、补骨脂、桑葚、菟丝子、桃红、白蒺藜、茯苓、生甘草。水煎服28剂。

西药：泼尼松5mg，每日1次，口服。白驳酊、卤米松交替外用。

二诊（2012年10月25日）：服上方1个月后，患者面部及双上肢白斑稳定，无新出皮疹，面部额头及两耳前皮肤出现色素岛，时有怕冷，手足冷，饮食、睡眠及大小便正常。舌尖红、苔白，脉细弦。予丹栀逍遥＋生、熟地黄各15g，山药15g，枸杞子10g，附片3g，细辛3g，山茱萸10g，淫羊藿10g，仙茅10g，生麻黄10g。水煎服，28剂。外用予补骨脂、何首乌、白蒺藜、白及、红花、青核桃皮各15g。浸酒、外搽皮损处。余治疗不变。

三诊（2012年11月22日）：面部皮疹继续好转，额头及耳前色素岛扩大，双手臂亦有色素岛形成。饮食睡眠及大小便正常，无不适。舌尖红、苔白，脉细弦。调整方药为六味地黄＋枸杞子10g，何首乌10g，补骨脂10g，桑葚10g，菟丝子10g，黄精10g，白蒺藜10g，白芷10g，升麻10g，柴胡10g，炙甘草6g。水煎服，28剂。

四诊（2012年12月23日）：面部皮疹继续好转，额头及耳前色素岛继续扩大，双手臂大片色素岛形成。饮食睡眠及大小便正常，无不适。舌尖红、苔白，脉细弦。上方继续加桃红各10g。水煎服，50剂，余治疗不变。

五诊（2013年3月22日）：面部皮疹继续好转，额头及耳前色素岛继续扩大，双手臂大片色素岛形成。饮食、睡眠及大小便正常，无不适。舌尖红、苔白，脉细弦。调整处方：生、熟地黄各15g，赤、白芍各15g，桃红各10g，鸡血藤15g，枸杞子10g，桑葚15g，菟丝子15g，补骨脂10g，白蒺藜20g，茯苓10g，甘草6g，山茱萸10g，枳壳10g，黄芪15g，柴胡10g，升麻10g，何首乌15g。水煎服，40剂，余治疗不变。

六诊（2013年5月2日）：面部皮疹基本消退，双耳前少量白斑，色较深。双手臂大片色素岛继续扩大，双手颜色较深。饮食、睡眠及大小便正常，无不适。舌尖红、苔白，脉细弦。上方加黄精10g。水煎服，40剂，余治疗不变。治疗半年余，症状已大有改观，患者欣喜。

按：白癜风是一种色素异常性皮肤病。全球人群中的白癜风患病率约0.5%，无人种和性别差异。由于白癜风尤其是头面部等暴露部位对美容有影响，给患者带来了较大的心理负担。目前虽然中西医针对其治疗方法较多，但均非特效疗法，疗效差异较大。白癜风中医学称之为白癜、白驳风等。多因为风血相搏，气血失和，血不荣肤所致。如王清任《医林改错》中所述"白癜风血瘀于皮里"。故临床上应用活血祛瘀的方药常获良好疗效。

许铣评语：本例女性患者治疗效果较满意，面部白斑基本消退，手臂仍有白斑，但已有色素岛形成，整体皮肤颜色深棕色，服中药治疗近1年，患者月经正常，查肝肾功能均正常，无不良反应。中医认为，白癜风还是肝肾不足，整体治疗过程是以滋补肝肾为主，佐以疏肝解郁，活血祛风，治疗周期比较长。本例患者年轻，皮损在头面部，因而疗效较好，但基本服药需1年，本病临床有效病例往往服药时间需在2年以上，因此说服患者坚持治疗也是治疗成功的保障。

参考文献

[1] 朱文元.白癜风与黄褐斑[M].南京:东南大学出版社,2002.
[2] 中国中西医结合学会皮肤性病专业委员会色素病学组.白癜风临床分析及疗效标准(2003年修订稿)[J].中华皮肤科杂志,2004,37(7):440.

案5:疏肝解郁，除湿敛汗治疗手足汗疱疹

个人信息:朱某，女，25岁。

初诊:2013年8月8日。

主诉:双手、足多汗，并发丘疱疹伴瘙痒1年。

现病史:患者1年来无明显诱因双手、足多汗，并出现丘疱疹，伴有瘙痒，每遇情绪波动时手足皮疹加重，汗出明显，瘙痒，与冷热无明显关系，在当地多家医院诊治，均无明显疗效。饮食、睡眠及大小便均可。月经正常。

检查:双手、足弥漫性针尖大小的丘疹、丘疱疹，境界不清，手足明显多汗，舌尖红、苔白，脉细弦。

既往史:既往体健。否认药、食物过敏史。否认家族遗传病史。未婚。

诊断:汗疱疹。

治则:疏肝解郁，除湿敛汗。

方药:丹栀逍遥＋五味子10g，白鲜皮15g，白茅根15g，茯苓10g，甘草6g，生龙牡各15g。水煎服，28剂。皂角刺

15g，明矾 6g，黄柏 15g，生地榆 15g，白蒺藜 15g，五倍子 6g，苍术 15g。水煎，温热外洗或外敷，每日 2 次，14 剂。

二诊(2013 年 9 月 5 日)：手足皮疹消退，无汗出，无瘙痒。饮食、大小便及睡眠好，月经正常。体重较 1 个月前增加 2500～3000g。舌红、苔薄白，脉弦。病情基本痊愈，上方加生地黄 15g，继续服用 28 剂。外洗方加马齿苋 15g，继续外用。另外，硅霜外搽双手。

按：汗疱疹亦称“发汗不良”，是一种好发于手掌、足跖、指(趾)侧缘的非炎症性水疱病，伴灼热、瘙痒等症状，春末夏初始发，夏季加重，临床十分常见，令患者非常烦恼。西医认为，汗疱疹系一种非特异性皮肤湿疹样反应，精神因素(如紧张或抑郁)、病灶感染(尤其是癣菌)、局部过敏或刺激、过敏性体质及自主神经功能紊乱均可能与本病发生有关，但病因尚不完全清楚，根据好发部位、典型皮损和复发倾向不难确诊。疗效不甚理想，治愈率低，复发率较高。中医学认为，本病与中医田螺疱相类似，多因内蕴湿热，困阻于脾，脾失健运，水湿不化，血热外蒸，交阻皮内而成；治宜健脾除湿，清热解毒。同时用明矾水泡洗，可以燥湿、抗炎、止痒。

许铣评语：本例患者汗疱疹，临床无太多症可辨，似乎和情绪有关，因此拟逍遥散加减，治疗效果满意。患者肝气条达，脾胃升降运化自然顺畅，体重上升也是自然之功。外洗方温热泡洗也是本例患者治疗成功的关键，取明矾燥湿，黄柏、苍术、生地榆、五倍子除湿敛汗，白蒺藜祛风润燥等。后期以硅霜外搽，润泽手足肌肤。

(吴小红)

案6:清热解毒,祛湿活血治疗连续性肢端皮炎

连续性肢端皮炎湿热内蕴之甲银屑病,以清热解毒,祛湿活血之剂收效。

个人信息:刘某,男,6岁。

初诊:2023年8月25日。

主诉:双手足趾红肿5个月,加重半个月。

现病史:患儿5个月前无明显诱因出现双手、足趾红肿,甲廓皮肤白屑,曾于儿童医院诊断为"皮炎",予艾诺松乳膏等治疗(具体不详),未见明显好转。近半个月患儿双手及足趾甲板增厚变黄,甲廓及其周边皮肤红肿明显。平素患儿纳食可,夜寐佳,其余无明显不适。

检查:右手中指、小指,左手中指及双足跗趾处甲板增厚,甲廓弥漫性红斑伴粟粒大小脓疱,表面细小鳞屑,部分红斑伴糜烂、渗出。舌红、苔白,脉细。

中医诊断:甲银屑病,湿热内蕴证。

西医诊断:连续性肢端皮炎。

治则:清热解毒,祛湿活血。

方药:蒲公英10g,地丁10g,白花蛇舌草10g,苍术10g,白鲜皮10g,半枝莲10g,茯苓10g,甘草6g,柴胡10g,板蓝根10g,苦参10g,三颗针15g,夏枯草10g。14剂,水煎服,每日1剂。

中药外用:黄柏、生地榆、白鲜皮、苦参各15g。14剂,水煎,外用。

西药:维生素B_6 10mg,每日1次;叶酸5mg,每日1次;西替利嗪10mg,每日1次;甲硝唑0.2g,每日2次,口服;罗红霉素、青鹏软膏、派瑞松,外用。

二诊(2023年9月8日):患儿双手足趾较前好转,用药后第9天及第10天双足踇趾甲脱落,患处甲根新生甲板。近1周患儿新发咳嗽、流涕。故用方:金银花6g,连翘6g,蒲公英10g,地丁10g,夏枯草10g,板蓝根10g,百部10g,北沙参10g,苍耳子10g,辛夷10g,苍术10g,茯苓10g,甘草6g,白花蛇舌草10g。14剂,水煎服,每日2剂。

按:连续性肢端皮炎是一种罕见的慢性炎性皮肤病,其发生常与指(趾)外伤或感染有关,以指(趾)末端的慢性、局限性及无菌性脓疱为主要表现。在中医归属上尚无对应疾病,有部分学者认为连续性指端皮炎持续性发展的归属是银屑病。许铣以清热解毒,祛湿活血为基本治则。方中主以清热祛湿,凉血消痈之品祛邪外出,促进皮损恢复;配伍祛湿止痒、活血化瘀诸药,使湿化血行,共奏祛瘀生新,驱邪外出之功,则腐肉去,新肌生,促进患儿皮损恢复。

案7:清热解毒,凉血止血,调理冲任治疗毛细血管扩张性紫癜

毛细血管扩张性紫癜为冲任失调之紫癜,以清热解毒,凉血止血,调理冲任之剂收效。

个人信息:姜某,女,32岁。

初诊:2023年8月15日。

主诉:双上肢及腹部红斑2个月。

现病史:患者于2023年7月20日单位聚餐饮酒后出现双上肢及腹部红斑,红斑持续10日暂退,反复发作,就诊时双上肢及腹部红斑明显,无疼痛、瘙痒、渗出。刻下情绪焦虑,纳可,夜寐难入睡,大小便正常。既往荨麻疹反复病史。

检查:双上肢及腹部散在线状、环状紫癜性斑片,呈“辣椒粉”样，斑块边缘毛细血管扩张，按压不褪色。舌红，脉细。

中医诊断：紫癜，冲任失调证。

西医诊断：毛细血管扩张性环状紫癜。

治则：清热解毒，凉血止血，调理冲任。

方药：地黄30g，牡丹皮10g，赤芍15g，白芍15g，仙鹤草15g，茜草炭10g，墨旱莲15g，净山楂15g，白鲜皮15g，苍术10g，茯苓10g，甘草片6g，紫草10g。28剂，水煎服，每日1剂。

西药：维生素C 0.1mg，每日3次，口服；卢丁20mg，每日3次，口服；西替利嗪10mg，每日1次，口服；甲钴胺0.5mg，每日2次，口服。

二诊（2023年9月12日）：患者红斑较前好转，皮肤干，无鳞屑，无疼痛、瘙痒。情绪较前好转，纳可，夜寐稍好转，大小便调。方药同上，加黄芪20g，当归10g，白茅根15g，干石斛15g，玉竹10g。28剂，水煎服，每日1剂。西药去甲钴胺，加院内制剂止痒润肤霜，外用。

按：色素性紫癜性皮肤病是一组以紫癜样皮疹及含铁血黄素沉着为主要表现的慢性毛细血管炎性皮肤病，包括进行性色素性紫癜皮肤病、色素性紫癜性苔藓样皮肤病和毛细血管扩张性环状紫癜。毛细血管扩张性环状紫癜初为针帽大出血性瘀点，离心性向外扩大，成为紫红色环状、半环状斑片，直径1～3cm，其边缘毛细血管扩张和出血性瘀点较明显，中心为含铁血黄素沉积的淡褐色斑并有点状出血或辣椒粉样小点，皮疹可成批出现。一般无自觉症状。病程迁延。中医学认为，紫癜多因风热或湿热入络，热伤血络，血溢成斑，以及运化失健，脾不统血。许铣治疗该病从血热入手，但考虑到该患者既往荨麻疹病史，舌红脉细，夜寐差，情绪焦虑，一派心肝血热之兆，又因脾主运化，统血入络，脾失健运，血不归经。是故组方配以清热凉血解毒、凉血止血、健脾燥湿诸药清血热，调冲任，健脾运，统血归经。二诊患者红斑大多消退，夜寐好转，舌淡红，脉细，故添以补气养血滋阴之品，促进患者正气阴血之恢复。

案8：散结解毒，清热活血治疗丘疹性荨麻疹

丘疹性荨麻疹湿热瘀阻之瘾疹，以散结解毒，清热活血之剂收效。

个人信息：徐某，男，59岁。

初诊：2023年10月24日。

主诉：周身丘疹伴瘙痒6个月。

现病史：6个月前，患者无明显诱因出现周身风团、丘疹伴瘙痒，蚊虫叮咬、遇热及搔抓后风团、丘疹增多，夜间瘙痒明显。外院诊断为湿疹，予抗敏止痒霜、哈西奈德溶液等治疗（具体用药不详），未见明显好转。平素怕热，易怒。纳眠可，小便正常，大便日行2～3次，成形。

检查：周身散在绿豆至花生米大小棕褐色丘疹、风团，部分皮损伴抓痕、血痂、色素沉着及湿疹化。舌暗红、苔黄，脉弦有力。

中医诊断：瘾疹，湿热瘀阻证。

西医诊断：丘疹性荨麻疹。

治则：散结解毒，清热活血。

方药：玄参10g，牡蛎15g，浙贝母10g，夏枯草15g，白花蛇舌草15g，丹参30g，绵萆薢15g，山楂15g，龙骨15g，磁石10g，茯苓10g，甘草6g。28剂，水煎服，每日1剂。

西药:盐酸西替利嗪片 10mg,每晚 1 次;氯雷他定片 10mg,每日 1 次;雷公藤多苷片 20mg,每日 2 次;维生素 C 0.1g,每日 2 次,口服。麝香壮骨膏,青鹏软膏与派瑞松混合,外用。

按:本案老年男性患者,初患病于夏季,风湿之邪乘虚而入,深入皮肤腠理,内不能疏散,外不能透达,阻遏气血运行,与风、湿、热、毒、瘀、痰等因素密切相关。患者病程较长,反复发作,结合其丘疹色暗质硬,又见舌暗红,脉弦,四诊合参,证属湿热瘀阻。许铣主以清热解毒,活血通络,生肌敛疮之品清血热,助血行,化瘀滞,促进皮损恢复,辅以滋阴,健脾,化湿等药滋阴津,助脾运,补其正气不足,同时防诸药碍胃之弊。

第 7 章

回忆恩师

一、中西汇融，品德高尚、慈爱如父，永不言休

我与恩师——许铣教授

1996 年，是我刚移居新加坡的第四个年头，也是中国改革开放中外文化交流热潮加速提升时期，中医中药走向世界更是热门话题。国内的重点中医院校也都积极地开始向国外招收研究生。由于招生条件相对宽松，这对东南亚地区具备良好中文教育背景的中医师来说确实是件利好消息。很幸运，我也可以借这个东风和新加坡部分想考研的中医师一样，有机会返回国内报读重点中医院校的研究生，能跟随名师、名医学习，来进一步提升自己的中医专业水平。然而，当时我刚到新加坡工作不足四年，个人的事业还在起步阶段，经济来源也很薄弱，两边兼顾的处境着实让人为难。但思前想后，为了不失去这个难得机会，最终还是鼓足勇气并选择报考了中国中医研究院研究生。1996 年，经过一年在西苑医院由研究生部举办的预备班培训学习后，便进行了各项科目的统一考试，终于被录取为 1997 级硕士研究生。

我之前的中医专业重点在皮肤科，所以在选择导师方面，我的梦想与最大奢望就是能够跟随德高望重的中医皮肤科泰斗朱仁康老先生学习成为他的研究生。虽说私下也和朱老沟通并取得了他的同意，但由于当时朱老确实年事

已高，并且已经少出门诊了，如此一来我在未来的临床课题研究上将会遇到麻烦。关键时刻院方安排由许铣老师带队的导师组来协助朱老来完成这项工作。在之后的临床研究中，无论是开题报告还是课题研究，这些工作都由许铣老师来指导完成。我呢也就成了朱老和许铣两位导师的研究生，而许铣显然成了我的第一导师。后来才明白当时如果不是许铣用博爱和负责的胸怀临时接纳我做他的研究生，而朱老又因为身体缘故无法指导我的情况下，那时我的学业很有可能会陷入一个中途无导师可带的窘境，对我个人来说影响将会是巨大的。时至今日，每当回忆起这段历史我总还是对许铣老师及广安门医院的领导充满了无限感激之情和崇高敬意。

在那难忘的跟师学习的日子里，许老师总是不辞辛苦言传身教。他不但中西汇通，临证经验丰富而且品德高尚、胸襟宽广、治学严谨。无论是出门诊还是查房，许老师的一言一行至今仍深深地印在我的心中，时刻在鞭策和激励着我。

我硕士研究生的课题是《莪倍霜治疗斑块状银屑病的临床与实验研究》。在收集病材和外用药制作的过程中还是遇到了不少想象不到的困难，如莪术油的提取，仅供实验需求的量并不大，由于提取成本问题找了好几个制药厂和实验室他们都不愿接手。一直拖到最后时刻，还是许老师出面委托熟人协助才完成这项工作，使实验室和临床研究得以顺利进行。学习期间我寄宿在离广安门医院比较远的地方，有时为了赶时间需要在实验室待到深夜才回，加上早上交通非常拥堵浪费了不少时间，许老师得知后就悄悄地把自己家里的一个房间收拾干净让我搬进去住，还为我提供相应的参考书籍，这样一来我节省了大量的时间可以用来做试验和查阅资料。在实验室研究上许老师更是精益求精一丝不苟，要求非常严格。在许老师的亲自指导下我的研究课题得以按时完成，并取得了非常满意的结果。2000年4月，在海口举办的第五届中西医结合学会皮肤性病学术会议，我们的《莪倍霜治疗斑块状银屑病的临床与实验研究》被列为大会交流论文。只可惜当时由于个人护照问题而错过了这次有意义的会议，实属遗憾。

如今仍坚持临床门诊的许老师已经是九十岁高龄了，可他仍然对自己热爱的皮肤科工作兴致勃勃，不曾言休。他那带点沙哑却又铿锵有力的声音里也总是充满着温馨和坚毅，让人备感亲切。值许老师九十大寿之际，凝聚了许老师六十多年的临床经验于一体的《北京名医许铣临证经验录》即将面世，作为学生，我的喜悦心情无以言表。我也相信该书将会是有志于中西医结合的皮肤科同道的一本重要参考书。

周双印博士

2023年孟夏于新加坡

二、医师的楷模

——记我的导师许铣教授

我是1997年读研的，转眼我研究生毕业已经二十多年了，想起我的导师许铣教授心中总是充满敬意，我们学中医的都读过孙思邈的《大医精诚》，主要意思是讲我们要做一个好大夫，不仅要有精湛的医术，还要有一颗赤诚之心，每每想起“大医精诚”，我第一时间就想起许老师，可谓我辈楷模。

许老师毕业于北京医科大学，具有扎实的西医功底，又是第一批西学中的学员，系统地学习了中医药知识，他是少数既掌握现代医学知识又有扎实的中医理论基础的医师，一般的西学中医师只是学到了一些中药药理及治疗方面的知识，远没达到融会贯通的地步，这从临床跟他学习时就能体现出来，在临床给他抄方时请教他为什么那样用药，他能从自己的临床经验及中医专业知识给出细致全面的解答，使我这个中医药大学毕业的中医学生佩服不已。

许老师擅长用中西医结合的方法治疗各种皮肤病，我的研究生课题就是在许老师中西医结合方法治疗斑块型银屑病经验的基础上提炼出来的，同行们都知道在皮肤科银屑病的治疗是个老大难问题，中西医都没有好的治疗方法，西医治疗见效快但不良反应大，中医治疗不良反应少但起效慢，许老师采用小剂量西药加上中药汤剂调理的方法，中西医取长补短，取得了较好的治疗效果。我在跟着许老师学习的同时，查阅了大量的中医文献，积累了许多临床病例，高质量地完成了毕业论文，并且为我以后的工作打下了良好的临床基础，也使很多患者受益。

在此，我还要着重谈谈许老师的“仁爱之心”，他对患者的耐心细致是我生平仅见，我时常想起他出门诊时，我在旁边抄方子，他一边耐心倾听患者的诉说，一边认真书写病历，有时还在病历上画图标出皮损的分布情况。对挂不上号的患者明知加号会造成自己下不了班，吃不上饭，也尽量加号，我跟他出了将近两年门诊，从来没按时下班过。曾经有个中年女患者反复诉说她舌头痛，看了很多科室也没找出原因，她边哭边反复诉说着，大家都看出这主要是心理问题，许老师一看看诊时间太长就让她在诊室外等一等，他看完其他患者后让我们先去吃饭，他又给患者做起了思想工作，并给她开了方子，后来患者又来看了几次，情绪越来越好。工作这么多年，许老师不顾高龄每周都出好几个门诊，很少休息，现已到耄耋之年，仍然坚持出门诊，就是为了多看几个患者，多带几个学生，薪火相传，多为社会做贡献。

跟许老师学习的两年，我受益颇多，不仅学习了他的医疗技术，更感念他作为一个治病救人的医师和作为一个社会人的家国情怀，在临床工作中每当碰到难题或者难缠的患者心烦气躁的时候，我就想起许老师不急不躁、慢声细语说话时的样子，烦躁的心绪慢慢平静下来，仔细想解决问题的办法。

感谢许老师的谆谆教诲！祝他长命百岁！

（学生 高炳爱）

三、豁达人生处处宽

我与恩师——许铣教授

1995－1998 年，我在中国中医研究院就读许铣老师的研究生。第一年在西苑医院研究生部上基础课，平均每个月到广安门医院找许老师汇报一次思想及专业工作。后两年回到广安门医院，主要跟随许老师抄方、病房值班等。1998 年毕业后留科工作至今，与许老师相处近 40 年了，从他老人家身上我学到的不仅是医术、医德，给我留下最深刻的印象是许老师的豁达和真性情。我一直认为，各行各业能做到顶尖水平的大师都不是普通人，不仅专业精通，也是深谙人生智慧的高人。许老师今年 90 岁了，每周至少 4 个半天门诊，还要满足一些外地患者的要求，视频诊疗，他老人家耳不聋、病历自己书写，身体是很棒的啦！许老师是土生土长的北京人，北京医科大学毕业后，响应国家号召下基层，后又到麻风村工作多年。人生经历坎坷，但他总是笑眯眯的，很少有生气、着急和抱怨的时候，常怀着一颗乐观心，笑对跌宕人生。

医师这行业，长期接触各式患者，有的患者大大咧咧较放松，也有患者敏感、患得患失的，找许老师的多数是一些病情顽固的患者，被病情折磨很久的，往往多伴有焦虑、抑郁或烦躁等情绪，需要许老师针对其心结进行开导，半天门诊能看 15～20 名患者。许老师也受到过患者的误解和质疑，但许老师从不与患者正面顶撞，常和我们说患者被病折磨久了情绪会受到影响的，医师应该理解，许老师也是这样做的。有时患者一时激动说了不好听的话，许老师不辩解，待其情绪稳定后边说病情边调节情绪。

印象很深的是我和几个进修医师跟许老师抄方的一个夏天，患者是一位 60 岁的阿姨，慢性湿疹很多年了，反复发作，天热后急性发作了，瘙痒明显，严重影响睡眠，一进诊室就嚷嚷："许医生，您的药不管用，我还是痒！"后面就描述如何如何痒，许老师平静地说不要着急，常规问诊后又带我们看了看她的皮疹，然后问她什么情况下瘙痒加重，这位阿姨说一生气着急就加重，然后就开始痛诉她先生经常惹她生气，对她的湿疹不闻不问，不理不睬，孩子不让她省心，家里老人身体让她操心等，她说现在已经对湿疹不抱希望了，她彻夜不眠，很痛苦！边说边在抹眼泪。

这其实是临床常见的一个场景，我们从第三者的角度看，她的皮损较前有好转，瘙痒的程度也有缓解，但这并没有能达到患者的要求。许老师听她痛诉完后，调整了用方，把湿疹的诱发、加重因素又和她讲一遍，也着重提到了情绪对湿疹的影响。最后许老师鼓励她，你的湿疹一定能好，只要你认真对待它。这位阿姨离开诊室时心情平静了许多。在诊疗过程中，不仅有药物治疗，还有很大程度上的情绪安抚。用药2周后她来请许老师加号就诊，许老师还是记得她的，问她瘙痒如何了，“逐渐在减轻”，她也能客观地看待这个问题了，知道湿疹是个慢性过程，需要时间恢复的。后来一直在许老师那里看病，最后湿疹基本痊愈了。

作为医者，最不愿意听到的就是“吃你的药不管用”，尤其是明明有效的情况下。许铣作为一名德高望重的老医师，听到患者的抱怨后，从来没有辩解，而是虚心地调整治疗方案，以亲人的态度对待患者。许老师不仅对患者如此，在待人处事上也豁达开朗，这也许是许老师健康长寿、医术好的关键所在，也是我们从许老师身上学到的最宝贵的品质！

（学生　沈　冬）

第 8 章

医论医话、杂谈

一、银屑病的中医分型治疗

银屑病在中医学里，就其症候早已有记载，命名有“干癣”“白癣”“白壳疮”“蛇虱”“风癣”“白疕”“松皮癣”等。症状描述如：隋代《诸病源候论·干癣候》曰：“干癣但有匡郭，皮枯索痒，搔之白屑出是也。”《白癣候》曰：“白癣之状，白色硿硿然而痒。此亦是腠理虚而受风，风与气并，血涩而不能荣肌肉故也。”宋代《圣济总录》、明代《证治准绳》《外科启玄》《外科正宗》、清代《外科大成》中均有记载。至清代《医宗金鉴·外科心法要诀》中对本病的记述有“松皮癣，状如苍松之皮，红白斑点相连，时时作痒”。可见银屑病旧称“牛皮癣”。这个病种在我国有文字记载并有较具体的认识已有上千年的历史了。

这样一个古老的病种，至今还广泛地流行于全世界。其发病的诱因随着科学的进展有了新的发现，而其基本的病因至今尚不清楚，而中医审证求因，辨证施治。自 20 世纪中叶以来，我国的中医药学者总结出了不少中医药治法。文献报道与著述已逾数千篇，其中施曼绮教授主编的《银屑病中西医治疗学》(1997 年 3 月，中国医药科技出版社出版)对二十余年以来的各流派中医治法作了较详尽的综述，学习者可以参阅。

银屑病在临床上分为四大类:寻常型约占银屑病的94.6%,脓疱型约占银屑病的0.77%,关节病型约占银屑病的3.3%,红皮病型约占银屑病的0.98%。

可见,平时临床上最多见的是寻常型银屑病。寻常型银屑病具有银屑病典型的临床表现,在静止期时可见红色斑丘疹或斑片,其上有银白色的角化不全性鳞屑,鳞屑呈云母片状,可以层层刮落,鳞屑下面可见薄膜出血点,称“点状出血现象”(Auspitz's sign)。急性期或初步稳定期时在局部外伤部位会有“同形反应”(Koebner's phenomenon)。脓疱型、关节病型、红皮病型者虽说少见,而20世纪90年代以来,这几型的发生率也有增多的趋势,其所以增多的重要原因之一可能与对寻常型银屑病无规律地滥治有关,值得广大患者与医者严肃注意。

中医学认为,银屑病的病因乃为外受风寒暑湿燥火毒之邪,内因人体素有血热、饮食不节、情志内伤等。

寻常型银屑病证乃为血热风燥、血虚风燥、血瘀、血热挟湿所致。脓疱型银屑病则为风热外受,湿热内蕴,日久化毒。关节病型银屑病则为风寒湿邪阻于经络,以致气滞血瘀,肿痛内生。若湿热化毒,毒热伤营,皮损大面积遍于全身,甚至全身发热,热入肌肤,气血两燔时则为红皮病型银屑病。

银屑病由初发至后期迁延,由轻至重,由皮肤至关节、内脏,病位无不涉及卫、气、营、血,其核心为血分有热,血热而诸证衍生。

银屑病的具体治疗,有内治法、外治法、其他的针灸疗法、割治法、耳针法、温泉浴疗法等。而常用的是辨证论治的内服与外用中药。中药内服与外用在消除症状方面肯定有效（必须对证）。而与西医药比较起来，它的起效时间虽慢些，但其药效能持久，而且不良反应小。如若将中医药与西医药按照病机病理结合起来施治，疗效既快又持久。

银屑病的治疗，无论用中药还是西药都能取得缓解症状的效果，因为本病的病因不清，又是多因素的诱因，所以临床痊愈后，由于受诱发因素的影响，本病时有复发。银屑病临床治愈后的复发问题还是当今世界皮肤科学界的难题之一。如何克服银屑病的复发正是当今医患共同探索的课题。

（一）内治法

为了理解及施治应用的方便，病证分型大体可如下所示。

证型

血热风盛证——→银屑病进行期。

风热挟湿证（寻常）→银屑病进行期。

血虚风燥证——→银屑病稳定期至消退期。

血瘀风盛证——→银屑病稳定期。

湿热化毒证——→脓疱型银屑病。

风湿痹滞证（特殊）→关节炎型银屑病。

毒热伤营证——→红皮病型银屑病。

1. 寻常型银屑病的内治

（1）血热风盛证：银屑病初起时，躯干乃至四肢、头皮，甚至面部，散发红色斑丘疹，小如米粒，大如蚕豆，日久可以扩大成片，有时可相互融合，此时颜色鲜红到肉红色，表面鳞屑不多，有“同形反应”，痒而不甚。全身可有咽干多渴、咽痛、尿黄，舌红、苔黄或黄腻，脉弦滑。治疗则应清热凉血，祛风解毒。已故名老中医朱仁康研究员曾研制一方名“克银一方”：土茯苓30g，忍冬藤15g，北山豆根10g，板蓝根15g，草河车15g，白鲜皮15g，威灵仙6g，甘草6g(《朱仁康临床经验集》)。大便干者，加大青叶10～15g；皮疹红而热口干者，加生地黄15～30g，牡丹皮15g；尿黄者，加白茅根15g。以此方为基础具有兼证者随证加减。此方药20世纪80年代已制成丸剂(蜜丸及水丸)，商品名“克银丸”，为我国第一个原国家卫生部级批准上市的中成药。此丸药适用于进行期及初步稳定期的寻常型银屑病。

(2)风热挟湿证：进行期及初步稳定期的寻常型银屑病，皮疹红至淡红，皮疹表面有鳞屑，而其周围有红晕(0.2～0.5cm宽的淡色晕)或肿胀，舌胖淡红、苔白腻黄或黄腻。治宜清热解毒。方用凉血解毒汤(《赵炳南临床经验集》)或龙胆泻肝汤(《和剂局方》)加减。凉血解毒汤：犀角(以水牛角、羚羊角或羚羊角粉代替)、生地黄、金银花、莲子心、白茅根、天花粉、地丁、栀子、蚤休、甘草、黄连、生石膏。龙胆泻肝汤：龙胆草、栀子、黄芩、柴胡、车前子、泽泻、当归、木通、生地黄、甘草。皮疹红而肿(浸润)甚者，可加萆薢、白茅根；舌苔腻黄者，加藿香、佩兰、砂仁、薏苡仁等；风盛鳞屑多而痒者，加白鲜皮、地肤子、苦参；皮疹红甚者，加紫草、槐花、生地榆；兼有扁桃体炎者，加板蓝根、射干、牛蒡子；大便秘结不爽者，加大青叶、苍术等。

(3)血虚风燥证：病变到稳定期，皮疹扁平淡红，表面干而脱屑，时有痒。治宜清热解毒、养血润燥。方用朱仁康

"克银二方"：生地黄 30g，玄参 15g，丹参 15g，麻仁 10g，大青叶 15g，北山豆根 10g，白鲜皮 15g，草河车 15g，连翘 15g（《朱仁康临床经验集》）。皮屑多而燥痒者，加石斛、玉竹；血虚而兼瘀者（皮损暗红而干，舌暗红或暗紫），加郁金、三棱、莪术。

（4）血瘀风盛证：银屑病的慢性状态，躯干四肢大小不等的斑块状损害，境界清，暗红，表面附有片状或碎片状鳞屑，病变久置而不动，常因疾病的反复发作或是长久使用凉血解毒药所致血凉凝滞，皮损呈斑块型。治宜活血化瘀兼以清热解毒。方用血府逐瘀汤（《医林改错》）、全虫方（《赵炳南临床经验集》）、当归饮子（《医宗金鉴》）加减。血府逐瘀汤：桃仁、红花、当归、生地黄、川芎、赤芍、牛膝、桂枝、柴胡、枳壳、甘草。全虫方：全蝎、皂刺、皂角、白蒺藜、槐花、威灵仙、苦参、白鲜皮、黄柏。当归饮子：当归、熟地黄、白芍、川芎、何首乌、黄芪、荆芥、防风、白蒺藜、甘草（本方亦可用于血虚风燥证）。

以上是寻常型银屑病常见的四种证型，由进行期——血热，至稳定期——血热、血热挟湿，消退期——血虚、血瘀，诸阶段中均兼有风证——鳞屑及痒。临床用药应分阶段辨证用不同的方药加减，对证治疗，以达到治疗血瘀，诸阶段中均兼有风证——鳞屑及痒。临床用药应分阶段辨证以不同的方药加减，对证则病消。

寻常型银屑病在治疗时应抓住几个关键：①要抓早期，早期发病血热为主，合理地清热解毒凉血，病则顺势而消；②要注意病灶（诱发原因），特别是早期的上呼吸道感染和扁桃体炎，应合理地使用清热解毒药；③注意滋阴养血，血热证施用凉血、清热解毒药的同时，适当应用滋阴药，如生地黄、墨旱莲、石斛、百合、玉竹等，以备血热伤阴而恋邪，为后期皮损的完全恢复打好基础；④不能无限度地凉血清热，要根据患者胃肠道的承受能力合理应用。长期无限度地应用苦寒清热凉血药，一方面会致伤脾胃，又可能造成血瘀而形成斑块，皮损则永固不退。

斑块型寻常型银屑病，是银屑病中的难治者，消除斑块当以活血化瘀、祛风解毒之法。本院在科研工作中拟成两个治疗斑块型银屑病的方剂：丹蛇解毒1方（丹参、乌蛇、土茯苓、草河车、石斛、郁金等）和丹蛇解毒2方（丹参、萆薢、土茯苓、草河车、白花蛇舌草、赤白芍、苍术等）。如果斑块顽固、长久不退者，可加三棱、莪术、鸡血藤、雷公藤；皮损固着于皮肤内，平凹而内嵌者，则加当归、生地黄、熟地黄、益母草、川牛膝等。我科研究生课题，将活血化瘀、清热解毒中药（方）与西药迪银片合用，观察8周疗效，总有效率94.29%，临床治愈率62.8%。

2. 脓疱型银屑病的内治　脓疱型银屑病可为原发性，也可是由寻常型银屑病日久或治疗不当转化而来。基本损害的特点是在银屑病的基础上丘疹或斑片上有针尖或粟米大红白或黄色的无菌性，在边缘部位活动的小脓疱。临床上分为二型：①掌跖脓疱型银屑病（Barber型），为生长于掌跖深在浸润的斑块，境界清，其上有点状脓疱或“脓湖”，反复发作。②泛发性脓疱型银屑病（von Zumbusch型），常伴有沟状舌，皮疹泛发于周身。或是原发或为继发，特别是寻常型银屑病治疗时不规则地使用激素，疾病日趋严重，终因再遇某种诱因而致脓疱型。

脓疱型银屑病，中医的病因病机乃为湿热化毒证。除皮疹外，尚见身热口渴、面赤、唇干、心烦易怒、尿赤、便秘，舌红绛苔黄腻，脉滑数。治宜凉血清热解毒。方用普济消毒饮、五味消毒饮加减。普济消毒饮（《东垣十书》）：黄芩、黄连、甘草、玄参、连翘、板蓝根、马勃、牛蒡子、薄荷、僵蚕、升麻、柴胡、桔梗，陈皮。五味消毒饮（《医宗金鉴》）：金银花、野菊花、蒲公英、地丁、天葵。毒血甚脓疱多者加三颗针；瘙痒者加白鲜皮、苦参；干燥而痒者，加生地黄、牡丹皮；热甚大便干者，加玄参、麦冬、大青叶、紫草等。

3. 关节病型银屑病的内治　银屑病患者体表有银屑病皮损，同时有类风湿关节炎的症状。关节炎呈远端型，手足指（趾）的远端关节红肿、胀痛，某指发生或多指发生，而向尺侧倾斜，X 线片表现：软骨消失，关节面侵蚀，关节腔变窄，骨质稀疏囊状改变，软组织肿胀，检验类风湿因子阴性。有的患者多年来类风湿关节炎症状，而类风湿因子阴性，突然某时体表出现银屑病皮损。

关节病型银屑病的出现，常因风湿邪侵肌肤，痹阻经络，风燥伤血，气滞血瘀而关节不利，皮肤上多为斑块状银屑病。治疗宜早不宜晚，中医药以搜风除湿，解毒祛痹法。方用“桂枝芍药知母汤”，或“独活寄生汤”加减。桂枝芍药知母汤：桂枝、白芍、生姜、大枣、甘草、知母。独活寄生汤（《备急千金要方》）：独活、桑寄生、杜仲、牛膝、细辛、秦艽、茯苓、桂心、防风、川芎、人参、甘草、当归、芍药、地黄。关节痛者，加鸡血藤、雷公藤、络石藤、秦艽、威灵仙等；上肢甚者，加片姜黄、海风藤；下肢甚者，加防己；关节变形者，加透骨草、全蝎、蜈蚣、蝉蜕等；银屑皮损重者，加丹参、草薢、乌蛇等；症状长期不消者，可试用（严密观察）乳香、没药、三棱、莪术。

4. 红皮病型银屑病的内治　红皮病型银屑病为银屑病最严重危急的一型，可由其他各型转化而来，亦可为原发性红皮病型银屑病。本型之所以严重，显然是由于皮肤被侵犯最广泛，周身皮肤潮红、浸润阻碍着皮肤，以至整体的各种代谢。皮肤的层层剥脱而大量丢失蛋白质、电解质，机体免疫力下降易发生广泛性感染。在 20 世纪 80 年代以前的西医学专著中大都主张应用大量激素予以控制。中医治疗本病，审证求因，证属热毒伤营，治宜凉血清营，滋阴解毒。方用清营汤、犀角地黄汤加减。清营汤（《温病条辨》）：犀角（以水牛角或羚羊角代）、生地黄、竹叶、金银花、连翘、黄连、玄参。犀角地黄汤（《千金要方》）：犀角、生地黄、赤芍、牡丹皮。清热解毒凉血时，应予以滋阴养血之品。常用的清热解毒药有蒲公英、地丁、白花蛇舌草、三颗针、龙葵等。常用的滋阴养血之品有生地黄、女贞子、墨旱莲、牡丹皮、丹参、白芍、赤芍等。雷公藤与雷公藤多苷的合理使用，有抑制红皮病进一步扩展的药效。雷公藤多苷是目前市售的成品药，每片含提取物 10mg，内服每次 1～2 片，每日 3 次，有激素样作用，而没有激素的后期不良反应。雷公藤本是民间用于杀虫的农药，服用期间也有一定的不良反应，主要表现在胃肠道不适，腹胀恶心、呕吐、腹泻；生殖系统反应，女性月经紊乱，长期服用甚至停经、闭经，男性患者精子活力下降；其他可能出现白细胞减少，皮肤黏膜皮疹、色素沉着，个别患者有肝肾功能受损。总之，应用雷公藤多苷控制皮损时，用药的剂量、时间应严格注意。

以上综述了各型银屑病，特别是寻常型银屑病的内治法，这仅仅是一个提纲性的讲述。在实际临床上，学习者还应跟随有经验的老师结合具体患者进行辨证，才能收到良好的疗效。应用经方与时方都有灵活性。中医药与西医药（已批准上市的）联合应用治疗慢性顽固性银屑病（指各种治法皮损都固定不变者），是当今我国皮肤科学界提出的新思路。

中医治疗注意整体变化，注重“天人合一”。对某位患者的处方，一方面要针对皮肤损害辨证，另一方面要从整体出发，明辨患者的阴阳、表里、寒热、虚实，涉及脏腑经络要全面考虑。如患银屑病多年，精神压抑，皮损久而不退，心烦易怒，肝气不疏者，治疗时应以活血化瘀、养阴清热及协调肝脾疗之。患者银屑病，皮损色淡脱屑，体乏无力，畏寒肢冷，腰酸背痛，夜尿频，大便不爽呈肝肾阳虚之状，治则应以养血祛风、温肾健脾之法。总之，在治疗银屑病的皮损时不能忽略患者的整体状况及地理环境与气候。

（二）外治法

中医药外治银屑病的膏、药很多，但至今还没有一种为国家专项批准治疗银屑病的中药外用药。中国中医科学院广安门医院皮肤性病科早已内部使用的治疗湿疹皮炎的中药膏有加味五石膏、湿疹膏、湿毒膏、玉黄膏、五倍子膏等，应用于不同阶段的银屑病均有效。现在正在研究开发的青年课题“莪倍霜”治疗斑块型银屑病，其疗效与当前西药“达力士”软膏（卡泊三醇）的疗效相近。

中医药外治银屑病，尚有温泉浴、药浴，实践说明这些疗法具有缓解症状的作用。

(三)其他治法

针灸、割治、耳针、强力按摩等治法为近三四十年来某些行医者施用的方法，从某些个案病例来看，有一定的缓解病情的作用，但这些被治者中的大多数还是归入中西医的药物治疗中。

传统的针灸疗法如何改善机体状况而达到治愈银屑病的目的，今后仍是针灸专家们的课题。

(四)小结

本文与读者共同讨论了银屑病的分型论治，重点是寻常型银屑病的证型与分期间的辨证论治，本讨论是提纲性的。临床实践中要复杂得多，学习者有了初步纲领性的领会，还要随师辨证施治而取得运用中医药治疗银屑病的方法。中医治病要注重整体性，注重“天人合一”。处方时应从人与自然:机体脏腑表里阴阳全面调节。

在此小结中要提示学习的同道，银屑病在早期、进行期要抓紧有规律的施治。已经是慢性状态者，应当从心身方面调节，合理用药治疗，宜缓不宜急，避免滥用激素及其他免疫调节剂。

中医药能治银屑病，西医药也能治银屑病。二者可以联合取长补短，取其精华，这在我国应是一条很好的思路。

最后，特别提出的是，当前西医药在治疗银屑病的探讨已在遗传基因、细胞分子生物学水平，如抗体治疗，抗CD4 抗体，抗 CD25 抗体，抗肿瘤坏死因子(TNF-α)抗体，抗 CD11 抗体，Alefacept 注射，抗白介素-8(IL-8)抗体，抗白介素-6 受体(IL-6R)抗体，CTLA4 免疫球蛋白等均与银屑病的表皮细胞分裂或凋亡有关，这些分子制剂有的已试用于临床，有一定的疗效。新型免疫抑制药，如他克莫司，西罗莫司。抗血管生成药，维A酸代谢阻滞药（RAMBAS）——利阿唑（Liarozole），酪氨酸磷酸化抑制药——Tyrphostins等疗法进展很快。尽管如此，中医药的疗法也是肯定的。问题是今后如何更深入地开发中药及其提取物，在用于银屑病的治疗时，相应的药理及药代动力学其疗效机制的研究应当跟上。有了疗效理论的基础，治疗方向将更明确。

（许　铣）

二、中西并举治皮肤，身心同治防复发

湿疹、痤疮和银屑病是皮肤科门诊常见病，发病人群广泛，中医药治疗有优势，但仍有部分患者顽固难治，反复发作，给患者带来身心双重伤害。对于湿疹、痤疮、银屑病这些皮肤科门诊常见病，治疗上中西医并重，既强调中医辨证论治的重要性，同时综合考虑皮损的多重致病原因，给予相应的西医治疗，同时关注患者心理调护，身心同治，临床屡奏佳效。

（一）中西并举治疗湿疹

1. 审症求因，精益求精　湿疹是皮肤科门诊最常见病，但亦是最容易误诊的疾病之一。许铣十分强调根据病因及基本损害细分湿疹皮炎类别。致病原因不同的湿疹皮炎，应当归属不同类别，治法则大相径庭；基本损害相同的湿疹皮炎，治疗时亦需整体考虑，分阶段治疗。许铣强调"经典湿疹"急性期的皮疹特点为密集的、粟粒大的小丘疹及丘疱

疹，基底潮红，明显的点状渗出，小糜烂面，边界不清，皮疹呈多形性。慢性可有浸润和肥厚，瘙痒剧烈。而对于其他皮炎类，如自身过敏性皮炎、特应性皮炎、传染性湿疹样皮炎、接触性皮炎、多形性日光疹、脂溢性皮炎、瘀积性皮炎等，许铣十分强调应与经典湿疹的鉴别。因为这几种疾病还伴有感染、遗传、全身性变态反应、维生素B缺乏、下肢静脉曲张等各自不同的病因。其次，临床上许多湿疹还可能合并有毛囊炎、局部淋巴结炎等。慢性湿疹因常年发作，瘙痒剧烈，给患者带来较大情绪影响，还多合并有不同程度的神经性皮炎，诊断上需通过细致入微的观察逐一区分。

2. 西学中用，宏微结合　许铣厉行中西医并举，一直致力于将中医、西医从诊断到治疗相结合、相借鉴，在长期临床实践中取得了比单纯中医或单纯西医更好的临床疗效。对于湿疹患者，许铣常常从宏观和微观两个角度进行中医辨证。

(1)宏观角度：一方面是皮损辨证：表现为小水疱，丘疱疹，渗出，是“湿邪”浸淫的表现；基底潮红，是“热邪”壅于皮表的表现；浸润、肥厚的皮损常是“气滞”“血瘀”的表现；干燥，鳞屑是“伤阴”的表现；瘙痒，抓痕，或有外感“风邪”，或为“肝风内动”。另一方面四诊合参：对于湿疹患者，饮食、二便、睡眠、情绪、女性月经是每每必问的要点，尤其是大便是偏干还是黏腻不爽；小便是否溺黄、灼热；情绪波动对皮损和瘙痒程度的影响及是否影响到睡眠，都对辨证和治疗有着重要参考价值。湿、热、风、瘀是湿疹辨证几大要点，通过四诊资料可以判断几种证候的轻重程度。

(2)微观角度：许铣将西医组织病理学表现与中医辨证有机结合起来。湿疹的组织病理主要表现在：①细胞间及细胞内的水肿。许铣将其作为中医“湿”证的物质基础，认为是水湿泛溢肌腠的表现。②真皮浅层毛细血管扩张，血管周围炎性细胞浸润。许铣认为，这是“益以火力，亢阳鼓荡，血脉偾张”所致，辨证为“热”证。③慢性期棘层增厚，可伴有角化过度和角化不全。其有形可征，甲错增厚，正是“瘀”证的表现。因此，许铣在临床上十分强调“湿”“热”“瘀”三个基本证素在辨证中的作用，而每一证素的占比不同，在遣方用药上亦有所侧重。因此，湿疹微观皮肤病理表现是宏观中医辨证论治的物质基础，也同时引申出了急性湿疹的治疗以“清热祛湿”为基本法则，慢性湿疹在此基础上还需注重“化瘀”。

3. 中西并重，标本兼顾

(1)注重病因治疗：湿疹易反复发作，皮损表现为多种形态且临床上常常合并毛囊炎、苔藓样改变，或因不同的致病原因发生自身过敏性皮炎、特应性皮炎、传染性湿疹样皮炎、接触性皮炎等，也可能伴有多形性日光疹、脂溢性皮炎、淤滞性皮炎等。患者的临床表现除瘙痒之外，还可有发热、皮肤肿胀、干燥、静脉曲张、脱屑等不同症状。因此，许铣在解决患者主要湿疹症状的基础上，强调抓住病因、“治病求本”。例如，针对传染性湿疹样皮炎需进行抗感染治疗；脂溢性皮炎补充B族维生素；淤滞性皮炎需改善下肢静脉曲张；多形性日光疹给予硫酸羟氯喹口服抗光敏，并嘱患者避光防晒等；特应性皮炎多有遗传因素，平素为过敏体质，中医考虑为先天不足，可加强健脾益气，滋补肝肾方法治疗。上述方法因为简单，往往被临床忽略，许铣却不厌其烦，反复强调。许铣擅长以最普通的西药来配合中医药治疗，往往收到意想不到的疗效。

(2)止痒防变为先:无论哪种类型的湿疹皮炎,瘙痒是给患者带来最大痛苦的症状,直接影响患者的生活质量。瘙痒剧烈影响睡眠,导致患者情绪失调,引起肝阳上亢或肝气郁结。瘙痒患者不断搔抓,进一步加重皮损,甚至出现全身变态反应或继发感染,使单纯湿疹演变成为自身过敏性皮炎或传染性湿疹样皮炎,加重病情。亦有患者情绪波动,长期反复搔抓,皮损肥厚浸润,出现神经性皮炎样改变。因此,许铣常常中西医药并用,强调使用中药的同时,早期施以抗组胺药物。一方面快速止痒,减少对皮损的进一步刺激;另一方面,抗组胺药物可以阻断变态反应的发生途径,防止疾病进一步加重。同时,对于慢性湿疹皮损干燥,肥厚呈苔藓样变患者,许铣常同时嘱患者每日晨起用硅霜外涂患处,增强皮肤的滋润程度,避免过度干燥加重瘙痒,帮助皮肤恢复屏障功能。

(3)标本缓急论治:中药治疗方面,许铣强调标本缓急,分步分层治疗。第一步"急则治标",表现为急躁、易怒、焦虑,脉弦数等肝阳上亢证患者,采用重镇安神法,常用药物有生龙骨、生牡蛎、磁石、珍珠母等。表现为情绪抑郁、低落、腹胀、食纳不佳,便溏等肝气郁结证或肝郁脾虚证患者,采用疏肝解郁健脾法,常用药物有柴胡、郁金、白芍、茯苓、炒白术、枳壳等。进一步"缓则治本",许铣结合皮损及四诊辨证,在"清热祛湿"的基本法则基础上,根据"湿、热、瘀"的程度不同,随证加减。在"热"证的辨证上,许铣特别注重"实热"和"虚热"的区别。除了皮损潮红的程度,许铣依据是否有皮温升高,来判断"热"的程度。还有一部分患者,描述自己常常有一种全身“热乎乎”的感觉，不同于大热汗出的实热，却类似于更年期妇女“烘热”的感受。许铣将此类患者辨证为“虚热”，认为是阴不敛阳，虚阳外越所致，常采用滋阴清虚热药物治疗，疗效颇佳。

湿疹诊断相对容易，常规治疗大部分患者疗效颇佳。但其反复发作，许多患者随情绪、季节病情反复，严重影响生活。西医激素软膏长期外用易产生耐药性，系统用药禁忌诸多且有反弹风险，不能解决复发的难题。此时单纯止痒、抗过敏治疗难以取得满意疗效。慢性湿疹属于皮肤科顽疾，患者既有自身皮肤屏障功能的不足，又有外界复杂过敏原的刺激，导致反复的炎症发作。在疾病缓解期，许铣也强调身心调护对于预防疾病复发的重要性。保持规律作息，调畅情志，科学护肤，注重保湿的基础治疗，也是许铣在诊疗过程中对患者反复强调的。

(二)中西并举治疗痤疮

随着经济水平发展，损容性皮肤病对患者带来的影响日益显著。痤疮是皮肤科最常见的损容性皮肤病。临床上患者常合并粉刺、丘疹、脓疱、结节、囊肿等多种皮损形态共存，有的还同时合并有脂溢性皮炎、糠秕孢子菌性毛囊炎、面部皮炎等，单纯中、西医治疗较难取得满意疗效，易反复，给治疗带来一定难度。因痤疮皮损部位暴露，具有一定损容性，给患者带来极大的心理影响。结合数十年临床经验，许铣总结出一套安全、有效且患者易于配合的中西医结合治疗痤疮的用药方案。

1. 对痤疮形成的中西医认识　许铣认为，各种类型痤疮形成的基本原因是体内雌雄激素水平比例的失衡，雄性激素水平比例偏高，男性患者可表现为浓密毛发，出汗多；女性患者多有月经不规律的表现。但患者临床检查激素水平多在正常范围。皮脂腺的分泌受控于激素的刺激，激素水平的失衡，雄性激素比例偏高，导致皮脂腺分泌油脂旺盛，患者多为油性或混合型皮肤，而这样的皮肤环境为各种细菌真菌提供了繁殖的环境，使得患者易感性更强。许铣观察到，临床上部分患者亦合并有糠秕孢子菌性毛囊炎，此类患者多为男性，表现为在颈部、胸前、背部红色炎症性皮损，皮损呈弥漫性或散在性，圆顶状毛囊红色小丘疹，间有毛囊性小脓疱，皮肤油脂分泌旺盛，可兼有多汗、体味重的症状。

从中医角度认识痤疮，许铣认为其基本病因病机是脾胃湿热。脾胃运化不当，内生湿成痰，升清降浊失司，痰湿之邪上蒸头面，表现为皮肤油脂分泌旺盛，脓肿、囊肿类皮损为主。同时，考虑到现代社会工作节奏快，压力大，许多患者情绪紧张急躁且作息不规律，年轻人熬夜现象普遍。因此，许多患者还兼有肝气不舒，气滞血瘀之象，表现为情绪急躁，说话语速快，急于求成，女性可有月经后期，量少色暗，或有血块，脉弦等。

2. *痤疮治疗的基本思路*　在治疗方面，许铣一直强调中西医结合的治疗方案。一方面使用中药，改善患者机体内环境，同时可以起到调节激素水平的比例，调节皮脂腺的分泌，改善患者肤质的作用；另一方面使用西药可以直接针对致痤疮病因素进行治疗，达到控油、杀菌的治疗目的。另外，除了系统内服药物，许铣还给患者开具中药外用处方，配合中药外洗、外敷皮损患处，直接作用局部，达到控油、杀菌、减少渗出的作用。

3. 痤疮治疗中西医结合用药方案　许铣教授经常强调，中西医并举，中西医诊断、治疗相结合，相借鉴，是每一个现代中医临床医师应当具备的基本技能，并通过其自身长期的临床疗效得到了证实。中医治疗安全、有效，从“治病求本”的角度出发，辨证准确，可从根本上减轻复发程度。基于以上治疗原则，结合数十年临床经验，许铣总结出一套安全、有效且患者易于配合的中西医结合治疗痤疮的用药方案。中医方面，基于脾胃湿热的基本病机，许铣确立的治疗基本法则是清热祛湿。同时，许铣强调“以通为用”的原则，临床上注重调节患者排大便及月经的通畅。西药方面，针对患者皮脂腺分泌旺盛，使用异维 A 酸软胶囊来控制油脂分泌。针对细菌的感染，采用抗菌药物联合应用，常用药物为甲硝唑联合青霉素类药物。但西药常规剂量对患者造成的不良反应较大。多数患者服用异维 A 酸类药物后口干症状明显且痤疮患者多为年轻人，许多患者担心此类药物对生育的不良反应。针对这一情况，采用小剂量服用西药，配合中药内服及外用，坚持治疗即可奏效。

在经验用药方面，许铣治疗痤疮的基本药物是益母草、丹参、白花蛇舌草三味药物为君药，并随证加减。西药方面，针对患者皮脂腺分泌旺盛，使用异维 A 酸软胶囊来控制油脂分泌。针对细菌的感染，采用抗菌药物联合应用，常用药物为甲硝唑联合青霉素类药物。但西药常规剂量对患者造成的不良反应较大。外用药物以何首乌、柿蒂、黄芩、马齿苋为伍，外敷患处皮损。

另外，在痤疮的诊疗过程中，许铣十分注重和患者的沟通和心理治疗，不能忽略患者的精神状态。药物只能给予患者身体上的帮助，而患者和家属也十分需要精神上的支持。尤其是中重度、囊肿型痤疮患者，疾病有一定损容性，而患者多为年轻人，对外貌要求较高，长期患病到处求医，造成了较大的心理负担，多有自卑情绪，许铣在初诊时，会交代患者把痤疮的治疗作为一个“持久战”，分疗程治疗，“0-4-8-12”周见疗效，不必急于求成。多数患者在第 4 周复诊时初见成效，许铣会继续鼓励治疗，帮助患者重建信心。

（三）中西并举治疗银屑病

1. *分期治疗*　银屑病临床过程通常分为进行期、静止期、消退期。从临床实际出发分为两大阶段（急性期、慢性期）更具指导意义。首先，急性期的治疗相对容易，而慢性期（多为斑块型）的治疗多较困难，而且容易波动，对患者心理影响较大，医师与患者都需要更多耐心、坚持治疗；根据多数患者存在秋冬季病情加重的特点，应在发病季节重点防治，长期监控，力争使患者病情逐年下台阶；针对慢性期患者应加强宣教，使其接受慢病概念，有利于患者更好地调整心态、配合治疗。

2. *从血论治*　在中医辨证方面，朱仁康认为“血热”是银屑病急性期的主要病因与病机，根据患病的不同阶段又会有血热、血虚、血瘀三大证型，在血热期常见血热挟湿的证候。许铣在继承朱仁康教授经验基础上，对银屑病的治疗将清热凉血的理念贯穿始终，但根据患者的体质及患病时间长短不同在治疗法则上各有侧重，急性期治疗突出清热解毒兼以化湿，慢性期治疗强调活血搜风，体虚者重视补虚扶正。银屑病还需要中西药联合，力求增效减毒，内外兼治，攻克难治皮损。

3. 注重预防　由于许多疾病往往只能达到临床治愈，而不能根治，如银屑病受情绪和季节影响易复发，因此许铣在诊治过程中尽量多与患者及家属一些交流，告知患者疾病的转归预后情况，给予必要的心理安慰。一方面建立患者信心，另方面患者对医师和治疗信任度更高，往往对治疗起到促进作用，治病兼以治心；同时利用中医“治未病”的优势，强调根据患者体质和患病诱因采用中药进行预防干预，防止复发，达到未病先防。

（四）结语

许铣1958年从北京医学院毕业，1979年来到广安门医院。刚毕业的时候以西医为主，后来受到中医的洗礼，坚持中西医结合治疗。许铣结合自身从医经历，始终坚信，如若中医专家都能掌握西医又能深刻领会中医之优势，临床实践中自然会形成具有中国特定环境下的医学诊疗思路，自然会中西医汇融，走出中国新医药学的道路。许铣教授经常强调，中西医并举，中西医诊断、治疗相结合、相借鉴，是每一个现代中医临床医师应当具备的基本技能，并通过其自身长期的临床实践得到了证实。中医治疗安全有效，从“治病求本”的角度出发，辨证准确，可从根本上减轻复发程度，治病兼治“心”，使患者长期受益。

（杨　佼　丁　旭）

三、基于数据挖掘的许铣教授辨治银屑病临床经验研究

（一）研究目的

总结老中医治疗银屑病用药经验，挖掘治疗银屑病的

有效中药及组方规律，从而达到缓解患者痛苦，减少、延缓复发，指导临床的目的。

（二）研究对象及方法

1. 研究对象　病例来自中国中医科学院广安门医院皮肤科 2009 年 9 月至 2016 年 1 月经许铣诊治的银屑病患者，共 112 例，192 诊次。

2. 西医诊断标准　银屑病的诊断标准参照中华医学会编著《临床诊疗指南·皮肤病与性病分册》（中华医学会主编，人民卫生出版社，2006 年出版）。

3. 中医辨证分型标准　结合临床症状，以许铣基本分型为主。

4. 纳入标准　①符合银屑病诊断标准者；②年龄、性别不限；③临床所需资料完整、可靠者；④服用中药汤剂和（或）外用药治疗。

5. 排除标准　临床资料严重缺失者。

6. 信息采集　采集内容包括：病历号，姓名，性别，年龄，症状，体征，中医诊断及证型，西医诊断，方剂，所用中药名称及其他中成药、西药治疗等。并对相应字段进行统一，录入信息，提取一般信息、证型及所用中药信息。

7. 数据分析及统计方法　运用中国中医科学院“名医名家传承平台”系统，进行数据的录入，将数据导入到与中医复杂关系分析系统（Liquorice）相连接的数据库中，得到性别、年龄、外用中药、所有中药的归类、性味、归经的描述性分析，在由复杂关系系统生成所需中药、证型相关的数据表，对每个数据表均要计算 MISCR 值（计算系数为 1.2）、导出互信息值数据、分析导出节点度数据、生成相应的网络图。而后对许铣治疗银屑病所用中药进行统计分析，提取用药频次及相关联的药物（药对），归类分析总体所使用中药的种类、性味、归经，分析各证型核心用药处方、药对，并对证素－中药进行互信息分析，同时对主要证型所用中药进行复杂网络分析。

（三）结果

1. 一般特征

（1）性别分布情况：112 例病例中，男性 65 例，女性 47 例，男女比例 1.38∶1。

（2）年龄分布情况：纳入病例中，年龄最小者 6 岁，最大者 64 岁，平均年龄 34.44。18 岁以下年龄段人数 10 人，19－60 岁的年龄段人数 97 人，＞60 岁共计 5 人（图 8-1）。

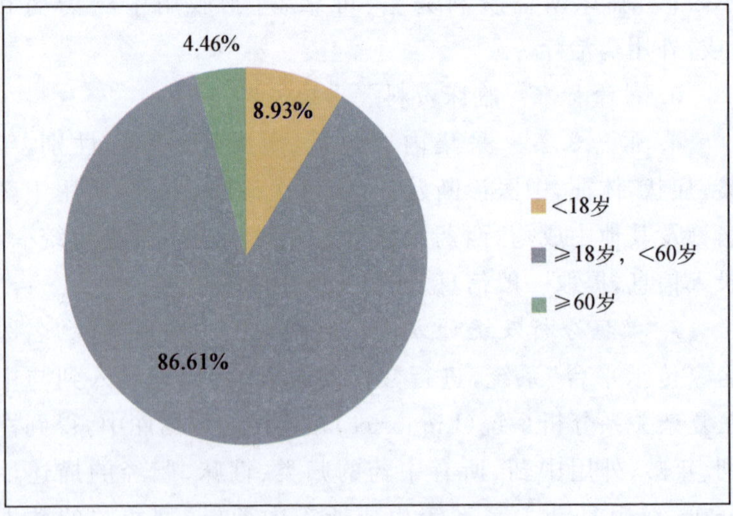

图 8-1　年龄分布占比

2. 数据挖掘　就是从大量的并不十分确切的数据中，提取出隐含在其中的、潜在有用的信息和知识的过程。复杂系统是指其所构成的大量相互作用的部件产生平衡的时候，可能会形成一种聚的结构，其整体行为超过了对其构成部件之行为的简单叠加。如将这些部件抽象为节点，彼此之间的关系抽象为边，就构成了我们所说的复杂网络。复杂网络被广泛应用于社会各个学科，“中医复杂关系分析系统”就是复杂网络在中医研究中的应用。目前复杂网络等数据挖掘方法被广泛应用于名老中医经验研究中，取得较好的成果。应用复杂网络与互信息方法挖掘老专家经验、分析相关系数，结果更符合临床。互信息是指两个事件集合之间的相关性。节点度是指该节点的连接数，即节点的边数。应用系统中的互信息值与节点度分析方法能较好地挖掘许铣治疗银屑病的中医的用药经验。

(1)中药

①所有内服处方中，出现频数在5%以上的中药如表8-1所示。

表8-1　中药频数分析表

中药名	频数	频率(%)	中药名	频数	频率(%)
甘草	189	98.44	麸炒苍术	117	60.94
茯苓	188	97.92	白芍	115	59.90
生地黄	187	97.40	赤芍	109	56.77
牡丹皮	181	94.27	白英	106	55.21
拳参	176	91.67	丹参	105	54.69
土茯苓	157	81.77	白茅根	97	50.52
白花蛇舌草	130	67.71	白鲜皮	95	49.48

（续表）

中药名	频数	频率(%)	中药名	频数	频率(%)
干石斛	93	48.44	生山楂	16	8.33
郁金	82	42.71	玄参	16	8.33
紫草	66	34.38	麸炒白术	16	8.33
板蓝根	65	33.85	北沙参	15	7.81
酒乌梢蛇	58	30.21	北柴胡	14	7.29
连翘	54	28.13	炒决明子	13	6.77
绵萆薢	53	27.60	羚羊角	12	6.25
金银花	50	26.04	党参	12	6.25
玉竹	28	14.58	醋鳖甲	12	6.25
川牛膝	23	11.98	姜栀子	10	5.21
射干	20	10.42	降香	10	5.21
地骨皮	19	9.90			

②频度排名前50的常用药对关联如表8-2所示。

表8-2　常用药对分析表

节点一	节点二	频度	MISCR
甘草	茯苓	187	25.47
甘草	生地黄	185	24.85
生地黄	茯苓	184	24.63
生地黄	牡丹皮	180	24.00
甘草	牡丹皮	180	23.64
牡丹皮	茯苓	179	23.42
茯苓	拳参	175	22.52
甘草	拳参	175	22.35
生地黄	拳参	172	21.54
牡丹皮	拳参	171	21.86
土茯苓	拳参	156	19.55

（续表）

节点一	节点二	频度	MISCR
茯苓	土茯苓	156	18.26
甘草	土茯苓	156	18.13
生地黄	土茯苓	154	17.71
牡丹皮	土茯苓	153	17.93
甘草	白花蛇舌草	130	12.61
白花蛇舌草	茯苓	129	12.41
白花蛇舌草	生地黄	127	11.93
白花蛇舌草	拳参	125	12.09
白花蛇舌草	牡丹皮	123	11.20
茯苓	麸炒苍术	117	10.78
甘草	麸炒苍术	117	10.70
生地黄	麸炒苍术	114	10.05
甘草	白芍	114	9.86
茯苓	白芍	113	9.67
牡丹皮	麸炒苍术	111	9.58
生地黄	白芍	111	9.24
拳参	麸炒苍术	110	9.59
赤芍	白芍	109	15.80
牡丹皮	白芍	109	9.04
甘草	赤芍	108	8.93
茯苓	赤芍	107	8.75
白花蛇舌草	土茯苓	107	8.68
白英	生地黄	106	9.11
生地黄	赤芍	106	8.58
丹参	茯苓	105	8.82
拳参	白芍	105	8.31
白英	茯苓	104	8.53
丹参	甘草	104	8.50
甘草	白英	104	8.47
牡丹皮	赤芍	103	8.13

（续表）

节点一	节点二	频度	MISCR
白英	牡丹皮	102	8.38
丹参	生地黄	101	7.91
白英	拳参	100	8.12
丹参	牡丹皮	99	7.69
拳参	赤芍	99	7.42
白茅根	生地黄	97	7.90
丹参	拳参	96	7.21
白鲜皮	生地黄	95	7.53
白茅根	茯苓	95	7.36

③外用方统计共40个，其整体使用频率为20.83%，外用中药种类及频数如表8-3所示。

表8-3　外用中药频数分析表

外用药	频数	频次(%)	外用药	频数	频次(%)
白鲜皮	36	90.00	麦冬	8	20.00
土茯苓	36	90.00	生何首乌	5	12.50
土大黄	36	90.00	五倍子	2	5.00
马齿苋	33	82.50	制何首乌	2	5.00
生艾叶	31	77.50	生山楂	1	2.50
白矾	15	37.50	白茅根	1	2.50
黄芩	13	32.50	红花	1	2.50
荷叶	9	22.50	地榆炭	1	2.50
柿蒂	9	22.50			

④所有中药种类、性味、归经统计频数，分别如表8-4、表8-5、表8-6所示。

表 8-4 所有中药种类频数表

中药类别	频数	中药类别	频数
清热药	1622	收涩药	21
清热解毒药	834	补阳药	19
清热凉血药	594	消食药	18
补虚药	557	息风止痉药	17
活血化瘀药	237	理气药	16
补气药	223	固精缩尿止带药	16
利水渗湿药	198	攻毒杀虫止痒药	15
利水消肿药	196	化瘀止血药	10
祛风湿药	182	破血消癥药	8
补阴药	175	安神药	8
补血药	140	降逆止呕药	8
活血调经药	139	行气止痛约	7
清热燥湿药	139	平肝解郁药	7
止血药	138	重镇安神药	6
化湿药	118	化痰药	5
凉血止血药	98	养心安神药	4
活血止痛药	86	敛肺涩肠药	4
祛风寒湿药	65	平肝潜阳药	3
解表药	44	清化热痰药	3
清热泻火药	32	止咳平喘药	2
温经止血药	30	利湿退黄药	1
平肝息风药	29	利尿通淋药	1
清虚热药	23	固表止汗药	1
发散风热药	22	疏肝泄热药	1
发散风寒药	22		

表 8-5　所有中药归经频数表

归经	频数	归经	频数
肝	1949	大肠	458
心	1408	膀胱	361
胃	1230	小肠	72
肺	1228	胆	53
脾	1083	三焦	16
肾	897	心包	6

表 8-6　所有中药性味频数表

性味	频数	性味	频数
苦	1718	酸	196
甘	1616	有小毒	153
寒	998	凉	148
微寒	962	咸	146
平	734	无毒	132
辛	583	微温	55
淡	360	微苦	53
温	248	有毒	8
涩	227	热	1

(2)证素与中药相关：在这一部分的研究中，将证型拆分为单一的证素来进行研究，如血热挟湿拆分为血热和痰湿两个证素，对其进行统计分析。其中较核心的证素如图8-2所示为：血热、血瘀、风燥、痰湿、血虚、脾虚、肝郁、气虚、阴虚。将证素与中药关联分析，得到证素－中药相关信息，如表8-7所示。

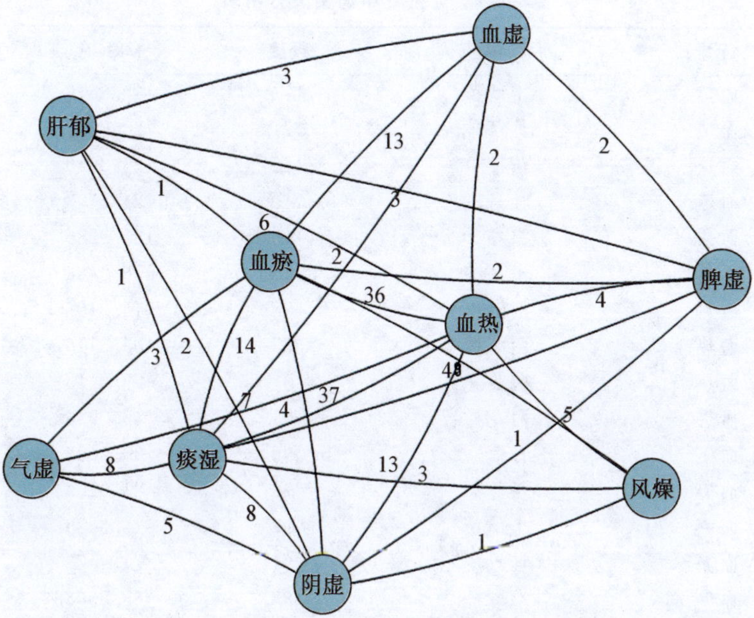

图 8-2 核心证素网络图

排序 1：	0.137097	次数：	17	权重：	254	[血热]
排序 2：	0.120968	次数：	15	权重：	232	[血瘀]
排序 3：	0.080645	次数：	10	权重：	117	[痰湿]
排序 4：	0.072581	次数：	9	权重：	62	[阴虚]
排序 5：	0.064516	次数：	8	权重：	110	[风燥]
排序 6：	0.064516	次数：	8	权重：	34	[气虚]
排序 7：	0.056452	次数：	7	权重：	23	[肝郁]
排序 8：	0.056452	次数：	7	权重：	40	[血虚]
排序 9：	0.056452	次数：	7	权重：	20	[脾虚]

表 8-7 证素－中药相关分析表

证素	中药	频度	MISCR
血热	生地黄	122	130.8519
血热	甘草	121	125.6736
血热	茯苓	120	123.3519
血热	牡丹皮	119	124.5793
血热	拳参	116	122.9285
血热	土茯苓	115	136.0406
血热	白鲜皮	88	115.3106
血热	白茅根	85	105.5116
血热	白英	82	79.6113
血热	白花蛇舌草	74	46.09458
血瘀	甘草	96	80.5058
血瘀	茯苓	96	81.01054
血瘀	生地黄	93	74.34895
血瘀	牡丹皮	91	71.4473
血瘀	拳参	88	68.83086
血瘀	白芍	85	88.055
血瘀	赤芍	84	91.47228
血瘀	麸炒苍术	82	83.9022
血瘀	丹参	81	88.33024
血瘀	白花蛇舌草	75	61.49909
血虚	甘草	16	2.908367
血虚	茯苓	16	2.926601
血虚	土茯苓	16	3.654447
血虚	拳参	16	3.226249
血虚	白芍	15	3.768524
血虚	生地黄	14	1.979183
血虚	牡丹皮	14	2.028844
血虚	丹参	13	2.843706
血虚	麸炒苍术	13	2.605395
风燥	赤芍	49	36.66674

（续表）

证素	中药	频度	MISCR
风燥	甘草	49	21.65615
风燥	酒乌梢蛇	49	74.39939
风燥	茯苓	49	21.79193
风燥	麸炒苍术	49	36.18689
风燥	干石斛	49	43.92199
风燥	白芍	49	34.08195
风燥	白花蛇舌草	48	32.54006
风燥	生地黄	48	20.67899
风燥	郁金	48	46.91382
痰湿	牡丹皮	37	14.20791
痰湿	生地黄	37	13.85558
痰湿	甘草	37	13.63993
痰湿	茯苓	36	12.64238
痰湿	拳参	35	12.81158
痰湿	土茯苓	34	13.31834
痰湿	白鲜皮	28	14.06277
痰湿	白茅根	24	8.979635
痰湿	白英	23	6.655104
阴虚	生地黄	14	2.315709
阴虚	茯苓	14	2.293959
阴虚	甘草	14	2.279667
阴虚	干石斛	11	2.244107
阴虚	拳参	12	1.593026
阴虚	玉竹	6	1.590545
阴虚	牡丹皮	12	1.495372
阴虚	地骨皮	5	1.257379
阴虚	土茯苓	10	1.045427
阴虚	麸炒苍术	9	1.012196
阴虚	白鲜皮	8	1.011923
阴虚	麦冬	3	1.01181

(续表)

证素	中药	频度	MISCR
肝郁	当归	4	3.835411
肝郁	北柴胡	5	3.807649
肝郁	姜栀子	4	2.942074
肝郁	紫草	6	1.478319
肝郁	麸炒白术	4	1.269151
肝郁	土茯苓	7	0.731422
气虚	党参	5	4.696257
气虚	麸炒白术	3	0.776093
气虚	牡丹皮	6	0.553815
气虚	生地黄	6	0.54035
气虚	茯苓	6	0.535275
气虚	甘草	6	0.53194
气虚	黄芪	1	0.443042
脾虚	当归	3	2.591284
脾虚	麸炒白术	4	2.038984
脾虚	北柴胡	3	1.320144
脾虚	地骨皮	3	0.888029
脾虚	姜栀子	2	0.590302

(3)特征证型的数据挖掘:运用复杂网络可以得到各数据表的互信息值、节点度及核心中药网络图,从而可以分析得出许铣对银屑病辨证的经验证型的用药频数、药对关系、核心药物组成等结果。并与其治疗特征证型的自拟方相对比。

①血热证:许铣自拟急银方治疗血热证,其基本方共12味中药,因而我们从中提取出治疗血热证、频数排前12的中药,做一个简单的比较(表8-8,表8-9)。

表 8-8　血热证中药分析表

中药	频数	中药	频数
生地黄	60	白茅根	44
甘草	59	白英	42
茯苓	59	白鲜皮	42
拳参	58	紫草	41
牡丹皮	58	白花蛇舌草	38
土茯苓	58	板蓝根	32

与急银方相比，减少了连翘、金银花两味，增加了白茅根、白英（红色部分）。证明白英、白茅根在血热证的使用上要大于金银花、连翘的使用频率，可以在原有自拟方的基础上增加这两味药形成新的急银方（图 8-3）。

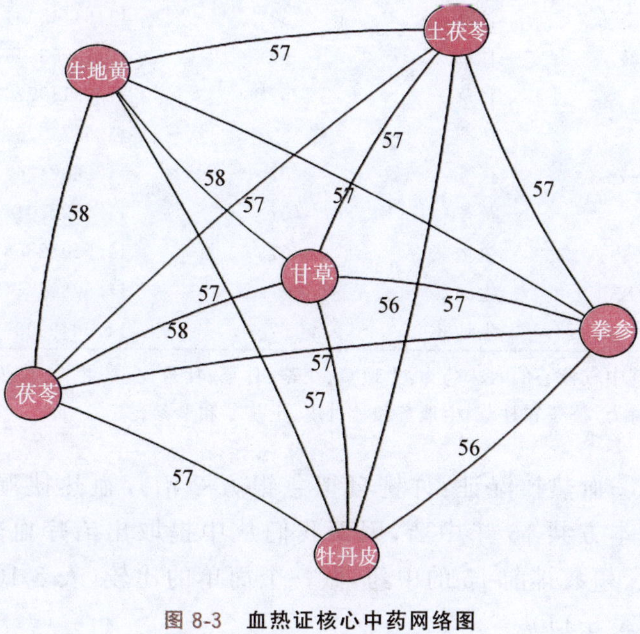

图 8-3　血热证核心中药网络图

排序 1：	1.014286	次数：	71	权重：	894	[生地黄]
排序 2：	1.014286	次数：	71	权重：	891	[茯苓]
排序 3：	1.014286	次数：	71	权重：	889	[甘草]
排序 4：	1.014286	次数：	71	权重：	874	[牡丹皮]
排序 5：	1	次数：	70	权重：	873	[拳参]
排序 6：	0.985714	次数：	69	权重：	870	[土茯苓]

表 8-9　血热证药对分析表

节点一	节点二	频度	MISCR
甘草	茯苓	58	11.93935846
生地黄	甘草	58	11.87931143
生地黄	茯苓	58	11.84930686
土茯苓	拳参	57	11.85268942
土茯苓	甘草	57	11.61715004
牡丹皮	甘草	57	11.59553548
拳参	甘草	57	11.59149776
土茯苓	茯苓	57	11.58780764
牡丹皮	茯苓	57	11.56624767
拳参	茯苓	57	11.56222014
土茯苓	生地黄	57	11.52952868
牡丹皮	生地黄	57	11.50807714
拳参	生地黄	57	11.50406987

其中较核心的六味药为：生地黄、茯苓、甘草、牡丹皮、拳参、土茯苓。核心药对为：茯苓和甘草、生地黄和牡丹皮、土茯苓和拳参。

②血热挟湿证：许铣自拟急银方 2 治疗血热挟湿证，其基本方共 16 味中药，因而我们从中提取出治疗血热挟湿证、频数排前 16 的中药，做一个简单的比较（表 8-10，图 8-4，表 8-11）。

表 8-10　血热挟湿证中药分析表

中药	频数	中药	频数
甘草	33	板蓝根	21
牡丹皮	33	白花蛇舌草	20
生地黄	33	白英	19
茯苓	32	白芍	16
土茯苓	31	赤芍	16
拳参	31	连翘	16
白鲜皮	26	金银花	16
白茅根	24	紫草	15

从使用频次上看，与急银方 2 相比，减少了射干、郁金、萆薢，增加了白茅根、白英、紫草（红色部分）。证明白英、白茅根、紫草在血热挟湿证的使用上要大于射干、郁金、萆薢的使用。

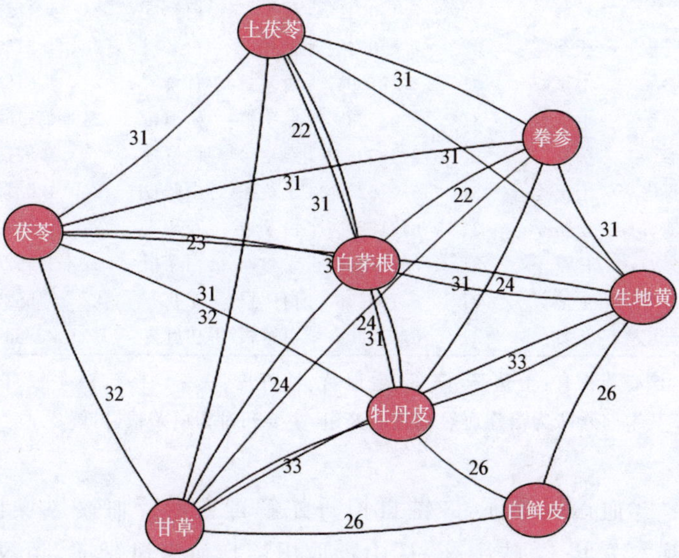

图 8-4　血热挟湿证核心中药网络图

排序 1:	1.019608	次数:	52	权重:	517	[生地黄]
排序 2:	1.019608	次数:	52	权重:	517	[牡丹皮]
排序 3:	1.019608	次数:	52	权重:	517	[甘草]
排序 4:	1	次数:	51	权重:	371	[白茅根]
排序 5:	0.960784	次数:	49	权重:	497	[茯苓]
排序 6:	0.960784	次数:	49	权重:	485	[拳参]
排序 7:	0.960784	次数:	49	权重:	485	[土茯苓]
排序 8:	0.941177	次数:	48	权重:	415	[白鲜皮]

表 8-11 血热挟湿证药对分析表

节点一	节点二	频度	MISCR	节点一	节点二	频度	MISCR
生地黄	甘草	33	7.560035	甘草	土茯苓	31	6.716206
牡丹皮	生地黄	33	7.560035	生地黄	白鲜皮	26	4.77197
牡丹皮	甘草	33	7.560035	牡丹皮	白鲜皮	26	4.77197
生地黄	茯苓	32	7.170042	甘草	白鲜皮	26	4.77197
茯苓	甘草	32	7.170042	茯苓	白鲜皮	25	4.412203
牡丹皮	茯苓	32	7.170042	牡丹皮	白茅根	24	4.316099
拳参	土茯苓	31	7.197094	白茅根	甘草	24	4.316099
茯苓	土茯苓	31	6.98538	白茅根	生地黄	24	4.316099
拳参	茯苓	31	6.98538	拳参	白鲜皮	24	4.021947
牡丹皮	土茯苓	31	6.716206	土茯苓	白鲜皮	24	4.021947
生地黄	土茯苓	31	6.716206	白茅根	茯苓	23	3.951147
拳参	甘草	31	6.716206	拳参	白茅根	22	3.562664
拳参	生地黄	31	6.716206	白茅根	土茯苓	22	3.562664
牡丹皮	拳参	31	6.716206	白茅根	白鲜皮	19	2.763782

核心药物有：土茯苓、拳参、生地黄、牡丹皮、茯苓、甘草、白茅根、白鲜皮。其中前六味为治疗血热的核心药组，主要药对为白茅根、白鲜皮。

③血瘀风燥证：许铣自拟丹蛇解毒方治疗血瘀风燥证，其基本方共 11 味中药，从中提取出治疗血瘀风燥证、频数排前 11 的中药，结果如表 8-12、表 8-13 所示，见图 8-5。

表 8-12　血瘀风燥证中药分析表

中药	频数	中药	频数
酒乌梢蛇	49	干石斛	49
麸炒苍术	49	郁金	48
赤芍	49	丹参	48
白芍	49	生地黄	48
茯苓	49	白花蛇舌草	48
甘草	49		

从使用频次上看，与丹蛇解毒方相比，减少了拳参，增加生地黄（红色部分）。证明生地黄在血瘀风燥证的使用上要多于拳参。

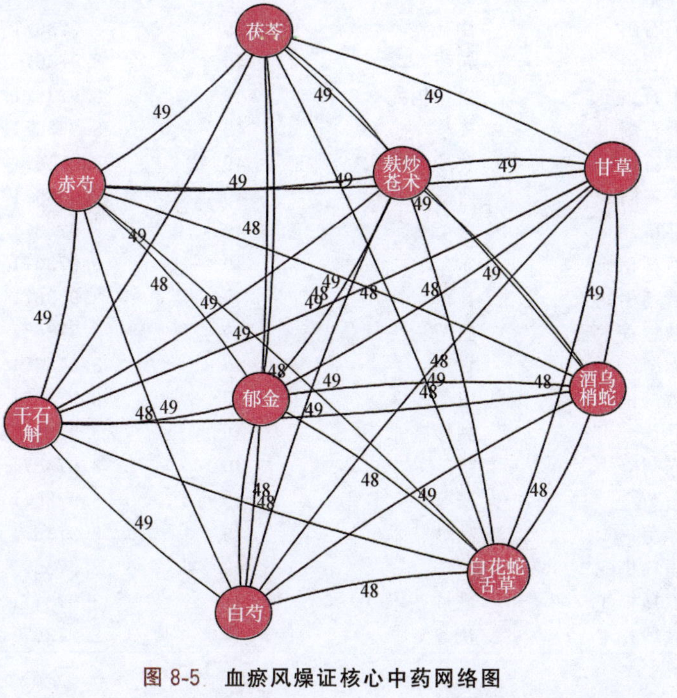

图 8-5　血瘀风燥证核心中药网络图

排序 1：　1.019231　次数：　53　权重：　792　［酒乌梢蛇］
排序 2：　1.019231　次数：　53　权重：　792　［茯苓］
排序 3：　1.019231　次数：　53　权重：　792　［赤芍］
排序 4：　1.019231　次数：　53　权重：　792　［干石斛］
排序 5：　1.019231　次数：　53　权重：　792　［白芍］
排序 6：　1.019231　次数：　53　权重：　792　［麸炒苍术］
排序 7：　1.019231　次数：　53　权重：　792　［甘草］
排序 8：　1.019231　次数：　53　权重：　775　［郁金］
排序 9：　1.019231　次数：　53　权重：　775　［白花蛇舌草］

表 8-13　血瘀风燥证药对分析表

节点一	节点二	频度	MISCR
赤芍	白芍	49	8.973671
甘草	茯苓	49	8.973671
干石斛	甘草	49	8.973671
干石斛	赤芍	49	8.973671
干石斛	酒乌梢蛇	49	8.973671
干石斛	茯苓	49	8.973671
干石斛	麸炒苍术	49	8.973671
干石斛	白芍	49	8.973671
甘草	白芍	49	8.973671
酒乌梢蛇	赤芍	49	8.973671
酒乌梢蛇	甘草	49	8.973671
麸炒苍术	白芍	49	8.973671
赤芍	甘草	49	8.973671
酒乌梢蛇	白芍	49	8.973671
甘草	麸炒苍术	49	8.973671
赤芍	茯苓	49	8.973671
白芍	茯苓	49	8.973671
赤芍	麸炒苍术	49	8.973671
酒乌梢蛇	茯苓	49	8.973671
酒乌梢蛇	麸炒苍术	49	8.973671
麸炒苍术	茯苓	49	8.973671

(续表)

节点一	节点二	频度	MISCR
白花蛇舌草	郁金	48	8.884979
郁金	甘草	48	8.657271
白花蛇舌草	赤芍	48	8.657271
白花蛇舌草	麸炒苍术	48	8.657271
白花蛇舌草	甘草	48	8.657271
白花蛇舌草	白芍	48	8.657271
干石斛	郁金	48	8.657271
干石斛	白花蛇舌草	48	8.657271
白花蛇舌草	酒乌梢蛇	48	8.657271
白花蛇舌草	茯苓	48	8.657271
酒乌梢蛇	郁金	48	8.657271
郁金	赤芍	48	8.657271
郁金	麸炒苍术	48	8.657271
郁金	茯苓	48	8.657271
郁金	白芍	48	8.657271

核心药物:酒乌梢蛇、赤芍、白芍、干石斛、麸炒苍术、茯苓、甘草、郁金、白花蛇舌草。其中频度较高的药对为赤芍、白芍,茯苓、甘草,石斛、乌蛇等。

④血瘀血虚证:许铣自拟丹蛇解毒方2治疗血瘀血虚证,其基本方共12味中药,提取出治疗血瘀血虚证、频数排前12的中药(表8-14,表8-15,图8-6)。

表8-14 血瘀血虚证中药分析表

中药	频数	中药	频数
丹参	13	麸炒苍术	12
绵萆薢	13	干石斛	12
赤芍	13	白花蛇舌草	12
白芍	13	郁金	12
茯苓	13	土茯苓	13
拳参	13	甘草	13

结果在使用频次上与丹蛇方 2 无差别。

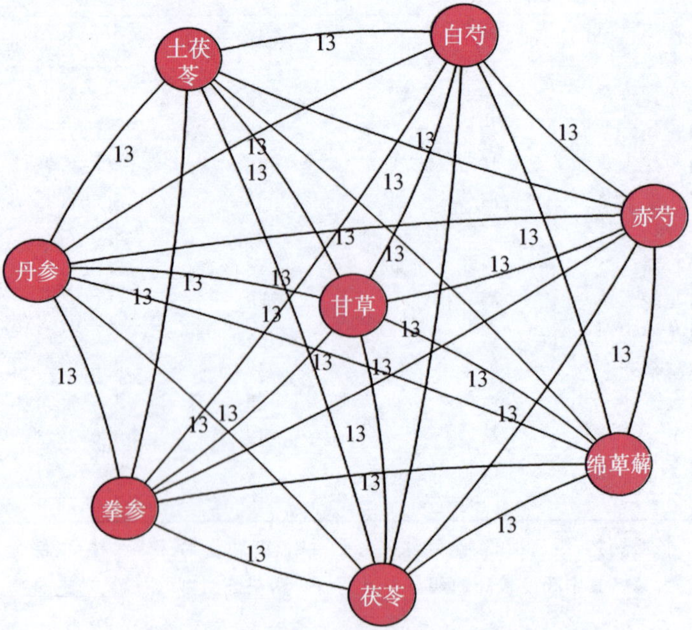

图 8-6　血瘀血虚核心中药网络图

排序 1：	1.032258	次数：	32	权重：	201	[赤芍]
排序 2：	1.032258	次数：	32	权重：	201	[白芍]
排序 3：	1.032258	次数：	32	权重：	201	[丹参]
排序 4：	1.032258	次数：	32	权重：	201	[茯苓]
排序 5：	1.032258	次数：	32	权重：	201	[土茯苓]
排序 6：	1.032258	次数：	32	权重：	201	[绵萆薢]
排序 7：	1.032258	次数：	32	权重：	201	[拳参]
排序 8：	1.032258	次数：	32	权重：	201	[甘草]

表 8-15　血瘀血虚证药对分析表

节点一	节点二	频度	MISCR	节点一	节点二	频度	MISCR
拳参	茯苓	13	3.921945	拳参	土茯苓	13	3.921945
甘草	白芍	13	3.921945	土茯苓	丹参	13	3.921945
甘草	土茯苓	13	3.921945	绵萆薢	甘草	13	3.921945
拳参	甘草	13	3.921945	甘草	丹参	13	3.921945
绵萆薢	丹参	13	3.921945	绵萆薢	土茯苓	13	3.921945
绵萆薢	白芍	13	3.921945	拳参	丹参	13	3.921945
茯苓	甘草	13	3.921945	甘草	赤芍	13	3.921945
茯苓	丹参	13	3.921945	土茯苓	赤芍	13	3.921945
茯苓	白芍	13	3.921945	拳参	白芍	13	3.921945
白芍	赤芍	13	3.921945	茯苓	赤芍	13	3.921945
拳参	赤芍	13	3.921945	白芍	土茯苓	13	3.921945
绵萆薢	拳参	13	3.921945	赤芍	丹参	13	3.921945
绵萆薢	赤芍	13	3.921945	茯苓	土茯苓	13	3.921945
白芍	丹参	13	3.921945	绵萆薢	茯苓	13	3.921945

核心药物：丹参、赤芍、绵萆薢、拳参、茯苓、甘草、白芍、土茯苓。其中核心药对为丹参、萆薢，赤芍、白芍，土茯苓、拳参，茯苓、甘草。

（四）讨论

许铣教授从事皮肤病临床、教育、科研近60年，对皮肤病有着深刻的认识和治疗经验。皮肤病种类繁多，现今的诊断多为西医诊断，而中医诊断病名使用较少，临床诊断多依靠皮损表现特点、临床症状、皮肤病理、临床化学检验等，而在临床上不同皮肤病可能有类似的皮损表现、症状，也并不是所有的皮肤病理表现都特异地相对于某种皮肤病，如本文探讨的银屑病，则多依据皮损表现特点来诊断。故而皮肤科医师无论是中医还是西医都应具有较好的西医类皮肤病相关医学的基础，而许铣则能将中西医融会贯通，在诊断上较权威，治疗上多中西医结合，临床诊断明确、疗效显著。

银屑病是一种慢性炎症性疾病，无论是中医还是西医都无法根治，银屑病的病因病机目前也不十分明确，在疗效上部分患者能达到临床治愈，但大部分患者，病程较长，银屑病皮损长期存在，严重的会影响患者的生活，对患者心理造成较大压力。故而我们总结老专家治疗银屑病的用药经验，以期能减轻银屑病患者的症状、纾解他们的心理压力，争取预防、控制银屑病的发生发展。许铣对于银屑病患者，并不求所谓的“根治”，认为应积极治疗，新发患者争取达到临床治愈，复发及病程较长患者，通过治疗，达到大部分皮损消退，无新发皮损生成，可存留一两处小块皮损虽不消退亦不扩展，争取让患者轻松度过春夏季，减少秋冬季节的复发。在银屑病的治疗上，许铣亦是中西医并举，虽会使用西药协同治疗，如常规服用维生素 B_6、叶酸、西替利嗪等，对于难以消退、斑块较大的情况，也常使用小剂量的阿维 A 胶囊来辅助治疗，但临床上还是以中医药为主。除口服西药外，甚少见到许铣用光疗、外用西药膏如达力士、得肤宝等治疗。本人有幸随导师在许老师处跟诊、学习，对皮肤病特别是银屑病的诊断治疗有了较大认识，也逐渐意识到中西医结合治疗疾病的重要性，我们应学习许老师，在本专业上打好坚实的基础，诊断治疗上细心、耐心，作为中医师不应一味地排斥西医、西药。

近年来，数据挖掘被频繁使用于名老中医的经验总结中，挖掘的手段多样，基于不同的分析系统产生的具体分析软件也不同，依据不同的数据特点、分析情况选择不同的分析系统。复杂网络系统能对大量的临床数据，提取出核心的共性认识，有助于我们对诊疗，特别是用药规律的认识和理解。

1. 辨证分型特点　许铣主张从血论治，对银屑病辨证分型，临床上常分为四个基本证型，而这四个证型也是从血热证与血瘀证化裁而来，通过病程与复发情况将银屑病划分为血热型和血瘀型两个基本证型。处于急性期或慢性期的波动阶段，则辨为血热型。许铣认为，血热则动血妄行，表现在皮损上则呈波动现象，结合临床表现，是否挟湿，分为血热证和血热挟湿证；处于慢性期、静止阶段，许铣认为主要是血瘀造成的，瘀滞则不易消散，临床上难消难愈，根据临床表现燥邪为主或血虚为主，分为血瘀风燥证和血瘀血虚证。

2. 用药特点　在药物分类上，清热药使用的最多，其次是补虚药，第三是活血化瘀药，在药物的性味统计上苦味、甘味、寒味较多，苦寒清热，甘则补虚。这也暗合了许铣以清热法为主治疗银屑病的观点。总体使用中药中频数最高的是甘草、茯苓、生地黄、牡丹皮、拳参、土茯苓、白花蛇舌草、苍术、白芍、赤芍等，其中药物关联度最高的是茯苓和甘草。而在四个证型中的用药配伍，茯苓和甘草也是关联度最高的一组之一，在总体的 192 诊次中，二者同时使用的频数更是达到了 187 次。

综观所有证型及总体用药分析，可以看出茯苓和甘草是最常用的一组药对。说明许铣在治疗银屑病的组方上，茯苓和甘草是一基本组成（文献支持）。而在治疗上多用清热药，久服易伤脾胃，茯苓健脾利湿，甘草补气缓中兼能调和诸药，二者合用，能够起到缓和的作用，这也正是中医组方的特点、药物配伍的意义。

血热证的患者许铣一般使用急银方加减治疗，根据对血热证的用药分析结果，并结合临床，可以发现其核心药对为：土茯苓和拳参、生地黄和牡丹皮、茯苓和甘草。因为急银方2本身也是急银方的化裁而成的组方，二者本身都是用于治疗以血热为主的银屑病，数据分析亦显示，在血热挟湿证中，居于核心的药物：土茯苓、拳参、牡丹皮、生地黄、茯苓、甘草、白茅根、白鲜皮。在证素与中药相关分析中，除茯苓、甘草，与血热这一证素相关性较高的是土茯苓、生地黄、拳参、牡丹皮。综合可见，土茯苓、拳参、牡丹皮、生地黄是治疗血热为主要辨证的银屑病的核心组方。

在血热证中，白英、白茅根使用频率要超过原有组方中的金银花、连翘，结合许铣临床加减习惯，其在治疗此类证型的时候常在原有的基础上加白英、白茅根，而白英清热解毒、祛风利湿，白茅根凉血清热，加入此二味药能增强清热凉血之功效。可能原因为近几年单独使用急银方达不到很好的疗效，故而增加方子中清热药的种类。而在血热挟湿证中，白茅根、白英、紫草的频次也超过了射干、郁金、萆薢的使用。虽然白英、白茅根在超过固有组方中的部分中药，但原有组方中的中药使用频率亦较高，故而可以在原急银方的基础上增加白英、白茅根，作为新的急银方来治疗以血热为主的银屑病。

血瘀风燥证的患者多用丹蛇解毒方加减治疗。核心药物：酒乌梢蛇、赤芍、白芍、干石斛、麸炒苍术、茯苓、甘草、郁金、白花蛇舌草。通过数据挖掘得到的核心药物并不包括丹参，但是从临床经验与用药频次上看，丹参亦是治疗本证的较重要的药物之一。故而其核心药对应为乌蛇与丹参、赤芍与白芍、石斛与苍术等。乌蛇走表皮有活血搜风之效且温和活而不动，丹参活血化瘀，二者共奏活血息风之效；赤芍清热凉血祛瘀，白芍养血柔肝，配伍赤白芍能加强活血凉血息风的效果；石斛滋阴除热，苍术燥湿健脾，苍术燥湿使石斛滋阴润燥而不留邪，石斛滋阴使苍术健脾燥湿而不过，二者相辅相成。与原方对比，生地黄的使用频率要大于拳参了。证明生地黄在血瘀风燥证的使用上要多于拳参的使用。血瘀血虚证用丹蛇解毒方2治疗，方名中虽含有丹蛇，但组方上去乌蛇，核心药物：丹参、赤芍、绵萆薢、拳参、茯苓、甘草、白芍、土茯苓。其中核心药对为丹参、萆薢，赤芍、白芍，土茯苓、拳参，茯苓、甘草。其用药频数排名与丹蛇解毒方2基本无变化。综合看来，血瘀为主证的核心中药为丹参，兼有风燥与乌蛇配伍，无风则与萆薢配伍，赤芍、白芍也是一对重要的配伍。

外用中药处方共40个，使用频率为20.83％，说明大概1/5的患者需要中药外洗治疗。从频次上看，＞30的中药有：生艾叶、土茯苓、土大黄、白鲜皮、马齿苋。其他频次均＜20，可以认为较核心的外用药即为上述五味，根据不同患者不同症状进行加减，有渗出者，可加黄芩、白矾；皮损较干燥者，可加麦冬。

3．现代医学理论支持　炎症性疾病，中药抗炎抑制免疫炎症反应，清热药有这个作用，故而无论是中医从血论治的主流思想，还是现代医学的研究来指导用药，皆应以清热凉血为主，但我们也需变通看待，许铣虽认为血热是其主要病机，但是在临床的用药上也不一味使用清热凉血药，也与补气滋阴、健脾利湿的药物合用，有的处方也不使用清热药。

（五）结论

许铣认为，银屑病的主要病机是血热，临床辨证先辨血热还是血瘀，再根据其他症状确定是否有湿、燥、虚等证，临床治疗以清热解毒、凉血利湿、活血化瘀、滋阴润燥等为主。茯苓和甘草是基本药对，基本用于所有处方中，治疗血热为主证的核心组方是土茯苓、拳参、牡丹皮、生地黄，原急银方、急银2方可增加白英、白茅根为新固定处方。血瘀为主证银屑病，其治疗时的核心药物组成为丹参、乌蛇（或萆薢）、赤芍、白芍。外用中药基本方为生艾叶、土茯苓、土大黄、白鲜皮、马齿苋等。

（张　硕）

四、许铣教授治疗慢性荨麻疹临床经验

荨麻疹临床表现为反复发作的瘙痒性风团伴或不伴血管性水肿，其发病机制为肥大细胞由于各种原因活化脱颗粒，释放组胺、白三烯等活性物质，从而导致皮肤、黏膜小血管扩张、渗透性增加，出现局限性水肿反应。根据发作时长，可分为急性荨麻疹和慢性荨麻疹，其中发作时间达到6周以上的患者，称之为“慢性荨麻疹”，后者又可分为慢性自发性荨麻疹和慢性诱导性荨麻疹。慢性荨麻疹往往病因难以明确，较为难治，因其瘙痒明显、发作无时、此消彼长、缠绵难愈等特点，严重影响患者生活质量。本病的根本治疗是去除病因，然而大部分患者难以找到致病因素。西医治

疗的主要药物为抗组胺药物、生物制剂和免疫抑制药。抗组胺药物是从基本剂量开始，2～4 周不好加至 4 倍剂量，多数患者依赖抗组胺药物可以缓解症状，达到临床治愈。一旦停药疾病可能再次反复，亦有部分患者即使服用足量抗组胺药物，仍难以控制症状，则需使用生物制剂或免疫抑制药，严重影响了生活质量。而免疫抑制药的长期使用，其肝肾不良反应使得患者不易接受。

中医学称本病为“瘾疹”“赤白游风”“风痦瘖”“鬼饭疙瘩”“风疹块”“风瘙瘾疹”等。元代朱震亨的《丹溪心法·斑疹》言之“隐隐然在皮肤之间，故言瘾疹也”。《诸病源候论·风瘙隐疹生疮候》记载“人皮肤虚，为风邪所折，则起隐疹，热多则色赤，风多则色白……”中医治疗慢性荨麻疹以辨证施治为根本，以扶正固本驱邪为主。西医治疗可协助迅速控制症状，但易复发。许铣认为，若中西汇融，各自发挥优势，则可在最短时间内取得更佳疗效。如下，从一个视角谈谈许铣治疗慢性荨麻疹的经验，以飨同道。

1. 慢性荨麻疹的核心病机为肝脾失调，肺卫不固且多兼有风邪　许铣认为，慢性荨麻疹的形成是多因素的，非单一脏腑阴阳失衡所致。风团反复出现的不同条件下，则内因、外因、不内外因均有可能是诱发因素。中医学认为“邪之所凑，其气必虚”。许铣提示治疗慢性荨麻疹尽量避免外界诱因，调整患者本身状态，达到气血调和，脏腑平衡的状态，正气来复则疾病自愈。《外科枢要·论赤白游风》云：“赤白游风，属肺脾气虚，腠理不秘，风热相搏或寒闭腠理，内热怫郁，或阴虚火动，外邪所乘；或肝火风热，血热”。提示本病可与肝、脾、肺三脏相关，可因气虚、血虚、风热、阴虚、湿热、血热等所致。现代社会生活节奏紧张，患者普遍工作压力大，作息不规律，睡眠质量较差，而慢性荨麻疹患者，因病程较长，夜间瘙痒明显，更加影响睡眠，导致气血不能通过睡眠得到较好调整，亦使疾病加重，久而久之而成恶性循环。肝藏血，血养肝，慢性荨麻疹患者睡眠差，阴血难得以蓄养，血不足自不能养肝，肝血肝阴亦不足，在临床上表现为瘙痒夜间加重，虚烦不得眠，口干咽干，燥热，脉涩等肝阴不足证；肝阴不足，阴不敛阳，加之患者因睡眠或压力而情绪急躁，肝之升发太过，则表现为皮疹遇热加重，或与情绪相关，急躁易怒、面赤声洪，皮疹色红，两胁不适，月经不调，脉弦数或弦细，阴虚火动证或肝阳上亢之证；若肝气久郁易克伐脾土，脾失健运，脾气不足，可有精神紧张焦虑，胃脘或两胁不舒，食纳不馨，月经不调，则成肝郁脾虚之证；若肝气太旺，升发太过，反克肺金，肺主皮毛，则有皮肤卫外功能下降，为敏感状态，表现为受风、受冷或劳累后出现风团，色白或淡红，平素怕冷，汗多，乏力，舌质淡，为肺脾气虚证。综上，许铣认为，荨麻疹的发生的核心病机由肝气升发失调，肺气肃降失司，脾气卫外不足，三者共同作用，至营卫失调，腠理开阖失司，内外风、寒、热之邪聚于肌肤腠理。

《素问·风论》云："风者，善行而数变。"由于荨麻疹有着发作位置不定，全身走窜，时隐时现，恰恰与"风邪"的致病特点相一致。《诸病源候论·风瘙身体隐疹候》言："邪气客于皮肤，复逢风寒相折，则起风瘙隐疹。若赤疹者，由凉湿折于肌中之热，热结成赤疹也，得天热则剧，取冷则灭也。白疹者，由风气折于肌中热，热与风相搏所为。白疹得天阴雨冷则剧，出风亦剧，得晴暖则灭，着衣身暖亦瘥也。"表明外感风邪为瘾疹发病主要病因，而通过辨风团颜色赤白及加重、缓解诱因，可辨其寒热。除此之外，许铣认为，慢性荨麻疹之“风邪”应注重辨内风和外风。若首次发作兼有外感症状，或因饮食不洁，进食辛辣海鲜发物后而发，则辨为“外风”，当从脾肺论治，以补肺健脾为法；若在劳累或情志失调后发作，则辨为“内风”，当从肝脾论治，以调和肝脾，或清肝重镇为法。

2. 中西医结合治疗，并注重生活调护　在治疗方面，许铣一直强调中西医结合的治疗方案，根据皮损、脉证等辨证使用中药，调整患者身体免疫状态。根据荨麻疹与肝、脾、肺三脏相关，又以风邪为基本致病因素，故治疗以调和肝脾，益气消风为基本法则。许铣认为，中药的目的在于调节患者机体的免疫状态，做到中医所言“正气存内，邪不可干”。在中药治疗的同时予以西药辅助，他认为这可以迅速缓解患者症状，有助于患者坚持治疗，以达到治愈目标。

对于慢性难治性荨麻疹，许铣会在联合应用抗组胺药的基础上，配合雷公藤多苷片使用。现代药理研究发现，雷公藤多苷具有调节免疫的作用，二者联合治疗慢性荨麻疹有效率提高，安全性肯定。

在治疗同时，许铣常嘱咐各类慢性荨麻疹患者注意休息，保证充足睡眠，这是慢性荨麻疹获得治愈的关键；同时调整情绪，保持愉悦心情对疾病恢复大有裨益。

3. 经验用药　在组方配伍上，许铣治疗慢性荨麻疹的基本方为玉屏风散、逍遥散、荆防败毒散三个方加减化裁而成。组方如下：荆芥 10～15g，防风 10～15g，黄芪 15～30g，炒白术 15g，柴胡 9～12g，茯苓 10g，甘草 6g。治以调和肝脾，益气疏风为法。加减用药：若皮损色红，发作频率较高，风团多在白天发作，舌红、苔薄白或黄，脉数的患者，为兼有血热证，辅以凉血消风为法，配以皮炎汤加减，药选生地黄30g，牡丹皮15g，赤芍15g；若皮损色淡，发作不规律，夜间为甚者，兼有口干，心烦等症，伴有舌红少苔，脉细者，为兼有阴虚内热，配以青蒿鳖甲汤加减，药选青蒿15g，鳖甲9g，地骨皮10g，银柴胡10g；若患者因瘙痒难忍影响睡眠，予生龙骨20g，生牡蛎20g，磁石20g，酸枣仁15g，远志10g以重镇止痒，宁心安神；心烦易怒者，予夏枯草15g，栀子10g，淡豆豉10g清肝除烦；女性伴有月经不调，经前乳房胀痛者，予当归10g，益母草15g，香附15g行气养血。

另外，许铣针对过敏性皮肤病另有一经验小方：柴胡，银柴胡，地骨皮，乌梅，五味子。其中柴胡，味苦微辛，气平微寒，为升阳解热和表之药。地骨皮，味甘气寒。经曰“热淫于内，治以甘寒”，地骨皮是也。地骨皮入肺降火，入肾凉血凉骨。乌梅酸涩而温。成无已曰“肺欲收，急食酸以收之”，则乌梅入肺则收。“虫得酸则伏”，故乌梅入虫则伏。五味子入肺肾，味虽有五，而酸咸俱多，能敛气滋水，益气补虚，敛肺归肾，涩精固气。五味药物并用，入肝脾肺经，以调和营卫，清实热兼清虚热，敛气补虚，可用于各种过敏性皮肤病，表现为热盛伤阴之证均可配伍化裁。

4. 临床验案　陈某，女性，38岁，2013年3月23日初诊。

主诉：全身红斑风团伴瘙痒反复发作4年。

现病史：患者4年前因食海鲜后全身出现红斑、风团伴瘙痒，自行服用抗组胺药物后皮疹消退。此后4年间皮疹反复发作，午后、夜间及搔抓后瘙痒加重，影响睡眠，辗转上海等多家大医院，均无明显效果，服抗过敏药物皮疹亦不能消退。就诊时全身泛发红斑风团，搔抓后更明显，此起彼消，遇风冷加重，心急心烦，饮食不香，小便黄，大便偏干，腰时痛，睡眠差，多梦易醒。查体：一般情况好。皮肤科情况：全身散在风团，随起随消。皮肤划痕症(+)。舌红苔薄少，脉细弦。

既往史、个人史、家族史：无特殊。

诊断：慢性荨麻疹。

治则：凉血养阴，益气祛风。

方药：①黄芪 30g，白术 10g，防风 10g，荆芥 10g，地骨皮 10g，银柴胡 10g，五味子 10g，僵蚕 10g，藁本 10g，生地黄 30g，牡丹皮 15g，赤白芍各 15g，生龙牡各 15g，煅磁石 10g，茯苓 10g，生甘草 6g，狗脊 10g。14 剂，水煎服。②雷公藤多苷片 10mg，每日 3 次，口服；③盐酸西替利嗪片 10mg，每晚 1 次，口服。

2013 年 4 月 11 日复诊：服上药 1 周后皮疹就基本消退，无明显瘙痒，仍有划痕，偶尔大便溏，每日 2 次，饮食可，睡眠较前好转，舌嫩红、少津，脉细弦。上方去银柴胡加鸡血藤 15g，白茅根 15g。继续服用 28 剂。

2013 年 5 月 16 日三诊：皮疹无反复，已停抗过敏药物，皮肤划痕症不明显，消退得很快，饮食、二便好，睡眠好转，易醒，舌嫩红、少津，脉细弦。调整方药：黄芪 30g，白术 10g，防风 10g，生地黄 30g，牡丹皮 15g，地骨皮 10g，银柴胡 10g，鸡血藤 15g，丹参 30g，益母草 15g，磁石 10g，生龙牡各 15g，荆芥 10g，五味子 10g，酸枣仁 15g，远志 10g，茯苓 10g，生甘草 6g。14 剂,每日 1 剂,水煎服。

随访:患者 2 周后复诊,皮疹无复发,皮肤划痕症消失,饮食、二便调,眠佳,余无不适。

(杨　佼)

参考文献

[1] 中华医学会皮肤性病学分会荨麻疹研究中心. 中国荨麻疹诊疗指南(2018)[J]. 中华皮肤科杂志,2019(1).

[2] Zuberbier T, Aberer W, Asero R, et al. The international EAACI/GA2LEN/EuroGuiDerm/APAAACI guideline for the definition, classification, diagnosis, and management of urticaria[J]. Allergy, 2021, doi: 10.1111/all.15090. Online ahead of print.

[3] Bauer A, Dickel H, Jakob T, et al. Expert consensus on practical aspects in the treatment of chronic urticaria[J]. Allergo J Int, 2021, 30(2): 64-75.

[4] 王丽新,段行武,马卉,等. 慢性荨麻疹中医体质学的理论渊源及演进过程[J]. 辽宁中医杂志,2016,43(9):1858-1860.

[5] 周昕欣,李佳,朱竟赫,等. 加味补中益气膏辨证治疗 60 例慢性荨麻疹[J]. 辽宁中医杂志,2018,45(6):1230-1233.

[6] 丁旭. 许铣教授学术思想及从肝肺论治银屑病传承研究[D],2016.

[7] 杨洁,刘琪,王艳君,等. 从脏腑论治慢性荨麻疹研究概述[J]. 山东中医杂志,2021,40(1):100-104.

[8] 丁思路,张池金. 张池金教授采用祛风疏肝健脾法治疗慢性荨麻疹的经验[J]. 当代医药论丛,2021,19(6):155-157.

[9] 张雪静,马源. 评价依巴斯汀联合雷公藤多苷治疗慢性荨麻疹的有效性、安全性[J]. 北方药学,2021,18(5):119-120.

五、许铣教授应用通窍活血汤治疗头面部顽固皮肤病经验

通窍活血汤出自清代名医王清任的《医林改错》。王清任深研气血理论，提出“元气虚，则气不达于血脉，停留为瘀”，主张根据血瘀部位之不同，分为治之，自创“活血化瘀”5方，用以治疗瘀血引起的各类疾病。通窍活血汤是其最具代表性的处方之一，具有活血逐瘀，通窍活络之功效。以辛香通窍药物为引，载药上行头面巅顶，尤善“头面四肢、周身血管血瘀之症”，又被称为“表里通经第一方”。临床凡“头发脱落（斑秃、休止期脱发）、眼疼白珠红（眼底出血）、糟鼻子（酒渣鼻）、耳聋年久、白癜风、紫癜风（扁平苔藓）、青记脸如墨（黑变病）、牙疳”等均可应用本方。药物组成：赤芍三钱，川芎一钱，桃仁三钱，大枣三枚，红花一钱，老葱三钱，生姜三片，麝香少许，并用黄酒1杯为药引。清代唐宗海《血证论》解此方：“方中大枣、姜、葱散达升腾，使行血之品，达于巅顶，彻于皮肤。而麝香一味……治巅顶胸背、皮肤孔窍中瘀血。”此方以赤芍、桃仁、红花、川芎活血化瘀为君药；生姜、老葱通阳入络，为助行血之品达于病所，为臣药；麝香通窍，引药上行为佐；大枣调和营卫为使药。头面部顽固性皮肤病因皮损部位特殊性，发病常常影响患者容颜，属于损容性皮肤病范畴且病程漫长，顽固难愈，对患者的身心健康及社交带来很大影响。头为诸阳之首，面为诸阳之会，经气汇集之所，手足三阳经均循行交会于头面；百脉相通于头面，清阳之气循经上荣于头面，皮肤及耳目口鼻诸窍皆受清气所充。头面经络气血通畅，则清阳生而皮肤润，诸窍清明，

百脉调顺。若瘀血阻滞头面，必致清阳不升，血络瘀阻，毛窍闭塞，肌肤失荣。中医学认为“久病必瘀”“久病入络”。此方活血化瘀，通窍活络，故对于发于头面部的慢性、顽固性疾病，尤其涉及毛囊、皮脂腺、络脉所及之皮肤类病尤为适合。

许铣，为全国第五批、第七批名老中医学术经验传承指导老师，北京市第六批学术经验传承指导老师。许铣毕业于北京医学院（现北京大学医学部），曾蒙受老一代著名皮肤病学家胡传揆、王光超、陈集舟、王双元等教授学术上的教诲；之后西学中，学术上曾受西北地区和国家级名老中医张汉祥、于己柏、尚坦芝等的指导；中医皮肤专业受赵炳南、朱仁康等影响，临床中秉承中西医并举的学术观念，在中医、中西医结合治疗皮肤性病、麻风、艾滋病方面有着丰富阅历。许铣针对这类头面部慢性顽固性皮肤病，常常应用通窍活血汤化裁治之，并根据头面部皮肤疾病独特的发病部位、病机特点及现代医学研究进展，采用辨病辨证相结合、中西医并举的治疗原则，对症治疗。此外，考虑到麝香目前价格昂贵，临床中使用不便，结合疾病特殊部位，易麝香为羌活、白芷、升麻、鸡血藤等辛香通窍药物引药上行，增强通络的作用。

笔者作为许铣学术经验继承人，曾有幸侍诊于其左右，观其临证运用通窍活血汤治疗头面部顽固皮肤病，疗效显著。现以斑秃、白癜风、囊肿型痤疮、硬皮病为例，介绍许铣治疗经验，以飨同道。

1. 斑秃　林某，男，7岁。2022年7月29日初诊。

主诉：局限性脱发3年，逐渐加重伴眉毛脱落。患者3

年前无明显诱因突然出现局限性脱发斑，就诊于当地医院，诊为“斑秃”，用药不详。此后脱发斑逐渐增多，融合成片，直至头发全部脱落，并累及眉毛。刻下：头发、眉毛全部脱落，头皮可见稀疏白色毳毛，头皮偶有轻微瘙痒。自幼形体瘦弱，平素纳一般，不思饮食，夜寐不安，多梦，二便调。舌暗、苔白，脉细。皮肤科检查：头发、眉毛全部脱落，头皮光亮，可见稀疏白色毳毛，无瘢痕、萎缩、鳞屑。西医诊断：普秃。中医诊断：油风（脾肾两虚，瘀血阻络证）。治拟健脾补肾，活血通络。方选通窍活血汤化裁。

处方：生地黄 10g，熟地黄 10g，赤芍 10g，白芍 10g，红花 6g，升麻 6g，当归 10g，生甘草 6g，鸡血藤 10g，补骨脂 6g，制何首乌 10g，炒蒺藜 10g，生黄芪 15g，女贞子 10g，墨旱莲 10g，茯苓 10g。28 剂，水煎，每日 1 剂，早晚温服。

2022 年 8 月 26 日二诊：患者服药后头部出现黑色毳毛，可见部分新生眉毛，精神较前好转，仍食纳不馨，睡眠不实。处方：前方加焦三仙各 10g，合欢花 10g，何首乌藤 10g。28 剂。

2022 年 9 月 23 日三诊：患者家长诉服药后发量增多，饮食睡眠均较前好转。予二诊方继续服用 3 个月。

3 个月后电话随访患者，毛发已完全恢复。

按：斑秃属中医学“鬼剃头”“油风”等范畴。现代研究认为，毛囊免疫豁免机制被破坏是发生斑秃的关键，最后导致了毛囊的破坏和毛发脱落。《内经》有言“发为血之余”。《证治准绳》明确提出：“血盛则荣于发，则须发美”。《医学入门》也道：“血盛则发润”。提示毛发病均应从“血”论治。朱仁康也明确提出脱发应“从血论治”。《医林改错》言，“伤寒、温病头发脱落”乃属“皮里肉外，血瘀阻塞血路，新血不能养发，故发脱落。无病脱发，亦是血瘀”。《血证论》曰：“瘀血在上焦，或发脱不生……通窍活血汤治之。”许铣临床中中西医汇融，延承朱仁康“从血论治”斑秃，并受王清任“血瘀”论述启发，临床常使用通窍活血汤治疗全秃、普秃及迁延反复的斑秃。许铣提出，“肾其华在发”，斑秃的病机以“肾虚血瘀”为本；斑秃发病多有情绪诱因，斑秃患者常因美观受损而加重心理负担，故本病以“肝郁”为标。本例患儿为普秃，属重症斑秃，病程日久，治疗时除考虑到精血不足外，还应考虑血瘀络脉，毛发气血供应不畅，故导致毛发再生缓慢。儿童斑秃还需要考虑有先天脾肾不足的因素。故治疗以健脾补肾，活血通络为法。本方以通窍活血汤为基础，易麝香、老葱为升麻、鸡血藤，引药上行兼以入络，补骨脂、熟地黄、女贞子、墨旱莲以滋阴补肾，补精血生发；黄芪考虑久病亏虚，以增强健脾补虚之效；茯苓、甘草为许铣常用健脾药对，与通窍活血汤姜枣功用相似。同时在以疏肝活血补肾为基本治则的基础上，配伍现代药理学研究具有调节免疫、抗炎功效的生黄芪、白芍、甘草为佐药。本案患者二诊时诉食纳不馨，考虑小儿脾胃不和，故在前方基础上加焦三仙各 10g 以健运脾胃补后天；患者眠差，加用合欢花 10g，何首乌藤 10g 以解郁安神。三诊时发量增多，诸症缓解，继服 3 个月以巩固疗效。

2. 白癜风　石某，男，31 岁。2023 年 6 月 8 日初诊。

主诉：面部色素减退 5 年，伴白发。患者自 5 年前口周出现白斑，逐渐延及面颊、头皮，就诊于外院，诊为“白癜风”，予他克莫司软膏外用，308nm 准分子激光治疗，效果不佳,白斑仍有增多。刻下:面部散在白斑,头顶可见簇状白发。时有乏力倦怠,腰膝酸软,眠差多梦,便溏,小便调。舌暗淡、苔白,脉沉弱。皮肤科检查:鼻翼、两颊、唇周可见大小不一圆形、椭圆形白斑,头顶簇状白发。西医诊断:白癜风。中医诊断:白驳风(脾肾两虚,血虚血瘀证)。治拟补肾活血,益气健脾。方选通窍活血汤合经验方化裁。

处方:赤芍 15g,白芍 15g,桃仁 10g,红花 10g,当归 10g,白芷 10g,生地黄 15g,熟地黄 15g,补骨脂 10g,制何首乌 15g,炒蒺藜 15g,青蒿 10g,桑葚 10g,菟丝子 10g,生黄芪 15g,茯苓 10g,甘草 6g。28 剂,水煎,每日 1 剂,早晚温服。外用方:补骨脂 20g,菟丝子 15g,生何首乌 15g,红花 10g,青核桃皮 50g。1 剂,黄酒浸泡 1 周后外涂患处,每日 1 次。

2023 年 7 月 6 日二诊:患者面部白斑颜色变淡,边缘与周围皮肤颜色接近融合。自诉乏力好转,仍有多梦。处方:前方入制远志 10g,炒酸枣仁 15g,继服 28 剂。外用方同前。

2023 年 9 月 8 日三诊:患者因工作未按时复诊,上方连续服用 2 个月。目前面部白斑几乎不可见,头顶仍可见白发,较前面积缩小。睡眠好转,腰酸乏力好转。近期工作压力大。处方:上方去炒酸枣仁,入柴胡 10g,川芎 10g,羌活 6g,继服 28 剂。

按:白癜风是一种常见的后天性色素脱失性皮肤黏膜疾病,可累及毛囊,临床表现为白斑和(或)白发。白癜风在中医古籍中被称为“白驳风”“白驳”“斑驳”等。朱仁康提出,“凡皮色斑白,点片相间的色素脱失斑,系风邪搏于肌肤,致令气血失和,或风邪外袭,气血凝滞,毛窍鼻塞而发”,

朱老认为,“风邪外袭”致“气血失和”,进而“气血凝滞”是本病病机。许铣在继承前辈思想基础上,认为白癜风的核心病机为血行不畅,久则出现瘀滞,瘀血不去新血不生,故于内不能濡养皮肤,可见皮肤暗淡无泽,甚者皮肤色白乃至白斑。同时运用取象比类的方法,节段型白癜风的发病分布类似于树木失去濡养而枯黄不泽,脉络受阻,瘀滞而不通,局部不得濡养而失色。发为血之余,血瘀则精血不能濡养毛发,进而患处毛发亦为白色。而发于头面部之白癜风,许铣以通窍活血汤,易麝香为白芷,诸药上行头面,作为基础方。对于久病体虚或素体羸弱者,其病机以气血不足日久成瘀为著,患者体弱气血生化乏源,故血少,气虚推动乏力,故若久病之白癜风,配伍黄芪、党参益气健脾,养血消斑。若为进展期白癜风,则在核心病机基础上,关注疾病的发生诱因。而白癜风患者多以情绪诱因为主,多思虑重,工作压力较大且疾病严重影响美观,对患者亦造成了较大精神压力,此时应注重“调情志”,处方多配伍柴胡、香附、生地黄、牡丹皮疏肝解郁,凉血消斑;若为老年患者,或熬夜、腰酸,配伍熟地黄、牛膝、补骨脂温阳补肾,活血消斑。本案患者病程较久,属稳定期白癜风且患者伴有明显乏力、倦怠、腰膝酸软等脾肾两虚之症,故组方中以熟地黄、何首乌、补骨脂、桑葚、菟丝子、黄芪、茯苓补肾益精,健脾益气;桃仁、红花、当归、赤芍活血养血;炒蒺藜疏肝解郁、行血散结,青蒿、白芍、甘草具有免疫调节功效。许铣十分重视白癜风的外用药治疗,本案外用方中补骨脂、菟丝子、何首乌、青核桃皮补肾益精,红花、黄酒活血通络。方中青核桃皮有复色和遮盖的双重作用,为治疗白癜风要药,补骨脂外用可增加光敏性。二诊时患者诉眠差、多梦，予前方加制远志 10g，炒酸枣仁 15g 以养心安神；三诊复诊时患者诉工作压力大，许铣考虑到白癜风患者多思虑重，精神压力大，故加用柴胡 10g，川芎 10g 疏肝理气养血，羌活以疏散风邪以助调和气血。许铣教授十分重视对患者的心理调护，帮助患者建立"白癜风可以治好"的自信，往往能够提高疗效。

3. 囊肿型痤疮　杨某，女，33 岁。2023 年 3 月 9 日初诊。

主诉：面部反复粉刺、丘疱疹、结节囊肿 15 年。患者自青春期始面部反复粉刺、丘疹、结节，曾口服米诺环素胶囊，外用维 A 酸软膏、阿达帕林凝胶等药，皮疹时有反复。刻下：面部出油较多，多发丘疹、结节、囊肿，伴痒痛，皮疹经前加重。性情急躁，喜食油腻、辛辣食物，时有腹胀，眠差，大便不爽，小便黄。舌暗红、苔黄腻，脉滑。皮肤科检查：面颊、下颌密集暗红丘疹、结节囊肿，皮脂溢出明显，两下颌角可见凹凸不平瘢痕。西医诊断：囊肿型痤疮。中医诊断：颜面部疔疮（湿热毒、痰瘀互结证）。治拟利湿清热解毒，化痰活血。方选通窍活血汤合消瘰丸化裁。

处方：丹参 30g，桃仁 10g，红花 12g，生甘草 6g，生山楂 15g，玄参 10g，煅牡蛎（先煎）15g，浙贝母 10g，夏枯草 15g，益母草 15g，苍术 10g，茯苓 10g，龙葵 15g，白鲜皮 15g。28 剂，水煎，每日 1 剂，早晚温服。

2023 年 4 月 6 日二诊：面部出油减少，囊肿结节较前明显消退，目前以炎性丘疹、色沉、瘢痕为主。舌暗红、苔薄黄，脉滑。处方：前方去龙葵、白鲜皮，入炒山楂 15g，益母草 30g，白芷 10g，28 剂。

2023年5月6日三诊：患者1个月后至皮肤科激光门诊就诊，面部可见痘印及个别粉刺、瘢痕，寻求激光治疗。

按：囊肿型痤疮是痤疮中最为严重的一型，多由寻常型痤疮发展而来，形成大小不等暗红色炎性结节或囊肿，愈后常留有瘢痕、色素沉着，临床治疗难度颇大，因严重影响美观，对患者身心产生严重影响。许铣认为，囊肿性痤疮辨证主要以血瘀、痰湿为主，皮损伴有疼痛或进展期兼有热毒，治疗时应辨病辨证结合，以活血散结，祛湿化痰为基本治法，并随症加减。处方为通窍活血汤合古方“消瘰丸”（玄参，生牡蛎，浙贝母）加减，并配伍现代药理研究具有抗雄激素、抗炎、抗细胞增殖功效的丹参、益母草、白花蛇舌草组合而成。本案患者皮疹表现为丘疱疹、结节、囊肿，伴有痒痛，属热毒、血瘀之证。患者面部皮肤油腻，喜油腻、辛辣食物，大便不爽，苔黄腻，脉滑，为湿热之象，结合舌脉、皮损表现，辨证为湿热毒、痰瘀互结证。治疗时应在清热解毒、活血散结基础上，佐以祛湿之品。方中丹参、桃仁、红花、生山楂活血化瘀，玄参、牡蛎、浙贝母、夏枯草软坚散结，龙葵清热解毒、活血消肿，苍术、茯苓、白鲜皮健脾祛湿。二诊时患者皮损表现为炎性丘疹、色沉、瘢痕为主，加用炒山楂15g，生炒山楂同用，加强其行气散瘀的功效。现代医学认为，痤疮的发生与痤疮丙酸杆菌等微生物大量繁殖相关，而白芷的乙醇提取物对痤疮、表皮葡萄球菌和金黄色葡萄球菌有一定抑制作用，故加用白芷活血排脓。益母草为许铣治疗女性伴有痤疮经前加重症状的常用药物，能够活血调经、清热解毒。

4. 硬皮病　袁某，女，20岁。2022年8月25日初诊。

主诉：额头局部皮肤变硬3年。患者3年前无明显诱因发现前额部条带状红斑肿胀，逐渐硬化萎缩，就诊于外院，诊为“局限性硬皮病”，予局部曲安奈德封闭，外用他克莫司软膏等效果不佳。刻下：情绪抑郁，思虑重，耳鸣健忘，无头痛症状，雷诺现象（－）。既往体健，家族中无类似病史。纳呆，失眠，舌暗、苔白，脉弦细。皮肤科检查：前额正中稍偏右侧约5cm×0.5cm条状硬化斑片，皮色黯滞，境界清晰，上至前发际，下至眉间，中央萎缩凹陷，捏之紧实，不能上提。西医诊断：局限性硬皮病。中医诊断：皮痹（肝郁脾虚、脾肾两虚、络脉瘀痹证）。治拟疏肝健脾，补肾益气，化瘀通络。方选通窍活血汤、升麻黄芪汤化裁。

处方：桃仁10g，红花10g，生地黄15g，熟地黄15g，白芍10g，牡丹皮10g，当归10g，甘草6g，柴胡10g，生白术10g，栀子6g，山药15g，生黄芪30g，升麻6g，丹参30g，枸杞子10g，女贞子10g，墨旱莲15g，茯苓10g，益母草15g。28剂，水煎，每日1剂，早晚温服。

2022年9月22日二诊：额头皮疹较前丰满，弹性增加，情绪转佳，予初诊方继服28剂。

按：局限性硬皮病主要病变在皮肤，皮损表现局限性皮肤硬化、萎缩。其发病机制主要有微血管病变、免疫系统活化、组织纤维化。硬皮病属中医学“皮痹”范畴。许铣认为，此病可由外感风寒湿邪，病久阻络，气血瘀滞不行；或先天禀赋不足，后天气血生化乏源，而致气虚血瘀阻络；或情志诱因，肝郁气滞，气滞血瘀而至络脉不通，最终导致皮肤萎缩、变硬。而无论哪种诱因发病，最终均导致了真皮内血管结构和功能的受损，血栓形成，从中医角度解释即“血瘀阻络，络脉瘀痹”，因此治疗以活血化瘀通络为本，根据疾病诱因兼以散寒祛湿、补肾健脾、疏肝理气为法，并可根据发病部位加引经药以达病所。相比较于其他活血化瘀组方，通窍活血汤在通(孔)窍通络方面力优其他，是治疗硬皮病之首选。本案患者处方配伍体现了通窍活血汤、逍遥散、升麻黄芪汤、二至丸的思想，以疏肝健脾、补肾益气、活血化瘀通络为法。方中桃仁、红花、生地黄、牡丹皮、当归、丹参、益母草活血通络，柴胡、牡丹皮、芍药疏肝理气，栀子泻火除烦，白术、山药、黄芪、茯苓健脾益气，枸杞子、女贞子、山药、墨旱莲补肾。硬皮病的表现为皮肤硬化萎缩，中医学认为“脾主肌肉”，故皮肤萎缩应从健脾入手。升麻黄芪汤由黄芪、当归、升麻、柴胡组成，功在补气升陷，除硬皮病外，在皮肤病还可用于治疗皮肤萎缩、硬化性萎缩性苔藓等。

5. 结语　许铣对通窍活血汤的灵活使用，体现了中医“异病同治”的特点。而针对每一疾病本身的特点不同，使用中又有所变化。许铣经常强调，中西医并举，中西医诊断、治疗相结合、相借鉴，是每一个现代中医临床医师应当具备的基本技能，并通过其自身长期的临床实践得到了证实。临床中可在中医整体观和辨证论治思想的基础上，结合西医对疾病发病机制的研究，力求全面认识疾病的特点及核心病机，以中医治疗为根本，中西医治疗相结合，治病兼治“心”，最终使患者受益。

（杨　佼）

参考文献

[1] 杨梦瑶,耿龙.斑秃相关免疫机制研究进展[J].中国麻风皮肤病杂志,2023,39(6):446-450.

[2] 杨佼,徐晨琛.中药内服治疗儿童斑秃1例[J].北京中医药,2022,41(1):97-98.

[3] 魏荣萱,李一平,卫亚丽,等.许铣应用培土生金法论治慢性荨麻疹经验[J].中国中医药信息杂志,2023,30(4):159-162.

[4] 崔炳南.北京广安皮科流派[M].北京:中国医药科技出版社,2023.

[5] 吴小红,廖桂兰,丁旭,等.许铣教授中医辨证治疗白癜风经验[J].环球中医药,2016,9(11):1347-1350.

[6] 杨佼,吴小红,丁旭,等.许铣教授治疗囊肿型痤疮经验[J].中国中西医结合皮肤性病学杂志,2017,16(2):184-185.

[7] 范宇焜,郝飞.痤疮丙酸杆菌在寻常痤疮发病中的作用及其机制[J].皮肤科学通报,2022(1):10-17,2-3.

[8] 李巧玲,熊梓汀,杨虹,等.川白芷提取物对痤疮相关致病菌的抑制作用[J].中国皮肤性病学杂志,2021,35(1):26-29.

[9] 刘若昀,张力天,张悦,等.病原微生物在硬皮病发病机制中的作用[J].皮肤性病诊疗学杂志,2023(3):272-278.

[10] 吴小红,丁旭.许铣调理心身治疗顽固性皮肤病经验[J].中国中西医结合皮肤性病学杂志,2014,13(6):376-379.

六、许铣教授益气补血化瘀法治疗稳定期白癜风经验

许铣教授,自幼志愿医学事业,励志中西结合创新,潜心研究皮肤科临床工作六十五载,治疗白癜风经验丰富,疗效显著。

白癜风的临床特征是黑色素细胞选择性缺失导致的白

色斑块，全球发病率为0.1%～2%。白癜风本身虽然不会影响患者预期寿命，但因为它可能会对患者心理造成相当大的压力，对患者日常生活造成沉重负担，患者经常忍受心理共病和社会孤立。在过去的十余年里，人类对白癜风发病机制的研究取得了实质性进展，白癜风现在被明确归类为一种自身免疫性疾病。其病因复杂，大约80%白癜风可归因于遗传因素；其余的20%归因于环境因素及代谢、氧化应激和细胞分离异常。西医目前的治疗包括激素、JAK抑制药等，也存在疗效有限、价格高昂等局限性。中医学最早对白癜风的记载可追溯到马王堆汉墓出土成书于先秦战国时期的《五十二病方》中的“白处”“白毋奏”。其在中医古籍中也被称为白驳风、白驳、斑驳等，中医治疗白癜风历史悠久，经验丰富，值得进一步总结研究。

我国白癜风患者数量众多，部分患者皮损会在日光暴晒、劳累及情绪不稳定时加重，色素脱失皮损很容易扩大，病程反复迁延，影响患者外貌及生活状态，目前世界先进的医疗手段也难以将其治愈，成为皮肤科的难治病。笔者跟师学习近两年时间，观察到许铣教授运用益气补血化瘀法治疗白癜风有着很好的疗效。许铣教授显著的疗效来源于中西医结合的诊疗手段及对患者身心同治的诊疗思维，现初步总结如下。

1. 病因病机　白癜风稳定期患者一般久病体虚或素体羸弱，其病机以气血不足日久成瘀为著，患者体弱气血生化乏源，故血少，气虚推动乏力，故血行不畅，血不能顺行，久则出现瘀滞；瘀血不去新血不生，故于内不能濡养皮肤，故可见皮肤暗淡无泽，甚者皮肤色白乃至白斑；血瘀不能濡养毛发,进而患处毛发亦为白色。患者身发白斑日久,长期精神紧张,情绪易烦躁忧郁,久之消耗肾精;或患者先天禀赋不足,肾气不充,临床患者也常伴随腰膝酸软、头晕、耳鸣、失眠、健忘、脱发,妇女经少、经闭,男子精少等症候,舌质红或淡、少苔,尺脉沉细。

2. 许铣教授益气补血化瘀法治疗白癜风

(1)主方及方解:许铣教授归纳整理多年经验总结出治疗白癜风气血不足兼有血瘀证型的益气补血化瘀经验方如下:地黄,当归,赤芍,川芎,黄芪,制何首乌,白芷,姜黄,桃仁,红花,大枣,补骨脂,菟丝子,白蒺藜,鸡血藤,甘草。该方以当归活血汤、通窍活血汤合四物汤等药组成。诸药共奏补气活血化瘀,通窍活络之效。治疗以补益气血活血化瘀为法,但不拘泥于仅此一方。主方中蕴含着当归补血汤,虽药味组成简单,只黄芪、当归二味,但补气与补血兼顾。如患者偏于血虚,则重在补血,主方中同样蕴含着四物汤的组成方药,四物汤为传统经典药膳方,可见其安全性;四物汤为补血方剂之首,可见其效力非凡。同时方中重用当归,发挥其在补血、活血中的重要作用。方中赤芍、川芎、桃仁、大枣、红花、姜黄、白芷,取王清任所著《医林改错》中通窍活血汤之义,以通头面七窍之瘀,主活血兼以散结。诸药共进,可使气血渐充,祛瘀生新,气血上荣,濡养头面,光泽肌肤,润泽毛发。

原著对其煎法也有讲究,要求用黄酒煮药。许铣教授则认为,以清水煎药,服药前兑入黄酒适量同饮即可。酒味甘、苦,性辛、温,有小毒,入心、肝、肾、肺经,有温通经脉、延年益寿、滋补肝肾、行气活血、舒筋散寒、通络止痛、引行药势之功。适当饮酒可通络祛风、舒筋活血、驱寒暖身、消积健脾、安神镇静、强劲筋骨、美容养颜及祛斑抗皱等。黄酒中含有B族维生素、矿物质和谷胱甘肽、多糖类组分使其具有一定的免疫调节功效。患者如果平日能饮酒，治疗中可适量加用以达到辅助活血化瘀治疗的效果。若患者平日不能饮酒，也可尝试煎药时适量加入黄酒同煎以助其效。

原方中麝香性辛散温通，具有开窍醒神，活血通经，消肿止痛的功效，治瘀血诸证无论新久皆可，对白癜风的血瘀证也有很好的推动作用。而麝香为昂贵中药，如长期服药将造成经济负担，并且麝香有辛温香窜之性，易于耗气伤阳，夺血伤阴，故不宜久服。如患者新发病，或处于活跃期，可用真麝香以推动药性提高疗效。今也有人工麝香，亦可替代使用。如患者病情稳定，也可用白芷替代，亦可达到祛风除湿解表、通窍止痛消肿、引药上行于头面部位的效果。

另有研究表明，许铣教授常用的活血化瘀药物（如当归、红花、鸡血藤等）含有的化学成分，也对白癜风有着治疗的推动作用：如当归富含丰富的挥发油、有机酸、多糖和黄酮等多种氨基酸及微量元素，可促进黑素细胞增殖，增加黑素合成能力，激活酪氨酸酶活性；鸡血藤对酪氨酸酶具有双向调节作用和免疫调节作用；红花扩张血管，增强血液运行动力，使局部血液运行通畅、肌肤得到濡养。

（2）加减化裁：运用益气补血化瘀法根据发病位置不同亦可配伍调用逐瘀汤，以达到祛瘀生新的效果。胸部、背部、躯干白斑为著，或伴有胸闷、胸背部疼痛者，可配伍血府逐瘀汤；如少腹部、腰部白斑为著，或伴有少腹胀满、经期腰酸腹痛者，可配伍少腹逐瘀汤；如头面部白斑、白发为著，或伴有头痛、脱发、目赤、耳鸣耳聋者，可配伍通窍活血汤；如胁肋部白斑为著，伴有腹满痞块疼痛、肾泻者，可配伍膈下逐瘀汤；如四肢白斑为著，或伴有周身疼痛者，可配伍身痛逐瘀汤。以上五逐瘀汤均出自清代王清任所著《医林改错》，治疗方向各有侧重，尤以补益气血法配合通窍活血汤治疗头面部白癜风效果最为典型。

针对色素脱失，许铣教授常加用白蒺藜、补骨脂、菟丝子、制何首乌、桑葚等补肾药味，滋补肾精之不足，亦能促进黑色素生成。研究显示：白蒺藜对人黑色素细胞酪氨酸酶活性及黑色素合成具有调节作用；补骨脂具有光敏性，可提高皮损对紫外线的敏感程度，同时可诱导黑色素细胞黏附和迁移，激活酪氨酸酶活性，是治疗白癜风的主要化学成分；菟丝子提取物具有上调酪氨酸酶 mRNA 表达水平并促进黑色素细胞增殖及黑色素生成作用；何首乌有效成分二苯乙烯苷低浓度对黑色素合成及黑色素细胞酪氨酸酶活性有提高作用；桑葚中所含的白藜芦醇具有抑制癌细胞增长的作用；其所含的黄酮类化学成分具有抗癌、抗肿瘤、抗氧化等作用；桑葚提取液还具有增强免疫力的作用；黑桑葚可以使 TNF-α 表达上调，从而达到治疗白癜风的作用。

3. 中西结合，身心同治　在白癜风的诊疗中许铣教授注重诊断的严谨性，肉眼观测到的皮损，一定要用伍德灯照射诊断并留存影像记录，明确皮损色素脱失的不同程度、具体面积、确切位置。鉴别一些不属于色素脱失的皮损，同时能够早期发现一些已经出现轻微色素脱失而肉眼不能识别的病变。治疗后复诊时将前后影像对比，直观、客观、科学地评价疗效，增强患者治疗疾病的信心。

许铣教授临床中经常强调皮肤疾病不是单一皮肤的问题，往往体现着脏腑及机体整体状态，重视中西医结合的重要性，要系统性的综合思考辨证分析。许铣教授主张白癜风患者应补充微量元素及各种维生素。近年来多项研究得出结论白癜风患者血清微量元素、维生素 B_{12}、叶酸、血清25-羟维生素D指标均低于健康同龄人，可见补充微量元素及维生素在白癜风发病过程中的重要性。

初发期分型为未定类型及节段型的患者需尽早确诊、重视系统治疗，并可根据发病部位不同加入引经药味，往往能有较好的疗效，甚至期望痊愈。进展期各型如发展较快及出现同形反应，可予小剂量激素抗炎治疗达到控制皮损增大及色素快速脱失的作用。

对于白癜风的辨证论治，存在着一定的个体差异，治疗过程中不能简单地将其归类于某类证型一成不变，临床中应根据患者相关症状随证加减，才能充分体现出中医的优势。病程中如出现体质虚弱、腰膝酸软、小便不利、畏寒肢冷等肾阳虚症状，可用金匮肾气丸为主方以提升阳气；如出现食少体倦、形体瘦弱、面色萎黄、心悸、眠差、便溏等心脾两虚症状，可用人参归脾丸为主方以调养心脾、补益气血；如出现心烦易急躁、胁痛、口苦、目眩、失眠等脾虚肝郁症状，可用舒肝散为主方以调理肝脾、调畅精神。

生活中白癜风患者应避免暴晒，减少接触化学物质，保护皮肤不要受到外伤，以防病情突然变化加重。考虑到一般白癜风患者精神压力都比较大，面部及暴露部位皮损影响容貌，可结合外用遮盖剂治疗，同时更应多关注患者的思想动向，引导患者避免精神紧张、情绪焦虑及失眠，合理安排作息时间,不要熬夜。对于新发病灶应抓住时机及早控制,对于皮损面积较小的及发于头面部位的容易获得疗效。而久病体虚、皮损面积较大的及发于末梢部位的治疗难度更大,医师应客观进行评价。也有部分患者与自身免疫性疾病并存,病程漫长,发生在暴露部位的皮损影响生活质量、增加心理创伤,如不及时干预,也存在增加伴发其他系统疾病的风险。临床中应结合患者个体差异,鼓励其建立起坚持长期治疗的思想准备,不要急于求成,坚持系统、科学、长期治疗本病,对其预后起着非常重要的作用。经过慢慢调理,一般要以每 3 个月为周期进行皮损对比,坚持几个周期,治疗中可综合患者情况根据不适症状系统调药,往往能收到比较好的效果。

4. 病案举隅　患者,男,43 岁,2022 年 1 月 27 日初诊。患者头面部、双手出现色素脱失斑 2 个月,皮损以头面部为主,初起呈多发小点片状,少量融合成大片,境界较清楚,形状不规则。平时心情紧张,易疲劳,气短,并无明显其他不适。舌暗红、苔薄白,脉细弦。西医诊断:白癜风,中医诊断白驳风,气血不足夹瘀证。治以益气补血化瘀为法。处置:①多种维生素矿物质片每日 1 片口服;②口服汤药:生地黄 10g,熟地黄 10g,赤芍 10g,白芍 10g,桃仁 10g,姜黄 10g,补骨脂 10g,制何首乌 10g,白蒺藜 10g,桑葚 10g,菟丝子 15g,黄芪 20g,当归 10g,鸡血藤 10g,甘草 10g。每剂 3 煎分 3 服,每日 1 剂,28 剂。外用:补骨脂 20g,菟丝子 15g,白芷 15g,青核桃皮 20g。用法:上方以适量 38%白酒浸泡,1 周后细毛笔蘸取外搽患处,自然着光。2022 年 2 月 24 日复诊:疲劳、气短消失,自觉病变部位色差变小,余无明显不适。继续原方案治疗。连续治疗 3 个月后面部皮疹基本消失，双手皮疹缩小，变淡。嘱其继续坚持治疗巩固疗效，期待治愈。

（杨 佼 郭双子）

参考文献

[1] Kruger C，Schallreuter KU. A review of the worldwide prevalence of vitiligo in children/adolescents and adults[J]. Int J Dermatol，2012，51：1206-1212.

[2] Osinubi O，Grainge MJ，Hong L，et al. The prevalence of psychological comorbidity in people with vitiligo：a systematic review andmeta-analysis[J]. Br J Dermatol，2018，178：863-878.

[3] Hamidizadeh N，Ranjbar S，Ghanizadeh A，Parvizi MM，Jafari P，Handjani F. Evaluating prevalence of depression，anxiety and hopelessness in patients with Vitiligo on an Iranian population[J]. Health Qual Life Outcomes，2020，18：20.

[4] Bergqvist，Christina，Ezzedine，Khaled. Vitiligo：A focus on pathogenesis and its therapeutic implications[J]. The Journal of Dermatology，2021，48(3)：252-270.

[5] 胡超凡，阮晖，金建江，等. 黄酒健康功效及相关生物活性物质研究进展[J]. 中国酿造，2021，40(7)：7-11.

[6] 马艳春，吴文轩，胡建辉，等. 当归的化学成分及药理作用研究进展[J]. 中医药学报，2022，50(1)：111-114.

[7] 姜丽莎，张晓东，张国斌，等. 17 味中药对豚鼠皮肤酪氨酸酶 mRNA 表达水平与致色素作用的影响[J]. 中国美容医学，2017，26(2)：73-76.

[8] 高志杰，朱彤彤，牛新茹，等. 鸡血藤化学成分及药理活性研究进展[J]. 辽宁中医药大学学报，2022，24(4)：67-74.